U0316352

国家级示范性高等院校精品规划教材

医学高等数学

主　编　邓平基　刘　涛

副主编　孟晓瑜　赵　军　刘春景

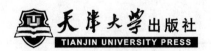

天津大学出版社

TIANJIN UNIVERSITY PRESS

内 容 简 介

本书根据高等医药院校医学类专业高等数学课程的基本要求编写而成,涉及微积分、微分方程、概率论的部分基础知识,具体包括数学与医学、函数与极限、导数与微分、一元函数积分学、微分方程、多元函数微积分、概率论初步、临床决策分析等内容.本书是医学生学习高等数学的入门教材.

本书可供基础、临床、预防、口腔、影像、护理等医学类相关专业师生使用.

图书在版编目(CIP)数据

医学高等数学/邓平基,刘涛主编. —天津:天津大学出版社,
2012.6(2017.6 重印)

国家级示范性高等院校精品规划教材

ISBN 978 - 7 - 5618 - 4383 - 3

Ⅰ.①医… Ⅱ.①邓…②刘… Ⅲ.①医学数学 – 高等学校 –
教材 Ⅳ.① R311

中国版本图书馆 CIP 数据核字(2012)第 129290 号

出版发行	天津大学出版社	
地 址	天津市卫津路 92 号天津大学内(邮编:300072)	
电 话	发行部:022—27403647	
网 址	publish. tju. edu. cn	
印 刷	虎彩印艺股份有限公司	
经 销	全国各地新华书店	
开 本	185mm × 260mm	
印 张	13	
字 数	324 千	
版 次	2012 年 6 月第 1 版	
印 次	2017 年 6 月第 6 次	
定 价	38.00 元	

前　言

本书是在我们多年讲授医学高等数学课程的基础上整理编写的. 为医学专业学生讲授一点微积分是一件愉快的事情, 然而作为一门数学课, 总会难免有些习惯于强调知识结构的完整性. 对于医学专业学生是否一定要按照数学理论体系的框架讲解呢? 时间不允许. 保持微积分的体系完整, 适当降低理论难度, 增加一些医学应用, 是编写此书的初衷. 另一方面, 作为一门基础课, 还要照顾后续课程的需要. 医学统计学是医学研究的重要工具, 而微积分和概率论是学习统计学所必需的, 为此, 本书最后对概率论部分阐述得较多一些, 希望为医学专业学生继续学习统计学奠定一些数学基础. 书中的最后一章, 在概率的基础上简单介绍了临床决策分析的一些模型, 必然是挂一漏万, 但主要目的是引起读者的兴趣.

本书的编著, 得到天津大学出版社和有关专家的支持和帮助, 并参考了大量的教材和文献, 在此表示由衷的敬意和感谢. 同时还要感谢湖北医药学院对本书出版工作的支持, 感谢湖北省人文社科重点研究基地的资助. 由于编者水平有限, 书中疏漏和不妥之处在所难免, 恳请各位专家、读者批评指正.

编者
2012 年 2 月

目　　录

绪论　数学与医学

　　所谓生命现象数量化的方法,就是以数量关系描述生命现象.生物内在的或外在的,个体的或群体的,器官的或细胞的,直到分子水平的各种表现性状,依据性状本身的生物学意义,可以用适当的数值予以描述.人们深信数学也将像显微镜一样帮助人们去揭示生命的奥秘,医学数学的研究是通过数学模型来实现的.

一、早期的医学数学模型

　　数学应用于生命科学研究的历史可追溯到17世纪.1615年英国医生哈维(Harvey W.)在研究心脏时应用流体力学知识和逻辑推理方法推断出血流循环系统的存在,18世纪欧拉(Euler)利用积分方法计算了血流量问题,这些都是历史上应用数学研究生命科学的突出事例.大范围地将数学应用于生命科学与医学研究则出现在20世纪中叶.1935年,Mottram对小白鼠皮肤癌的生长规律进行了研究,认为肿瘤细胞总数N随时间的变化速度与N成正比,并获得了瘤体在较短时间内符合指数生长规律的研究成果.1944年奥地利著名物理学家薛定谔(Schrödinger E.)出版了《生命是什么》(What is life)一书,应用量子力学和统计力学知识描述了生命物质的重要特征.在薛定谔的影响下,沃森(Watson J. D.)和克里克(Crick F. H. C.)利用当时对蛋白质和核酸所做的射线结晶学研究以及其他与DNA结构有关的研究,于1953年建立了DNA超螺旋结构分子模型,验证了薛定谔的设想.在书中,薛定谔还利用非平衡热力学从宏观的角度解释生命现象,认为生命的基本特征是从环境中取得"负熵",以使生物系统内的熵始终处于低水平.20多年后,普律高津(Prigogine I.)等人提出耗散结构理论,将对生命系统的研究推广到薛定谔预言的领域,为此普律高津于1977年荣获了诺贝尔奖.英国生理学家、生物物理学家Hodgkin和Huxley建立了神经细胞膜产生动作电位时膜电位变化的模型,揭示了神经电生理的内在机制,因而于1963年共享诺贝尔奖.美国科学家Cormack A. M.基于二维Radon变换创建CT成像理论,获得了1979年的诺贝尔奖.丹麦科学家Jerne N. K.应用数学原理研究免疫网络理论,获得1984年的诺贝尔奖.

　　生命系统是一个动态系统,作为世界上最复杂的系统之一,它具有调节机制复杂、多输入、多输出等特点,而且由于很多变量或参数很难在人体内测量及控制,仅仅通过实验研究来揭示其间的复杂关系,会非常困难且不易得到一致的结论.建立生命系统的数学模型,有利于获得生命系统的动态与定量变化,帮助阐明生命医学中有关作用机制等基础性问题,同时通过模型及仿真实验不仅可以得到正常状态,还可以获得异常或极端异常状态下的生理变化预测,以及代替一些技术复杂、代价高昂或难以控制和重现的实验,为临床或特定条件下的方案设计提供预测及指导.此外,从伦理学的角度,人们也希望医学研究中能够减少实验动物的数量,减轻临床试验中人体试验对象不必要的痛苦,因此生理系统的仿真与建模在生物医学领域中的研究中日益受到重视.

二、医学数学的若干路径

数学不仅推动了人们探索生命世界的步伐,事实上两者结合已经产生了多个十分活跃的学科.1901 年 Pearson 创建生物统计学后,概率论与数理统计方法在医学上得到了非常广泛的应用,如目前常用的显著性检验、回归分析、方差分析、最大似然模型、决策树概率分布、微生物检测等,都属于基于统计学原理的数学模型及分析.1931 年,Volterra 在研究食物链的基础上,应用微分方程组研究生物动态平衡,完成了《生态竞争的数学原理》,开创了生物数学(biomathematics)这一新的分支.近年来,可视人及虚拟人的研究、计算医学(computational medicine/biology)、生物信息学(bioinformatics)、生理组学(Physiome)等新的学科及领域的出现,使数学这一工具在生物医学研究中的作用日益突出.

20 世纪 60 年代末,法国数学家托姆从拓扑学中提出一种几何模型,能够描绘多维不连续现象,他的理论称为突变理论.生物学中许多处于飞跃的、临界状态的不连续现象,都能找到相应的跃变类型给予定性的解释.跃变论弥补了连续数学方法的不足之处,现在已成功地应用于生理学、生态学、心理学和组织胚胎学.对神经心理学的研究甚至已经指导医生应用于某些疾病的临床治疗.

继托姆之后,跃变论不断地发展.例如塞曼又提出初级波和二级波的新理论.跃变理论的新发展对生物群落的分布、传染疾病的蔓延、胚胎的发育等生物学问题赋予新的解释.

传统的集合概念认为一个元素属于某集合,非此即彼、界限分明.可是生物界存在着大量界限不明确的模糊现象,而集合概念的明确性不能贴切地描述这些模糊现象,给生命现象的数量化带来困难.1965 年扎德提出模糊集合概念,模糊集合适合于描述生物学中许多模糊现象,为生命现象的数量化提供了新的数学工具.

1987 年,美国开始了人类基因组研究计划,有两个任务:第一个是"读出",即研究出人类基因组的全部核苷酸的顺序;第二个是"读懂",即找出全部基因在染色体上的位置,了解它们的功能.用数学的语言来说,人类基因组计划的最基本、最直接的结果是得到一个由 4 个字母(A,G,C,T)可重复排列而组成的长度为 3×10^9 的一维链.解读后,人们不仅可以获得静态的结构信息,而且还能得到动态的四维(时空)调控信息.整个基因组测序完成后的数据可以构成一本 100 万页的书,其上只有 4 个字母的反复出现.如何处理、存储和分析这些海量数据? 由此产生一门新的交叉学科——生物信息学.

三、药代动力学模型实例

药代动力学(pharmacokinetics)是定量研究药物在生物体内吸收、分布、排泄和代谢等过程的动态变化规律的一门学科.于 1937 年由 Teorell 开创,主要内容是应用动力学原理、体外实验数据以及人体生理学知识,结合数学模型,定量研究药物在体内的运转规律,为药物的筛选提供指导.

新药研发过程费用昂贵、时间冗长、淘汰率高,大约有 90% 的候选药物在临床期间被淘汰,主要原因有口服吸收性差、生物利用度低、半衰期过短等等.为提高新药研究的效率和安全性、降低药物研发成本,药代动力学模型已为全球各大制药公司应用.传统的新药研发流程中,药代动力学的应用主要在药物研发的中后期,近年来,人们开始在药物研发的早期对其药代动力学特性进行模拟研究,以尽早淘汰药代动力学参数不理想的候选药物,提高研发效率、降低成本. 比如药物虚拟筛选(virtual screening)就是指在化合物合成前,先通过计算机模拟预测其药动学相关特性,进行初步筛选. 此外,药代动力学模型在研究药物处置及作用机制、治疗药物监测及个体化用药、新药开发等方面也发挥着重要作用.

药代动力学中静脉恒速注射的一个模型:

把剂量为 D_0 的丹参注射液在 T 时间内以恒速(速度 $k_0 = \dfrac{D_0}{T}$)滴入人体,人体内药物量用 x 表示,表现分布容积记为 V,显然当 $t = 0$ 时 $x = 0$,求体内血药浓度 C 随时间 t 的变化规律.

分析　注射过程中除了有药物输入速度外,同时还有一个代谢速度记为 kx,这样体内药物量 x 变化的数学模型为

$$\frac{\mathrm{d}x}{\mathrm{d}t} = -kx + k_0.$$

其中 k 为代谢速度常数. 由方程和初始条件可求得体内药量 x 随时间 t 的变化规律,详细过程将在第 4 章中给出.

表现分布容积即理论上药物均匀分布所占有的体液容积,$x(t)$ 除以 V. 就得到体内血药浓度 $C(t)$,即

$$C(t) = \frac{k_0}{kV}(1 - \mathrm{e}^{-kt}).$$

第1章 函数与极限

当代数学的一个最主要的起源地是希腊.在希腊文明的古典时期(即公元前6世纪至公元前3世纪),数学与哲学的关系密不可分,希腊人对许多数学问题的处理带有浓厚的思辨色彩.函数概念的出现并不是思辨的需要,而是更实际的经济利益的驱动.例如三角学,自古希腊就有系统的研究,这是为了研究天体的运行,也是为了航海的需要,所以当时不只是有平面三角学还有球面三角学.随着资本主义时代的来临,人类活动的广度与深度大为增加,例如对数的出现就是为了简化航海中的计算.

粗略地讲,初等数学是常量的数学,高等数学是变量的数学.而描述变量间相互关系的是函数,我们将要学习的微积分,其主要的研究对象就是函数.函数产生于人类的活动,有一个不断改进和抽象的过程.

在微积分发展的早期,微积分的创始人(牛顿、莱布尼茨)都只是讨论具体的函数,如幂函数、指数与对数函数、三角函数和一些很特殊的与物理问题相关的曲线,如旋轮线、悬链线等等.他们研究的对象基本上就是这些.大约到18世纪,才开始有了一般的函数概念.例如欧拉就给出了两种"说法",其一见于他的《无穷小分析引论》(1748),他指出函数即变量和常数组合而成的表达式,其中他概括了某些代数函数和某些超越函数,并且看出了它们的区别.欧拉的第二种说法是:$y = f(x)$即在xy平面上"随手画出的曲线".欧拉的第二种说法的来源显然受当时关于弦振动问题研究的影响,因为一根弦的形状是可以随手画出来的.在随后函数概念进一步的发展中,傅里叶的研究起了极大的作用,下面我们将从集合论的角度给出函数的定义.

1.1 函 数

一、常量与变量

在日常生活或生产实践中,经常会遇到各种不同的量.例如:时间、速度、质量、温度、成本和利润等.这些量一般可分为两类.一类在所研究的过程中保持不变,这样的量称为常量,而另一类在所研究的过程中是变化的,这样的量称为变量.

在同一过程中,往往会有几个变量同时变化,但是它们的变化不是孤立的,而是按照一定的规律相互联系着,也就是说它们之间存在着相互依赖关系.

例 1-1 自由落体的运动规律为

$$h = \frac{1}{2}gt^2,$$

式中h表示下降的距离,t表示下落的时间,g表示重力加速度(视为常量).

这个公式给出了在物体自由下落的过程中,距离h与时间t之间的依赖关系.而这种变量之间的相互依赖关系,用数学的语言描述出来就得到了函数的定义.

二、函数的概念

定义 1-1　设 x,y 是两个变量，D 为非空数集.如果按照某种对应法则（或关系）f，对于任意的 $x \in D$，都有一个确定的实数 y 与之对应，则称 y 是定义在 D 上的 x 的函数，记作 $y = f(x)$.其中，x 称为自变量，其变化范围 D 称为函数的定义域，通常记作 $D(f)$.y 称为因变量，当自变量 x 取遍 D 上每一个值时，相应的函数值 $f(x)$ 的全体构成的集合称为函数的值域，通常记作 $R(f)$.

如果 x_0 是一个确定的数，则 $f(x_0)$ 表示自变量 $x = x_0$ 时的函数值，记作 $y(x_0)$ 或者 $y|_{x=x_0}$.

例 1-2　判断 $y = x$ 与 $y = \dfrac{x^2}{x}$ 是否为同一函数.

解　$y = x$ 的定义域是 $(-\infty, +\infty)$，而 $y = \dfrac{x^2}{x}$ 的定义域是 $(-\infty, 0) \cup (0, +\infty)$.因此，虽然这两个函数在 $(-\infty, 0) \cup (0, +\infty)$ 内相同的 x 值所对应的函数值相同，但由于它们的定义域不同，因而它们不是同一函数.

例 1-3　求下列函数的定义域：

$(1)\, y = \sqrt{\ln(x-1)}$；　　　　　$(2)\, y = \dfrac{1}{\sqrt{3-x^2}} + \arcsin\left(\dfrac{x}{2} - 1\right)$.

解　（1）要使函数 y 有意义，当且仅当 $\ln(x-1) \geq 0$，要使 $\ln(x-1) \geq 0$，当且仅当 $x - 1 \geq 1$，所以函数的定义域是 $[2, +\infty)$，也可以用集合的一般形式表示为 $D = \{x \mid x \geq 2\}$.

（2）要使函数 y 有意义，必须同时满足分母不为零且偶次根式的被开方式非负，反正弦函数符号内的式子绝对值小于或等于 1.即

$$\begin{cases} 3 - x^2 > 0, \\ \left|\dfrac{x}{2} - 1\right| \leq 1, \end{cases}$$

解得

$$\begin{cases} -\sqrt{3} < x < \sqrt{3}, \\ 0 \leq x \leq 4. \end{cases}$$

故不等式组的解为 $0 \leq x < \sqrt{3}$.因此，该函数的定义域为 $[0, \sqrt{3})$.也可以表示为

$$D = \{x \mid 0 \leq x < \sqrt{3}\}.$$

例 1-4　已知函数 $y = f(x)$ 的定义域是 $[2,5]$，求 $f(2x+1)$ 的定义域.

解　要使函数 $f(2x+1)$ 有意义，当且仅当 $2 \leq 2x + 1 \leq 5$，即 $\dfrac{1}{2} \leq x \leq 2$，所以 $f(2x+1)$ 的定义域为 $\left[\dfrac{1}{2}, 2\right]$.

由函数的定义可知，对应法则和定义域是函数的两个要素，在描述任何一个函数时，必须同时说明这两个要素.只有两个函数的对应法则和定义域都相同时，才能说这两个函数是相同的函数.

函数的定义域，是使得函数有意义的自变量的取值范围，求函数的定义域时应注意以下

常用规划：

1）代数式中分母不能为零；

2）偶次根式内被开方数非负；

3）对数中真数表达式大于零；

4）反三角函数还要看值域，例如 $y = \arcsin x$，要满足 $|x| \leqslant 1$，$|y| \leqslant \dfrac{\pi}{2}$；

5）多个函数代数和的定义域，应是各函数定义域的公共部分；

6）对于表示实际问题的解析式，还应该保证符合实际意义.

函数有以下几种表示方法.

（1）解析法（公式法）

解析法就是把两个变量之间的关系直接用数学式子表示出来，必要的时候还可以注明函数的定义域、值域，这种表示函数的方法称之为解析法. 是高等数学中最常见的函数表示法，它便于我们进行理论研究. 如，① $y = \sqrt{\ln (x-1)}$；② $y = \dfrac{1}{\sqrt{3-x^2}} + \arcsin \left(\dfrac{x}{2} - 1 \right)$ 等.

（2）表格法

表格法就是把自变量和因变量的对应值用表格形式列出. 这种表示法有较强的实用价值，比如三角函数表、常用对数表等等.

（3）图示法

图示法就是用某坐标系下的一条曲线反映自变量与因变量的对应关系的方法. 例如，气象台自动温度计记录了某地区的一昼夜气温的变化情况，这条曲线在直角坐标系下反映出来的就是一个函数关系. 这种方法，几何直观性强，函数的基本性态一目了然，但它不利于理论研究.

三、函数的性质

1. 有界性

定义 1-2 设函数 $f(x)$ 在集合 D 上有定义，如果存在常数 $M > 0$，使得对于任意的 $x \in D$，都有 $|f(x)| \leqslant M$，则称函数 $f(x)$ 在 D 上有界，或者称 $f(x)$ 是 D 上的有界函数.

例如，$y = \sin x$ 在 $(-\infty, +\infty)$ 上是有界函数，$y = \dfrac{1}{x}$ 在 $(1, +\infty)$ 上是有界函数，但是函数 $y = \dfrac{1}{x}$ 在 $(0, +\infty)$ 上是无界函数. 因此，有界性是针对于某一区间而言的.

2. 单调性

定义 1-3 设 $f(x)$ 是定义在集合 D 上的函数，如果对于任意的 $x_1, x_2 \in D$，当 $x_1 < x_2$ 时，恒有 $f(x_1) < f(x_2)$，则称函数 $y = f(x)$ 在 D 上为单调增加函数；当 $x_1 < x_2$ 时，恒有 $f(x_1) > f(x_2)$，则称函数 $y = f(x)$ 在 D 上为单调减少函数.

单调增加函数和单调减少函数统称为单调函数. 如果 $f(x)$ 是区间 (a, b) 上的单调函数，则把区间 (a, b) 称为函数 $f(x)$ 的单调区间. 例如，函数 $y = x^2$ 的单调增加区间是 $[0, +\infty)$，其单调减少区间是 $(-\infty, 0)$.

单调函数的图像特征：单调增加函数其图像表现为自左至右是单调上升的曲线；单调

减少函数其图像表现为自左至右是单调下降的曲线.

3. 奇偶性

定义 1 - 4　设 $f(x)$ 是定义在集合 $D(D$ 是关于原点对称的非空集合)上的函数. 如果对于任意的 $x \in D$ 都有 $f(-x) = f(x)$,则称 $f(x)$ 是偶函数;如果对于任意的 $x \in D$ 都有 $f(-x) = -f(x)$,则称 $f(x)$ 是奇函数.

通常见到的偶函数和奇函数它们的定义域是关于原点对称的区间.

例如,$y = \sin x$ 是定义在 $(-\infty, +\infty)$ 上的奇函数,$y = \cos x$ 是定义在 $(-\infty, +\infty)$ 上的偶函数.

既不是奇函数也不是偶函数的函数,称为非奇非偶函数.

偶函数的图形关于 y 轴对称,奇函数的图形关于原点对称(如图 1 - 1 所示).

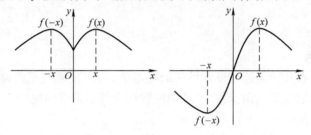

图　1 - 1

例 1 - 5　判断下列函数的奇偶性:

(1) $f(x) = \dfrac{2^x + 2^{-x}}{2}$;　　　　　　(2) $f(x) = x \sin x$;

(3) $f(x) = \ln(x + \sqrt{x^2 + 1})$;　　　　(4) $f(x) = 4x + \cos x$.

解　(1) 因为

$$f(-x) = \frac{2^{-x} + 2^x}{2} = f(x),$$

所以 $f(x)$ 是偶函数.

(2) 因为

$$f(-x) = (-x)\sin(-x) = x\sin x = f(x),$$

所以 $f(x)$ 是偶函数.

(3) 因为

$$f(-x) = \ln(-x + \sqrt{(-x)^2 + 1})$$
$$= \ln \frac{(\sqrt{x^2+1} - x)(\sqrt{x^2+1} + x)}{\sqrt{x^2+1} + x}$$
$$= \ln(x + \sqrt{x^2+1})^{-1}$$
$$= -\ln(x + \sqrt{x^2+1}) = -f(x),$$

所以 $f(x) = \ln(x + \sqrt{x^2+1})$ 是奇函数.

(4) 因为

$$f(-x) = 4(-x) + \cos(-x) = -4x + \cos x,$$

从而

$$f(-x) \neq f(x) \quad \text{且} \quad f(-x) \neq -f(x),$$

所以函数 $f(x) = 4x + \cos x$ 既不是奇函数也不是偶函数.

4. 周期性

定义 1-5 设函数 $f(x)$ 的定义域是 D,如果存在一个常数 $T \neq 0$,使得对于任意的 $x \in D$,都有 $f(x + T) = f(x)$,则称 $f(x)$ 是以 T 为周期的周期函数. 当 $f(x)$ 以 T 为周期时,对于任意的整数 m,mT 都是 $f(x)$ 的一个周期. 而我们所说的周期一般是指最小正周期.

例如,$\sin x$、$\cos x$ 的最小正周期都是 2π,$\tan x$、$\cot x$ 的最小正周期都是 π.

关于函数的以上四个性质,需要说明的是:函数的有界性和单调性是函数在某个区间上的性质,而函数的奇偶性和周期性则是函数在整个定义域上的性质.

四、初等函数

1. 基本初等函数

在函数关系中,有几种函数是最常见的最基本的,它们是常数函数、幂函数、指数函数、对数函数、三角函数以及反三角函数. 这几类函数称为基本初等函数.

(1)常数函数 $y = c$.

常数函数的定义域是 $(-\infty, +\infty)$,由于无论 x 取何值,都有 $y = c$. 所以,它的图像是过点 $(0, c)$ 平行于 x 轴的一条直线,它是偶函数.

(2)幂函数 $y = x^a$(a 为常数).

幂函数的情况比较复杂,我们分 $a > 0$ 和 $a < 0$ 来讨论. 当 a 取不同值时,幂函数的定义域不同,为了便于比较,我们只讨论 $x \geq 0$ 的情形,而 $x < 0$ 时的图像可以根据函数的奇偶性确定.

当 $a > 0$ 时,函数的图像过原点 $(0, 0)$ 和点 $(1, 1)$,在 $(0, +\infty)$ 内单调增加且无界,如图 1-2 所示.

当 $a < 0$ 时,图像不过原点,但仍过点 $(1, 1)$,在 $(0, +\infty)$ 内单调减少且无界,曲线以 x 轴和 y 轴为渐近线,如图 1-3 所示.

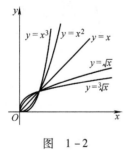

图 1-2

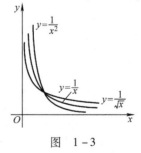

图 1-3

(3)指数函数 $y = a^x$($a > 0$,$a \neq 1$).

它的定义域是 $(-\infty, +\infty)$. 由于无论 x 取何值,总有 $a^x > 0$,且 $a^0 = 1$,所以它的图像全部在 x 轴上方,且通过点 $(0, 1)$. 也就是说,它的值域是 $(0, +\infty)$.

当 $a > 1$ 时,函数单调增加且无界,曲线以 x 轴的负半轴为渐近线;

当 $0 < a < 1$ 时,函数单调减少且无界,曲线以 x 轴的正半轴为渐近线. 如图 1-4 所示.

（4）对数函数　$y = \log_a x (a > 0, a \neq 1)$.

它的定义域是 $(0, +\infty)$，图像全部在 y 轴右方，值域是 $(-\infty, +\infty)$. 无论 a 取何值，曲线都通过点 $(1, 0)$.

当 $a > 1$ 时，函数单调增加且无界，曲线以 y 轴负半轴为渐近线；

当 $0 < a < 1$ 时，函数单调减少且无界，曲线以 y 轴的正半轴为渐近线. 如图 1 – 5 所示.

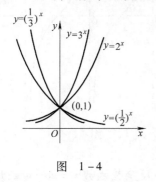

图　1 – 4

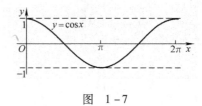

图　1 – 5

对数函数 $y = \log_a x$ 和指数函数 $y = a^x$ 互为反函数，它们的图像关于 $y = x$ 对称.

以无理数 $e = 2.718\ 281\ 8\cdots$ 为底的对数函数 $y = \log_e x$ 叫做自然对数函数，简记作：$y = \ln x$，是微积分中常用的函数.

（5）三角函数.

三角函数包括下面 6 个函数：正弦函数 $y = \sin x$；余弦函数 $y = \cos x$；正切函数 $y = \tan x$；余切函数 $y = \cot x$；正割函数 $y = \sec x$；余割函数 $y = \csc x$.

函数 $y = \sin x$ 的定义域为 $(-\infty, +\infty)$，值域为 $[-1, 1]$，奇函数，以 2π 为周期，有界，如图 1 – 6 所示.

函数 $y = \cos x$ 的定义域为 $(-\infty, +\infty)$，值域为 $[-1, 1]$，偶函数，以 2π 为周期，有界，如图 1 – 7 所示.

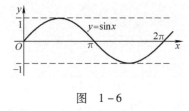

图　1 – 6

图　1 – 7

函数 $y = \tan x$ 的定义域为 $x \neq k\pi + \dfrac{\pi}{2}(k = 0, \pm 1, \pm 2, \cdots)$，值域为 $(-\infty, +\infty)$，奇函数，以 π 为周期，在每一个周期内单调增加，以直线 $x = k\pi + \dfrac{\pi}{2}(k = 0, \pm 1, \pm 2, \cdots)$ 为渐近线，如图 1 – 8 所示.

函数 $y = \cot x$ 的定义域为 $x \neq k\pi(k = 0, \pm 1, \pm 2, \cdots)$，值域为 $(-\infty, +\infty)$，奇函数，以 π 为周期，在每一个周期内单调减少，以直线 $x = k\pi(k = 0, \pm 1, \pm 2, \cdots)$ 为渐近线，如图 1 – 9 所示.

关于函数 $y = \sec x$ 和 $y = \csc x$ 我们不作详细讨论，只需知道它们分别为 $\sec x = \dfrac{1}{\cos x}$ 和 $\csc x = \dfrac{1}{\sin x}$ 即可.

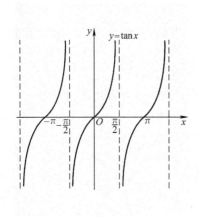

图 1-8　　　　　　　　　　　　图 1-9

（6）反三角函数.

常用的反三角函数有 4 个：反正弦函数 $y = \arcsin x$；反余弦函数 $y = \arccos x$；反正切函数 $y = \arctan x$；反余切函数 $y = \operatorname{arccot} x$. 它们是相应三角函数的反函数.

函数 $y = \arcsin x$ 的定义域为 $[-1,1]$，值域为 $\left[-\dfrac{\pi}{2},\dfrac{\pi}{2}\right]$，是单调增加的奇函数，有界，如图 1-10 所示.

函数 $y = \arccos x$ 的定义域为 $[-1,1]$，值域为 $[0,\pi]$，是单调减少的函数，有界，如图 1-11 所示.

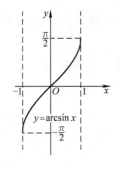

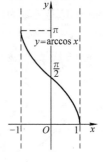

图 1-10　　　　　　　　　　　　图 1-11

函数 $y = \arctan x$ 的定义域为 $(-\infty,+\infty)$，值域为 $\left(-\dfrac{\pi}{2},\dfrac{\pi}{2}\right)$，它是单调增加的奇函数，在定义域上有界，如图 1-12 所示.

函数 $y = \operatorname{arccot} x$ 的定义域为 $(-\infty,+\infty)$，值域为 $(0,\pi)$，它是单调减少的函数，在定义域上有界，如图 1-13 所示.

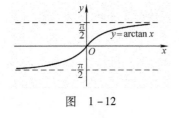

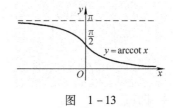

图 1-12　　　　　　　　　　　　图 1-13

这些函数的图像、性质是我们比较熟悉的,它们代表了一类重要的函数类型,在后续的讨论中还会经常用到.

五、复合函数

定义 1 - 6　设函数 $y = f(u)$,而 $u = \varphi(x)$,且函数 $u = \varphi(x)$ 的值域与函数 $y = f(u)$ 的定义域的交集非空,那么 y 通过 u 成为 x 的函数,记作 $y = f[\varphi(x)]$,称其为由 $y = f(u)$ 和 $u = \varphi(x)$ 构成的复合函数,其中 u 称为中间变量.

构成复合函数的前提条件是:内层函数的值域与外层函数的定义域的交集一定是非空的.

如:函数 $y = \arcsin u$ 和 $u = 2^x + 1$ 不能构成复合函数.

因为 $y = \arcsin u$ 的定义域为 $[-1,1]$,$u = 2^x + 1$ 的值域为 $(1, +\infty)$,显然 $[-1,1] \cap (1, +\infty) = \varnothing$,所以不能构成复合函数.

注意:

1)不是任何两个函数都可以构成复合函数;

2)复合函数不仅可以有一个中间变量,也可以有多个中间变量;

3)复合函数可以由基本初等函数构成,而更多的是由简单函数(由基本初等函数通过有限次的四则运算得到)构成.

例 1 - 6　设 $y = \lg u, u = \arccos v, v = x + 1$,写出 y 关于 x 的复合函数.

解　通过对 u, v 依次进行变量代换知,y 关于 x 的复合函数是 $y = \lg \arccos (x + 1)$,其定义域为 $[-2,0)$.

例 1 - 7　将下列复合函数分解成基本初等函数或简单函数:

(1) $y = \sin^2 (x^2 + 1)$;　　　　　　　　(2) $y = \ln (\tan e^{x^2 + 2\sin x})$.

解(1) $y = \sin^2 (x^2 + 1)$ 是由 $y = u^2$、$u = \sin v$ 和 $v = x^2 + 1$ 复合而成,所以分解得

$$y = u^2, u = \sin v, v = x^2 + 1.$$

(2) $y = \ln (\tan e^{x^2 + 2\sin x})$ 是由 $y = \ln u, u = \tan v, v = e^w$ 和 $w = x^2 + 2\sin x$ 复合而成,所以分解得

$$y = \ln u, u = \tan v, v = e^w, w = x^2 + 2\sin x.$$

通常情况下,构成复合函数是由内到外,函数套函数;分解复合函数,是采取由外到内利用中间变量层层分解.

六、分段函数

分段函数的特点是,函数的定义域分成几部分,每一部分,函数有不同的表达式.

例 1 - 8　符号函数

$$y = \operatorname{sgn} x = \begin{cases} -1, & x < 0, \\ 0, & x = 0, \\ 1, & x > 0 \end{cases}$$

为分段函数.

例 1 - 9　汽车在笔直的公路上行驶 10 h 时,首先用 1 h 做匀加速运动,使得汽车的速度由零加速到 50 km/h,匀速行驶 8 h 后,再用 1 h 做匀减速运动将速度减至零.试将汽车行

驶的路程表示为时间的函数.

解 设路程函数为$S(t)$,则

$$S(t) = \begin{cases} 25t^2, & 0 \leqslant t \leqslant 1, \\ 25 + 50(t-1), & 1 < t \leqslant 9, \\ 425 + 50(t-9) - 25(t-9)^2, & 9 < t \leqslant 10. \end{cases}$$

$S(t)$为定义在闭区间$[0,10]$上的分段函数.

七、初等函数

由基本初等函数经过有限次的四则运算和有限次的复合所得到,且在其定义域内仅有一个解析表达式的函数,称为初等函数.

例如$f(x) = 2^{x^2+1} + 5(\ln x)^4$,$y = \sqrt{1-x^2}$,$y = \sqrt{\cot\dfrac{x}{3}}$等都是初等函数,在本课程中所讨论的函数绝大多数都是初等函数.但前面讲到的分段函数就不能视为初等函数.

八、常用的生物曲线——S 形曲线

S 型曲线主要用于描述动、植物的自然生长过程,故又称为生长曲线.生长过程的基本特点是开始增长较慢,而在以后的某一范围内迅速增长,达到一定的限度后增长又缓慢下来,曲线呈拉长的"S"状,故称 S 形曲线.

最著名的 S 形曲线是 Logistic 生长曲线,它最早由比利时数学家 P. F. Verhulst 于 1838 年导出,但直至 20 世纪 20 年代才被生物学家 R. Pearl 及统计学家 L. J. Reed 重新发现,并逐渐被人们所重视.目前它已被广泛应用于动植物的饲养、栽培、资源、生态、环保等方面的模拟研究.

例 1 - 10 Logistic 曲线的函数关系式为

$$y = \frac{k}{1 + ae^{-bx}},$$

式中a、b和k为大于零的参数.

当$x = 0$时,$y = \dfrac{k}{1+a}$;当$x \rightarrow +\infty$时,$y = k$.所以时间为 0 的起始量为$\dfrac{k}{1+a}$,时间为无限延长的终极量为k.曲线在$x = \dfrac{\ln a}{b}$时有一个转折点,这时$y = \dfrac{k}{2}$,恰好是终极量k的二分之

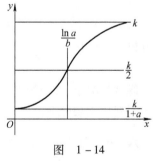

图 1 - 14

一.在转折点左侧,曲线向下弯曲,表示速率由小变大;在转折点右侧,曲线向上弯曲,速率由大变小,如图 1 - 14 所示.

1.2 函数的极限

极限是微积分学中的一个基本概念,微分学与积分学的许多概念都是由极限引入的,并且最终由极限知识来解决.因此它在微积分学中占有非常重要的地位.

一、数列的极限

　　无穷多个数按次序一个接一个地排列下去,就构成一个数列.换句话说,数列就是与自然数有一一对应关系的一列数 $x_1, x_2, \cdots, x_n, \cdots$,简记为 $\{x_n\}$.

　　数列 $\{x_n\}$ 中的每个数称为数列的项,x_n 称为数列的通项.其中下标 n 称为 x_n 的序号.

　　在很长一段时间内,人们试图采用各种图形(如矩形、三角形等)去近似计算圆的面积.公元 263 年 我国的刘徽注解《九章算术》,提出了"割圆术",用圆的内接或外切正多边形穷竭的方法求圆面积.

　　"割圆术"求圆面积的作法和思路如图 1 - 15 所示,先作圆的内接正三角形,把它的面积记作 A_1,再作内接正六边形,其面积记作 A_2,再作内接正十二边形,其面积记作 $A_3, \cdots$,照此下去,把圆的内接正 $3 \times 2^{n-1}(n = 1, 2 \cdots)$ 边形的面积记作 A_n,这样得到一数列:$A_1, A_2, A_3,$ $\cdots, A_n, \cdots$.

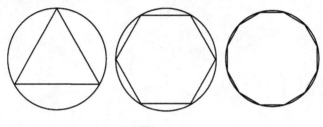

图　1 - 15

　　从图形的几何直观上不难看出:随着圆内接正多边形边数的增加,内接正多边形的面积与圆的面积越来越接近.可以想象当边数 n 无限增大时,内接正 $3 \times 2^{n-1}(n = 1, 2 \cdots)$ 边形的面积 A_n 会无限地接近圆的面积 A.

　　例 1 - 11　考察以下四个数列:

　　$(1) x_n : 1, \dfrac{1}{2}, \dfrac{1}{3}, \cdots, \dfrac{1}{n}, \cdots$

　　$(2) x_n : \dfrac{1}{2}, \dfrac{2}{3}, \cdots, \dfrac{n}{n+1}, \cdots$

　　$(3) \{x_n\} = \{(-1)^{n-1}\}$;

　　$(4) \{x_n\} = \{n^2 + 3\}$.

　　观察上述例子可以发现,随着 n 的无限增大,各数列的通项 x_n 的变化趋势可以分为两类情形.第一类情形是:当 n 无限增大时,通项 x_n 无限趋近于某个常数.例如,在(1)中,随着 n 的无限增大,其通项 $x_n = \dfrac{1}{n}$ 无限趋近于零;在(2)中,随着 n 的无限增大,其通项 $x_n = \dfrac{n}{n+1}$ 无限趋向于 1.另一种情形是:当 n 无限增大时,通项 x_n 不趋近于任何常数.例如,在(3)中,数列通项 x_n 总是在 -1 与 1 之间摆动;在(4)中,随着 n 的无限增大,其通项 $x_n = n^2 + 3$ 无限增加.它们都不趋于任何常数.

　　为了更好地描述(1)和(2)这两个数列所具有的共同的性质,我们给出数列极限的概念.

　　定义 1 - 7　设有数列 $\{x_n\}$,如果当 n 无限增大时,其通项 x_n 无限趋近于某个常数 A

（即 $|x_n - A|$ 无限趋近于零），则称数列 $\{x_n\}$ 以 A 为极限，记作

$$\lim_{n\to\infty} x_n = A \text{ 或 } x_n \to A \ (n \to \infty).$$

当数列 $\{x_n\}$ 的极限存在且为 A 时，则称数列 $\{x_n\}$ 收敛于 A，否则则称数列 $\{x_n\}$ 是发散的.

由上面的例题可知，对于一些简单的数列通过观察可以得到它们的极限，而稍复杂数列可以先对其通项进行恒等变形，然后再求它的极限.

例 1-12 设数列 $x_n = 1 + q + q^2 + \cdots + q^n$（其中 q 是常数，且满足 $|q| < 1$），求 $\lim_{n\to\infty} x_n$.

解 因为

$$x_n = 1 + q + q^2 + \cdots + q^n = \frac{1 - q^{n+1}}{1 - q},$$

又因为 $|q| < 1$，所以当 n 无限增大时，q^{n+1} 无限趋近于零，所以 $\frac{1 - q^{n+1}}{1 - q}$ 无限趋近于 $\frac{1}{1 - q}$，因此

$$\lim_{n\to\infty} x_n = \frac{1}{1 - q}.$$

例 1-13 求 $\lim_{n\to\infty} (\sqrt{n+1} - \sqrt{n})$.

解 因为

$$\sqrt{n+1} - \sqrt{n} = \frac{(\sqrt{n+1} - \sqrt{n})(\sqrt{n+1} + \sqrt{n})}{\sqrt{n+1} + \sqrt{n}} = \frac{1}{\sqrt{n+1} + \sqrt{n}},$$

所以当 n 无限增大时，$\dfrac{1}{\sqrt{n+1} + \sqrt{n}}$ 无限趋近于零，所以有

$$\lim_{n\to\infty} (\sqrt{n+1} - \sqrt{n}) = 0.$$

二、函数的极限

函数 $y = f(x)$ 中的自变量 x 总是在某个实数集合中变化，当自变量 x 处于某一变化过程中时，函数值 $y = f(x)$ 也会随之发生变化. 函数的极限就是研究在自变量的各种变化过程中函数值的变化趋势.

1. x 趋向无穷大时函数的极限

x 趋向无穷大可以分为 3 种情形：

1）x 趋向正无穷大，记作 $x \to +\infty$，表示 x 为无限增大的过程.

2）x 趋向负无穷大，记作 $x \to -\infty$，表示 $x < 0$ 且 $|x|$ 为无限增大的过程.

3）x 趋向无穷大，记作 $x \to \infty$，表示 $|x|$ 为无限增大的过程.

下面介绍 $x \to +\infty$ 时函数极限的概念，其他情况类比可得.

定义 1-8 函数 $f(x)$ 在 $[a, +\infty)$ 内有定义，若当 x 无限增大（$x \to +\infty$）时，函数 $f(x)$ 无限接近于一个确定的常数 A，即 $|f(x) - A|$ 无限趋近于零，则称 A 为 $x \to +\infty$ 时函数 $f(x)$ 的极限，记作

$$\lim_{x\to +\infty} f(x) = A \text{ 或 } f(x) \to A (x \to +\infty).$$

例 1 - 14　用定义 1 - 8 证明 $\lim\limits_{x \to +\infty} \dfrac{x^2 - 3x}{x^2} = 1$.

证　$\left| \dfrac{x^2 - 3x}{x^2} - 1 \right| = \left| \dfrac{-3x}{x^2} \right| = \dfrac{3}{x}$.

当 $x \to +\infty$ 时, 显然 $\dfrac{3}{x}$ 无限趋近于零, 因此由定义 知 $\lim\limits_{x \to +\infty} \dfrac{x^2 - 3x}{x^2} = 1$.

类似地可引入当 $x \to -\infty$ 和 $x \to \infty$ 时函数 $f(x)$ 的极限.

定义 1 - 9　设函数 $f(x)$ 在 $(-\infty, a]$ 内有定义, 若当 x 取负值且绝对值无限增大 ($x \to -\infty$) 时, $f(x)$ 的函数值无限接近于一个确定的常数 A, 则称 A 为 $x \to -\infty$ 时函数 $f(x)$ 的极限, 记作

$$\lim_{x \to -\infty} f(x) = A \text{ 或 } f(x) \to A (x \to -\infty).$$

例 1 - 15　求 $\lim\limits_{x \to -\infty} 2^x$.

解　根据函数 $y = 2^x$ 的图像易得, $\lim\limits_{x \to -\infty} 2^x = 0$.

定义 1 - 10　设函数 $f(x)$ 在 $|x| > a (a > 0)$ 时有定义, 若当 $|x|$ 无限增大 ($x \to \infty$) 时, 函数值 $f(x)$ 无限接近于一个确定的常数 A, 则称 A 为 $x \to \infty$ 时函数 $f(x)$ 的极限, 记为

$$\lim_{x \to \infty} f(x) = A \text{ 或 } f(x) \to A \ (x \to \infty).$$

定理 1 - 1　$\lim\limits_{x \to \infty} f(x) = A$ 的充分必要条件是 $\lim\limits_{x \to -\infty} f(x) = \lim\limits_{x \to +\infty} f(x) = A$.

例 1 - 16　求 $\lim\limits_{x \to \infty} \dfrac{1}{x^2}$.

解　根据函数 $y = \dfrac{1}{x^2}$ 的图像易得 $\lim\limits_{x \to \infty} \dfrac{1}{x^2} = 0$.

2. 自变量趋于有限值时函数的极限

x 趋于一点可以分为三种情形:

1) $x \to x_0$, 它表示 x 无限接近于 x_0, 即 $x \neq x_0$, 同时 $|x - x_0|$ 无限变小趋近于零;

2) $x \to x_0^+$, 它表示 x 从点 x_0 的右侧无限接近于 x_0, 即 $x > x_0$, 同时 $|x - x_0|$ 无限变小趋近于零;

3) $x \to x_0^-$, 它表示 x 从点 x_0 的左侧无限接近于 x_0, 即 $x < x_0$, 同时 $|x - x_0|$ 无限变小趋近于零.

例 1 - 17　分析下列函数的变化趋势:

(1) $f(x) = 2x + 1, x \to 1$;

(2) $f(x) = \begin{cases} \dfrac{2(x^2 - 1)}{x - 1}, & x \neq 1, \\ 1, & x = 1, \end{cases} x \to 1$;

(3) $f(x) = \begin{cases} x + 1, x > 1, \\ x - 1, x \leqslant 1, \end{cases} x \to 1$.

解　(1) 当 x 无限趋近 1 时, $2x + 1$ 无限趋近于 3, 即 $f(x)$ 趋于 3 (如图 1 - 16 所示).

(2) 当 x 无限趋近 1 时, $\dfrac{2(x^2 - 1)}{x - 1} = 2(x + 1) \to 4$, 即 $f(x)$ 趋于 4 (如图 1 - 17 所示).

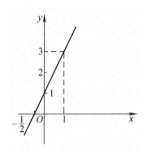

图 1 – 16

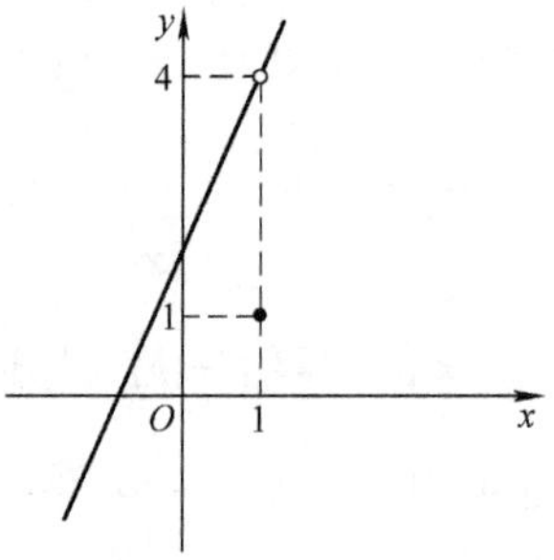

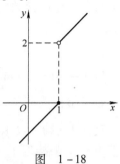

图 1 – 17

图 1 – 18

(3)当 x 无限趋近 1 时,$f(x)$ 恰好在此处断开,所以只能从 1 的左、右两侧分析. 当 x 从左侧无限趋近 1 时,$f(x)=x-1\to0$,即 $f(x)$ 此时趋向 0;当 x 从右侧无限趋近 1 时,$f(x)=x+1\to2$,即 $f(x)$ 此时趋向 2.

综上可知,当 x 无限趋近 1 时,$f(x)$ 不趋向一个确定的常数(如图 1 – 18 所示).

定义 1 – 11 设函数 $f(x)$ 在点 x_0 的某邻域(x_0 可以除外)内有定义,如果当 x 无限趋近于定值 x_0,即 $x\to x_0$ 时,函数 $f(x)$ 无限趋近于一个确定的常数 A,则称 A 为函数 $f(x)$ 当 $x\to x_0$ 时的极限. 记为

$$\lim_{x\to x_0}f(x)=A \text{ 或 } f(x)\to A(x\to x_0).$$

设函数 $f(x)$ 在点 x_0 的某邻域(x_0 可以除外)内有定义,如果当 $x\to x_0^-$ 时,函数 $f(x)$ 无限趋近于一个确定的常数 A,那么就称 A 为函数 $f(x)$ 当 $x\to x_0$ 时的左极限,记作

$$\lim_{x\to x_0^-}f(x)=A \text{ 或 } f(x)\to A(x\to x_0^-).$$

设函数 $f(x)$ 在点 x_0 的某邻域(x_0 可以除外)内有定义,如果当 $x\to x_0^+$ 时,函数 $f(x)$ 无限趋近于一个确定的常数 A,那么就称 A 为函数 $f(x)$ 当 $x\to x_0$ 时的右极限,记作

$$\lim_{x\to x_0^+}f(x)=A \text{ 或 } f(x)\to A(x\to x_0^+).$$

定理 1 – 2 极限 $\lim\limits_{x\to x_0}f(x)=A$ 的充分必要条件是 $\lim\limits_{x\to x_0^+}f(x)=\lim\limits_{x\to x_0^-}f(x)=A$.

例 1 – 18 讨论函数

$$f(x)=\begin{cases}1+x, & 0<x\leqslant1, \\ 1, & x=0, \\ 1-x, & -1\leqslant x<0\end{cases}$$

在 $x=0$ 处极限的存在性.

解 函数 $f(x)$ 在 $x=0$ 处有定义,当 x 从 0 的右侧趋于 0 时,相应的函数值 $f(x)=1+x$ 无限趋近于 1,即 $\lim\limits_{x\to0^+}f(x)=1$;当 x 从 0 的左侧趋于 0 时,相应的函数值 $f(x)=1-x$ 无限趋近于 1,即 $\lim\limits_{x\to0^-}f(x)=1$,有 $\lim\limits_{x\to0^+}f(x)=\lim\limits_{x\to0^-}f(x)=1$,所以 $\lim\limits_{x\to0}f(x)=1$.

而对于函数

$$f(x) = \begin{cases} 1 + x, & 0 < x < 1, \\ 1, & x = 0, \\ -1 - x, & -1 < x < 0, \end{cases}$$

容易知道

$$\lim_{x \to 0^-} f(x) = -1, \lim_{x \to 0^+} f(x) = 1,$$

所以 $\lim\limits_{x \to 0} f(x)$ 不存在.

例 1 - 19　考察函数 $f(x) = \dfrac{|x|}{x}$ 在 $x = 0$ 处的极限.

解　当 $x < 0$ 时, $|x| = -x$; 当 $x > 0$ 时, $|x| = x$, 所以

$$\lim_{x \to 0^-} \frac{|x|}{x} = \lim_{x \to 0^-} \frac{-x}{x} = -1,$$

$$\lim_{x \to 0^+} \frac{|x|}{x} = \lim_{x \to 0^+} \frac{x}{x} = 1,$$

由定理可知 $\lim\limits_{x \to 0} \dfrac{|x|}{x}$ 不存在.

三、无穷小量与无穷大量

1. 无穷小量

定义 1 - 12　在某个变化过程中, 以零为极限的变量称为该变化过程中的无穷小量, 简称无穷小.

例 1 - 20　当 $x \to 0$ 时, $x, x^2, \sin x, \tan x$ 和 $1 - \cos x$ 都趋近于零. 因此, 当 $x \to 0$ 时, 它们都是无穷小量.

例 1 - 21　当 $x \to +\infty$ 时, $\dfrac{1}{x}, \dfrac{1}{2^x}, \dfrac{1}{\mathrm{e}^x}$ 和 $\dfrac{1}{\ln x}$ 都趋近于零. 因此, 当 $x \to +\infty$ 时, 它们都是无穷小量.

注　1) 无穷小是就变量在某一变化过程而言. 如 $\sin x$ 在 $x \to 0$ 时是无穷小; 但在 $x \to \infty$ 时则不是无穷小, 而是有界变量.

2) 无穷小量是变量, 不要把它与绝对值很小的常数混为一谈, 但常数 0 是无穷小量.

2. 无穷小量的性质

性质 1　有限个无穷小量的代数和是无穷小量.

性质 2　有限个无穷小量的乘积是无穷小量.

性质 3　无穷小量与有界变量的乘积是无穷小量.

性质 4　常数与无穷小量的乘积是无穷小量.

例 1 - 22　求 $\lim\limits_{x \to 0} x \sin \dfrac{1}{x}$.

解　当 $x \to 0$ 时, $\sin \dfrac{1}{x}$ 的极限不存在. 但因为 $\lim\limits_{x \to 0} x = 0$, 所以 x 是当 $x \to 0$ 时的无穷小. 而 $\left| \sin \dfrac{1}{x} \right| \leqslant 1$, 所以 $\sin \dfrac{1}{x}$ 是有界函数. 根据无穷小的性质　可知

$$\lim_{x \to 0} x \sin \frac{1}{x} = 0.$$

例 1 – 23 求 $\lim\limits_{x \to \infty} \dfrac{\sin x}{x}$.

解 当 $x \to \infty$ 时,分子及分母的极限都不存在,但 $\dfrac{\sin x}{x}$ 可以看作是 $\sin x$ 与 $\dfrac{1}{x}$ 的乘积.

因为当 $x \to \infty$ 时,$\dfrac{1}{x}$ 是无穷小,而 $\sin x$ 是有界函数,所以根据无穷小的性质 可知

$$\lim_{x \to \infty} \frac{\sin x}{x} = 0 \;.$$

3. 无穷小量与函数的极限之间的关系

定理 1 – 3 $\lim\limits_{x \to x_0} f(x) = A$ 的充分必要条件是 $f(x) = A + \alpha(x)$,其中,当 $x \to x_0$ 时 $\alpha(x)$ 是一个无穷小量($x \to \infty$ 的情况类似).

下面仅就 $x \to x_0$ 时的情形加以证明.

证 设 $\lim\limits_{x \to x_0} f(x) = A$,令 $\alpha(x) = f(x) - A$,则

$$\lim_{x \to x_0} \alpha(x) = \lim_{x \to x_0} [f(x) - A] = \lim_{x \to x_0} f(x) - \lim_{x \to x_0} A = A - A = 0.$$

即 α 是当 $x \to x_0$ 时的无穷小. 由于 $\alpha(x) = f(x) - A$,所以

$$f(x) = A + \alpha(x).$$

这就证明了具有极限的函数等于它的极限与一个无穷小之和.

反之,设 $f(x) = A + \alpha(x)$,其中 A 为常数,$\alpha(x)$ 是当 $x \to x_0$ 时的无穷小,则

$$\lim_{x \to x_0} f(x) = \lim_{x \to x_0} (A + \alpha(x)) = A.$$

这就证明了如果函数可表示为常数与无穷小之和,那么该常数就是这个函数的极限.

4. 无穷大量

考察当 $x \to 0$ 时,函数 $f(x) = \dfrac{1}{x}$ 的变化情况. 在自变量无限趋近于 0 时,函数值的绝对值 $\left| \dfrac{1}{x} \right|$ 无限增大,也就是对于任意给定的正数 M,总存在一个正数 δ,当 $0 < |x - 0| < \delta$ 时,恒有 $|f(x)| = \left| \dfrac{1}{x} \right| > M$.

定义 1 – 13 如果在 $x \to x_0$(或 $x \to \infty$)时,函数 $f(x)$ 的绝对值无限增大,则称 $f(x)$ 为当 $x \to x_0$(或 $x \to \infty$)时的无穷大量,简称无穷大.

由定义易知 $\lim\limits_{x \to 1^+} \dfrac{1}{x-1} = +\infty$,$\lim\limits_{x \to 1^-} \dfrac{1}{x-1} = -\infty$,$\lim\limits_{x \to 1} \dfrac{1}{x-1} = \infty$.

无穷大量描述的是一个函数在自变量的某一变化过程中,相应的函数值的变化趋势,即 $|f(x)|$ 无限增大. 同一个函数在自变量的不同变化过程中,相应的函数值有不同的变化趋势. 如函数 $\dfrac{1}{x}$,当 $x \to 0$ 时,它为无穷大量;当 $x \to 1$ 时,它以 1 为极限. 因此称一个函数为无穷大量时,必须明确指出其自变量的变化趋向,否则毫无意义.

注 1)无穷大量是变量,不要把它们与很大的常数混为一谈;

2)无穷大量与无界函数的区别是:一个无穷大量一定是一个无界函数,但一个无界函数不一定是一个无穷大量;

3)无穷大量是极限不存在的一种情况,为了运算的方便我们借用极限的记号.例如,$\lim\limits_{x \to 0^+} \ln x = \infty$.

5. 无穷大量与无穷小量的关系

在自变量 x 的同一变化过程中,若 $f(x)$ 为无穷大,则 $\dfrac{1}{f(x)}$ 为无穷小.反之,若 $f(x)$ 为无穷小,且 $f(x) \neq 0$,则 $\dfrac{1}{f(x)}$ 为无穷大.

例 1 - 24　求 $\lim\limits_{x \to 1} \dfrac{x+4}{x-1}$.

解　当 $x \to 1$ 时,分母的极限为零但因为 $\lim\limits_{x \to 1} \dfrac{x-1}{x+4} = 0$,即 $\dfrac{x-1}{x+4}$ 是当 $x \to 1$ 时的无穷小,根据无穷大与无穷小的关系可知,它的倒数 $\dfrac{x+4}{x-1}$ 是当 $x \to 1$ 时的无穷大.即

$$\lim_{x \to 1} \frac{x+4}{x-1} = \infty .$$

例 1 - 25　求 $\lim\limits_{x \to \infty} (x^2 - 3x + 2)$.

解　因为 $\lim\limits_{x \to \infty} x^2$ 和 $\lim\limits_{x \to \infty} 3x$ 都不存在,但因为

$$\lim_{x \to \infty} \frac{1}{x^2 - 3x + 2} = \lim_{x \to \infty} \frac{\dfrac{1}{x^2}}{1 - \dfrac{3}{x} + \dfrac{2}{x^2}} = 0 ,$$

即 $\dfrac{1}{x^2 - 3x + 2}$ 是当 $x \to \infty$ 时的无穷小,所以它的倒数 $x^2 - 3x + 2$ 是当 $x \to \infty$ 时的无穷大,即

$$\lim_{x \to \infty} (x^2 - 3x + 2) = \infty .$$

例 1 - 26　求 $\lim\limits_{x \to \infty} \dfrac{2x^3 - x^2 + 5}{x^2 + 7}$.

解　因为分子分母的极限都不存在,但因为

$$\lim_{x \to \infty} \frac{x^2 + 7}{2x^3 - x^2 + 5} = \lim_{x \to \infty} \frac{\dfrac{x^2 + 7}{x^3}}{\dfrac{2x^3 - x^2 + 5}{x^3}} = \lim_{x \to \infty} \frac{\dfrac{1}{x} + \dfrac{7}{x^3}}{2 - \dfrac{1}{x} + \dfrac{5}{x^3}} = 0 ,$$

所以

$$\lim_{x \to \infty} \frac{2x^3 - x^2 + 5}{x^2 + 7} = \infty .$$

四、极限的运算

用极限的定义去求变量的极限只适用于一些非常简单的情形.实际问题中的变量一般都比较复杂,需要用另外的方法去求变量的极限.下面介绍极限的四则运算,它为求极限提

供了很大的便利.

定理 1 - 4（极限的四则运算法则）

如果 $\lim f(x) = A, \lim g(x) = B$,那么

(1) $\lim [f(x) \pm g(x)] = \lim f(x) \pm \lim g(x) = A \pm B$;

(2) $\lim [f(x) \cdot g(x)] = \lim f(x) \cdot \lim g(x) = AB$;

(3) $\lim g(x) = B \neq 0$ 时, $\lim \dfrac{f(x)}{g(x)} = \dfrac{\lim f(x)}{\lim g(x)} = \dfrac{A}{B}$.

推论 1 $\lim [cf(x)] = c\lim f(x)$.

推论 2 $\lim [f(x)]^n = [\lim f(x)]^n$.

注 1) $\lim f(x) = A, \lim g(x) = B$ 必须是同一变化过程.

2) 在求分段函数以及含有绝对值的函数分界点处的极限时,要用左右极限来求,只有左右极限存在且相等时极限才存在,否则,极限不存在.

例 1 - 27 求下列极限:

(1) $\lim\limits_{x \to 1} \dfrac{2x^2 - 3}{x + 1}$;   (2) $\lim\limits_{x \to 3} \dfrac{x^2 - 9}{x^2 - 5x + 6}$;

(3) $\lim\limits_{x \to 1} \left(\dfrac{2}{1 - x^2} - \dfrac{1}{1 - x} \right)$;   (4) 求 $\lim\limits_{x \to 0} \dfrac{\sqrt{1 + 2x} - 1}{x}$.

解 (1) $\lim\limits_{x \to 1} \dfrac{2x^2 - 3}{x + 1} = \dfrac{\lim\limits_{x \to 1}(2x^2 - 3)}{\lim\limits_{x \to 1}(x + 1)} = -\dfrac{1}{2}$.

(2) 当 $x \to 3$ 时,分子、分母极限均为零,呈现 "$\dfrac{0}{0}$" 型,不能直接用商的极限运算法则,可先分解因式,约去使分子分母为零的公因子,再用商的极限运算法则.

原式 $= \lim\limits_{x \to 3} \dfrac{x^2 - 9}{x^2 - 5x + 6} = \lim\limits_{x \to 3} \dfrac{(x - 3)(x + 3)}{(x - 3)(x - 2)} = \lim\limits_{x \to 3} \dfrac{x + 3}{x - 2} = 6$.

(3) 当 $x \to 1$ 时, $\dfrac{2}{1 - x^2}, \dfrac{1}{1 - x}$ 的极限均不存在,式 $\dfrac{2}{1 - x^2} - \dfrac{1}{1 - x}$ 呈现 "$\infty - \infty$" 型,不能直接用"差的极限等于极限的差"的运算法则,可先进行通分化简,再用商的极限运算法则.

原式 $= \lim\limits_{x \to 1} \left(\dfrac{2}{1 - x^2} - \dfrac{1}{1 - x} \right) = \lim\limits_{x \to 1} \dfrac{2 - (1 + x)}{1 - x^2}$

$= \lim\limits_{x \to 1} \dfrac{(1 - x)}{(1 - x)(1 + x)} = \lim\limits_{x \to 1} \dfrac{1}{1 + x} = \dfrac{1}{2}$.

(4) 当 $x \to 0$ 时,虽然分子、分母的极限都存在,但是因为分母的极限为零所以不能直接用四则运算求极限,可先进行分子有理化,然后再求极限.

原式 $= \lim\limits_{x \to 0} \dfrac{(\sqrt{1 + 2x} - 1)(\sqrt{1 + 2x} + 1)}{x(\sqrt{1 + 2x} + 1)} = \lim\limits_{x \to 0} \dfrac{2}{\sqrt{1 + 2x} + 1} = 1$.

注 1) 应用极限运算法则求极限时,必须保证每项极限都存在(对于除法,分母极限不为零)才能适用.

2) 求函数极限时,经常出现 "$\dfrac{0}{0}$", "$\dfrac{\infty}{\infty}$", "$\infty - \infty$" 等情况,都不能直接运用极限运算法

则,必须对原式进行恒等变换、化简,然后再求极限.常使用的有以下几种方法:①对于"∞ － ∞"型,往往需要先通分,化简,再求极限;②对于无理分式,分子、分母有理化,消去公因式,再求极限.

求有理分式函数当自变量趋于无穷大时的极限时,用分式中自变量的最高次幂去除分子、分母,化为能用运算法则求极限的形式再求极限.

例 1 − 28　求下列极限:

(1) $\lim\limits_{x\to\infty}\dfrac{2x^2+3x+1}{5x^2+4x+3}$;

(2) $\lim\limits_{x\to\infty}\dfrac{5x^2+4x-1}{3x^3+2x-5}$;

(3) $\lim\limits_{x\to\infty}\dfrac{3x^3-x+2}{2x^2+1}$;

(4) $\lim\limits_{x\to+\infty}\dfrac{\sqrt{5x}-1}{\sqrt{x+2}}$.

解　(1)将分子分母同除以 x^2,得

$$\lim_{x\to\infty}\frac{2x^2+3x+1}{5x^2+4x+3}=\lim_{x\to\infty}\frac{2+\dfrac{3}{x}+\dfrac{1}{x^2}}{5+\dfrac{4}{x}+\dfrac{3}{x^2}}=\frac{2+0+0}{5+0+0}=\frac{2}{5}.$$

(2)将分子分母同除以 x^3,得

$$\lim_{x\to\infty}\frac{5x^2+4x-1}{3x^3+2x-5}=\lim_{x\to\infty}\frac{\dfrac{5}{x}+\dfrac{4}{x^2}-\dfrac{1}{x^3}}{3+\dfrac{5}{x^2}-\dfrac{3}{x^3}}=\frac{0+0+0}{3+0+0}=0.$$

(3)将分子分母同除以 x^3,得

$$\lim_{x\to\infty}\frac{3x^3-x+2}{2x^2+1}=\lim_{x\to\infty}\frac{3-\dfrac{1}{x^2}+\dfrac{2}{x^3}}{\dfrac{2}{x}+\dfrac{1}{x^3}}=\infty.$$

(4)此函数虽不是有理分式函数,但,当 $x\to+\infty$ 时,分子分母均无极限,呈现"$\dfrac{\infty}{\infty}$"形式,可以将分子、分母同除以 x 的最高次幂 $\sqrt{x}$,将 $\sqrt{x}$ 约去,再用运算法则求极限.

$$原式=\lim_{x\to+\infty}\frac{\sqrt{5}-\dfrac{1}{\sqrt{x}}}{\sqrt{1+\dfrac{2}{x}}}=\sqrt{5}.$$

对于当 $x\to\infty$ 时的"$\dfrac{\infty}{\infty}$"型,可将分子、分母同时除以分式的最高次幂,然后再求极限.即

$$\lim_{x\to\infty}\frac{a_0x^n+a_1x^{n-1}+\cdots+a_n}{b_0x^m+b_1x^{m-1}+\cdots+b_m}=\begin{cases}\dfrac{a_0}{b_0}, & n=m,\\[2mm] 0, & n<m,\\[2mm] \infty, & n>m.\end{cases}$$

对于无穷项和的极限,不能利用极限的和、差运算法则.必须先求出它们的和式,转化为一个代数式的极限问题.

例 1-29 求 $\lim\limits_{n\to\infty}\left(\dfrac{1}{n^2+1}+\dfrac{2}{n^2+1}+\cdots+\dfrac{n}{n^2+1}\right)$.

解 $\lim\limits_{n\to\infty}\left(\dfrac{1}{n^2+1}+\dfrac{2}{n^2+1}+\cdots+\dfrac{n}{n^2+1}\right)$

$=\lim\limits_{n\to\infty}\dfrac{1}{n^2+1}(1+2+\cdots+n)$

$=\lim\limits_{n\to\infty}\dfrac{n(n+1)}{2(n^2+1)}=\dfrac{1}{2}$.

五、两个重要极限

定理 1-5（两边夹法则） 若在点 x_0 的某邻域内（x_0 可以除外），有 $g(x)\le f(x)\le h(x)$，且 $\lim\limits_{x\to x_0}g(x)=A,\lim\limits_{x\to x_0}h(x)=A$，则 $\lim\limits_{x\to x_0}f(x)=A$.

从直观上看，该准则显然成立. 当 $x\to x_0$ 时，函数 $g(x),h(x)$ 的值无限逼近常数 A，而夹在 $g(x)$ 与 $h(x)$ 之间的 $f(x)$ 的值也无限逼近于常数 A，即 $\lim\limits_{x\to x_0}f(x)=A$.

例如 $g(x)=-\left|\dfrac{1}{x}\right|,f(x)=\left|\dfrac{\sin x}{x}\right|,h(x)=\left|\dfrac{1}{x}\right|$，则有

$$g(x)\le f(x)\le h(x).$$

又 $\lim\limits_{x\to\infty}g(x)=\lim\limits_{x\to\infty}\left(-\left|\dfrac{1}{x}\right|\right)=0,\lim\limits_{x\to\infty}h(x)=\lim\limits_{x\to\infty}\left|\dfrac{1}{x}\right|=0$，所以

$$\lim\limits_{x\to\infty}f(x)=\lim\limits_{x\to\infty}\left|\dfrac{\sin x}{x}\right|=0.$$

注 定理 1-5 中把 $x\to x_0$ 换成自变量 x 的其他变化过程，也有类似的结论成立.

定理 1-6 如果数列 $\{x_n\}$ 单调且有界，则极限 $\lim\limits_{n\to\infty}x_n$ 存在.

例 1-30 $\lim\limits_{n\to\infty}\left(\dfrac{1}{\sqrt{n^2+1}}+\dfrac{1}{\sqrt{n^2+2}}+\cdots+\dfrac{1}{\sqrt{n^2+n}}\right)$.

解 因为

$$\dfrac{n}{\sqrt{n^2+n}}\le\left(\dfrac{1}{\sqrt{n^2+1}}+\dfrac{1}{\sqrt{n^2+2}}+\cdots+\dfrac{1}{\sqrt{n^2+n}}\right)\le\dfrac{n}{\sqrt{n^2+1}},$$

而

$$\lim\limits_{n\to\infty}\dfrac{n}{\sqrt{n^2+n}}=\lim\limits_{n\to\infty}\dfrac{n}{\sqrt{n^2+1}}=1,$$

由两边夹法则得

$$\lim\limits_{n\to\infty}\left(\dfrac{1}{\sqrt{n^2+1}}+\dfrac{1}{\sqrt{n^2+2}}+\cdots+\dfrac{1}{\sqrt{n^2+n}}\right)=1.$$

1. $\lim\limits_{x\to0}\dfrac{\sin x}{x}=1$

下面证明重要极限 $\lim\limits_{x\to0}\dfrac{\sin x}{x}=1$.

证明 如图 1-19 所示，在单位圆中，设圆心角

$$\angle AOB = x, x \text{ 取弧度} \left(0 < x < \frac{\pi}{2}\right),$$

由三角函数知：

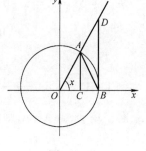

图　1 - 19

$$AC = \sin x, \ \widehat{AB} = x, \ BD = \tan x.$$

从图 1 - 19 可以看出面积 S 之间的关系为

$$S_{\triangle AOB} < S_{\text{扇形} AOB} < S_{\triangle DOB},$$

故

$$\frac{1}{2}\sin x < \frac{1}{2}x < \frac{1}{2}\tan x, x \in \left(0, \frac{\pi}{2}\right),$$

即

$$\sin x < x < \tan x.$$

两边同除 $\sin x$ 得

$$1 < \frac{x}{\sin x} < \frac{1}{\cos x},$$

即

$$\cos x < \frac{\sin x}{x} < 1.$$

由于 $y = \cos x, y = \dfrac{\sin x}{x}, y = 1$ 均为偶函数，所以当 $x \in \left(-\dfrac{\pi}{2}, 0\right)$ 时，$\cos x < \dfrac{\sin x}{x} < 1$ 也成立，从而 $x \in \left(-\dfrac{\pi}{2}, 0\right) \cup \left(0, \dfrac{\pi}{2}\right)$ 时，有 $\cos x < \dfrac{\sin x}{x} < 1$ 成立.

又

$$\lim_{x \to 0} \cos x = 1, \ \lim_{x \to 0} 1 = 1,$$

根据两边夹法则，有

$$\lim_{x \to 0} \frac{\sin x}{x} = 1.$$

例 1 - 31　求 $\lim\limits_{x \to 0} \dfrac{\tan x}{x}$.

解　$\lim\limits_{x \to 0} \dfrac{\tan x}{x} = \lim\limits_{x \to 0}\left(\dfrac{\sin x}{x} \cdot \dfrac{1}{\cos x}\right) = \lim\limits_{x \to 0} \dfrac{\sin x}{x} \cdot \lim\limits_{x \to 0} \dfrac{1}{\cos x} = 1 \times 1 = 1.$

例 1 - 32　求 $\lim\limits_{x \to 0} \dfrac{1 - \cos x}{x^2}$.

解　$\lim\limits_{x \to 0} \dfrac{1 - \cos x}{x^2} = \lim\limits_{x \to 0} \dfrac{2 \sin^2 \dfrac{x}{2}}{x^2} = \dfrac{1}{2} \lim\limits_{x \to 0} \dfrac{\sin^2 \dfrac{x}{2}}{\left(\dfrac{x}{2}\right)^2}$

$$= \frac{1}{2} \lim_{\frac{x}{2} \to 0} \left(\frac{\sin \dfrac{x}{2}}{\dfrac{x}{2}}\right)^2 = \frac{1}{2} \times 1 = \frac{1}{2}.$$

例 1 - 33　求 $\lim\limits_{x \to 0} \dfrac{\sin 5x}{6x}$.

解 令 $5x = u$, 当 $x \to 0$ 时, $u \to 0$, 因此

$$\lim_{x \to 0} \frac{\sin 5x}{6x} = \lim_{u \to 0} \frac{\sin u}{\frac{6}{5}u} = \frac{5}{6} \lim_{u \to 0} \frac{\sin u}{u} = \frac{5}{6}.$$

例 1-34 求 $\lim\limits_{x \to 0} \dfrac{\arcsin x}{x}$.

解 令 $\arcsin x = u$, 则 $x = \sin u$, 当 $x \to 0$ 时, $u \to 0$, 因此有

$$\lim_{x \to 0} \frac{\arcsin x}{x} = \lim_{u \to 0} \frac{u}{\sin u} = 1.$$

注 运用换元法求极限时, 一定要标出新自变量的变化趋势.

例 1-35 求 $\lim\limits_{x \to 0} \dfrac{\cos x - \cos 3x}{x^2}$.

解 分子先用和差化积公式变形, 然后再用重要极限公式求极限.

原式 $= \lim\limits_{x \to 0} \dfrac{2\sin x \sin 2x}{x^2} = \lim\limits_{x \to 0} \dfrac{\sin x}{x} \cdot \lim\limits_{x \to \infty} \left(4 \cdot \dfrac{\sin 2x}{2x}\right) = 1 \times 4 = 4.$

注 这个重要极限是 "$\dfrac{0}{0}$" 型的, 要牢记公式的结构特点: $\lim\limits_{\square \to 0} \dfrac{\sin \square}{\square} = 1$(方框 $\square$ 代表任意形式的同一变量).

2. $\lim\limits_{x \to \infty} \left(1 + \dfrac{1}{x}\right)^x = \mathrm{e}$

$\lim\limits_{x \to \infty} \left(1 + \dfrac{1}{x}\right)^x = \mathrm{e}$ 的证明比较复杂, 我们仅仅从函数值的变化趋势来加以说明.

当 $x \to \infty$ 时, 可以列出 $\left(1 + \dfrac{1}{x}\right)^x$ 的如下数值表, 观察其变化趋势.

x	$\cdots$	1	2	3	4	5	10^1	10^2	10^3	10^4	10^5	$\cdots$
$\left(1+\dfrac{1}{x}\right)^x$	$\cdots$	2	2.250	2.370	2.441	2.448	2.594	2.70 481	2.71 692	2.71 815	2.71 827	$\cdots$

从上表中可以看出, 当 x 无限增大时, $\left(1 + \dfrac{1}{x}\right)^x$ 越来越趋近于一个确定的常数, 可以证明这个常数是个无理数, 用 e 来表示这个常数, 其近似值为 2.718 281 828, 即

$$\lim_{x \to \infty} \left(1 + \frac{1}{x}\right)^x = \mathrm{e}.$$

注 这个重要极限是属于 "1^∞" 型, 它的结构特点: $\lim\limits_{\square \to \infty} \left(1 + \dfrac{1}{\square}\right)^\square = \mathrm{e}$(方框 $\square$ 代表任意形式的同一变量).

例 1-36 求 $\lim\limits_{x \to \infty} \left(1 + \dfrac{1}{x}\right)^{6x}$.

解 $\lim\limits_{x \to \infty} \left(1 + \dfrac{1}{x}\right)^{6x} = \lim\limits_{x \to \infty} \left[\left(1 + \dfrac{1}{x}\right)^x\right]^6 = \left[\lim\limits_{x \to \infty} \left(1 + \dfrac{1}{x}\right)^x\right]^6 = \mathrm{e}^6.$

例 1-37 求 $\lim\limits_{x \to \infty} \left(1 - \dfrac{2}{x}\right)^{6x}$.

解　$\lim\limits_{x\to\infty}\left(1-\dfrac{2}{x}\right)^{6x}=\lim\limits_{x\to\infty}\left[\left(1+\left(-\dfrac{2}{x}\right)\right)^{-\frac{x}{2}}\right]^{-12}=\left[\lim\limits_{-\frac{x}{2}\to\infty}\left(1+\dfrac{1}{-\frac{x}{2}}\right)^{-\frac{x}{2}}\right]^{-12}=\mathrm{e}^{-12}.$

例 1 – 38　求 $\lim\limits_{x\to\infty}\left(\dfrac{x+1}{x-1}\right)^{x}$.

解　$\lim\limits_{x\to\infty}\left(\dfrac{x+1}{x-1}\right)^{x}=\lim\limits_{x\to\infty}\dfrac{\left(1+\dfrac{1}{x}\right)^{x}}{\left(1-\dfrac{1}{x}\right)^{x}}=\lim\limits_{x\to\infty}\left(1+\dfrac{1}{x}\right)^{x}\cdot\lim\limits_{-x\to\infty}\left(1+\dfrac{1}{-x}\right)^{-x}=\mathrm{e}\cdot\mathrm{e}=\mathrm{e}^{2}.$

例 1 – 39　求 $\lim\limits_{x\to0}(1+x)^{\frac{1}{x}}$.

解　这也是"1^{∞}"型,令 $t=\dfrac{1}{x}$,当 $x\to0$ 时,$t\to\infty$. 所以

$$\lim\limits_{x\to0}(1+x)^{\frac{1}{x}}=\lim\limits_{x\to\infty}\left(1+\dfrac{1}{t}\right)^{t}=\mathrm{e}.$$

今后我们可以把这一极限作为结论直接运用,它的结构特点:$\lim\limits_{\square\to0}(1+\square)^{\frac{1}{\square}}=\mathrm{e}$(方框$\square$代表任意形式的同一变量),仍属于"$1^{\infty}$"型极限.

例 1 – 40　求 $\lim\limits_{x\to0}(1-2x)^{\frac{2}{x}}$.

解　$\lim\limits_{x\to0}(1-2x)^{\frac{2}{x}}=\lim\limits_{-2x\to0}\left\{\left[1+(-2x)\right]^{\frac{1}{-2x}}\right\}^{-4}=\mathrm{e}^{-4}.$

例 1 – 41　求 $\lim\limits_{x\to0}\left(\dfrac{1-x}{1+x}\right)^{\frac{1}{x}}$.

解　原式 $=\lim\limits_{x\to0}\dfrac{\left\{\left[1+(-x)\right]^{-\frac{1}{x}}\right\}^{-1}}{(1+x)^{\frac{1}{x}}}=\dfrac{\mathrm{e}^{-1}}{\mathrm{e}}=\mathrm{e}^{-2}.$

四、无穷小的比较

我们已经知道,有限个无穷小量的和、差、积仍然是无穷小量,而两个无穷小量的商却有很大的差异. 本节将专门讨论这个问题——无穷小量的比较,它将为极限计算提供比较简捷的途径.

定义 1 – 14　设 $\alpha(x)$ 与 $\beta(x)$ 是在同一变化过程中的两个无穷小量.

(1)如果 $\lim\dfrac{\beta(x)}{\alpha(x)}=0$,则称 $\beta(x)$ 是比 $\alpha(x)$ 高阶的无穷小量,记为 $\beta=o(\alpha)$.

(2)如果 $\lim\dfrac{\beta(x)}{\alpha(x)}=C(C\neq0,1)$,则称 $\beta(x)$ 与 $\alpha(x)$ 是同阶无穷小量.

(3)如果 $\lim\dfrac{\beta(x)}{a(x)}=1$,则称 $\beta(x)$ 与 $\alpha(x)$ 是等价无穷小量,记为 $\alpha(x)\sim\beta(x)$.

(4)如果 $\lim\dfrac{\beta(x)}{a^{k}(x)}=C(C\neq0)$,则称 $\beta(x)$ 是 $\alpha(x)$ 的 k 阶无穷小量.

例 1 – 42　因为 $\lim\limits_{x\to0}\dfrac{x^{2}}{x}=0$,所以当 $x\to0$ 时,x^{2} 是 x 高阶无穷小.

例1-43 因为 $\lim\limits_{x \to 0} \dfrac{1 - \cos x}{x^2} = \dfrac{1}{2}$，所以当 $x \to 0$ 时，$1 - \cos x$ 与 x^2 是同阶无穷小.

例1-44 因为

$$\lim\limits_{x \to 0} \frac{\sin x}{x} = 1, \lim\limits_{x \to 0} \frac{\tan x}{x} = 1, \lim\limits_{x \to 0} \frac{\arcsin x}{x} = 1,$$

所以当 $x \to 0$ 时，$x, \sin x, \tan x, \arcsin x$ 互为等价无穷小量.

定理1-7（无穷小的替换） 设 $\alpha_1(x), \alpha_2(x); \beta_1(x), \beta_2(x)$ 是同一变化过程中的无穷小量，且有 $\alpha_1(x) \sim \alpha_2(x), \beta_1(x) \sim \beta_2(x)$，若 $\lim \dfrac{\beta_2(x)}{\alpha_2(x)}$ 存在（或为无穷大量），则

$$\lim \frac{\beta_1(x)}{\alpha_1(x)} = \lim \frac{\beta_2(x)}{\alpha_2(x)} \text{（或为无穷大量）}.$$

常用的等价无穷小如下：

当 $x \to 0$ 时，有

$$x \sim \sin x, \ x \sim \tan x, \ x \sim \arcsin x, \ x \sim \arctan x, \ 1 - \cos x \sim \frac{x^2}{2},$$

$$\ln(1 + x) \sim x, \ \mathrm{e}^x - 1 \sim x, \ \sqrt{1 + x} - 1 \sim \frac{1}{2}x.$$

例1-45 求下列极限：

$(1) \lim\limits_{x \to 0} \dfrac{\tan 5x}{3x};$ $\qquad\qquad$ $(2) \lim\limits_{x \to 0} \dfrac{\ln(1 + x)}{\mathrm{e}^x - 1};$

$(3) \lim\limits_{x \to 0} \dfrac{1 - \cos x}{3x^2};$ $\qquad\qquad$ $(4) \lim\limits_{x \to 0} \dfrac{\tan x - \sin x}{\sin^3 x}.$

解 $(1) \lim\limits_{x \to 0} \dfrac{\tan 5x}{3x} = \lim\limits_{x \to 0} \dfrac{5x}{3x} = \dfrac{5}{3} (x \to 0, \tan 5x \sim 5x);$

$(2) \lim\limits_{x \to 0} \dfrac{\ln(1 + x)}{\mathrm{e}^x - 1} = \lim\limits_{x \to 0} \dfrac{x}{x} = 1 (x \to 0, \ln(1 + x) \sim x, \mathrm{e}^x - 1 \sim x);$

$(3) \lim\limits_{x \to 0} \dfrac{1 - \cos x}{3x^2} = \lim\limits_{x \to 0} \dfrac{\dfrac{1}{2}x^2}{3x^2} = \dfrac{1}{6} (x \to 0, 1 - \cos x \sim \dfrac{1}{2}x^2);$

$(4) \lim\limits_{x \to 0} \dfrac{\tan x - \sin x}{\sin^3 x} = \lim\limits_{x \to 0} \dfrac{\sin x(1 - \cos x)}{x^3 \cos x} = \lim\limits_{x \to 0} \left(\dfrac{\sin x}{x} \cdot \dfrac{1 - \cos x}{x^2} \cdot \dfrac{1}{\cos x} \right)$

$\qquad = \lim\limits_{x \to 0} \left(\dfrac{x}{x} \cdot \dfrac{\dfrac{x^2}{2}}{x^2} \cdot \dfrac{1}{\cos x} \right) = \dfrac{1}{2} (x \to 0, \sin x \sim x, 1 - \cos x \sim \dfrac{x^2}{2}).$

等价无穷小的相互替换，可以简化极限的运算. 但要注意，被替换的无穷小在表达式中的身份必须是"因子". 否则会出现 $\lim\limits_{x \to 0} \dfrac{\tan x - \sin x}{\sin^3 x} = \lim\limits_{x \to 0} \dfrac{x - x}{x^3} = 0$ 的错误做法.

例1-46 设 $\lim\limits_{x \to 1} \dfrac{x^2 + ax + b}{1 - x} = 5$，求 a, b.

解 因为 $x \to 1$ 时，分母的极限为零，而函数极限是存在的. 因此其分子的极限必为零，否则，所给函数的极限不可能是确定的数5. 即

$$\lim_{x \to 1}(x^2 + ax + b) = 0,$$

亦即 $1 + a + b = 0$，从而 $b = -a - 1$，所以

$$\lim_{x \to 1}\frac{x^2 + ax + b}{1 - x} = \lim_{x \to 1}\frac{x^2 + ax - a - 1}{1 - x} = \lim_{x \to 1}\frac{(x-1)(x+1+a)}{1-x}$$
$$= \lim_{x \to 1} - (x+1+a) = -2 - a = 5.$$

于是 $a = -7, b = 6$.

1.3　函数的连续性

现实世界中很多变量的变化都是连续不断的,如气温的变化、河水的流动、植物的生长等都是连续变化的.这种现象反映在数学上,就是函数的连续性.而极限是描述变量变化趋势的,由此可见,可以用极限给出函数连续的概念.

一、函数连续的概念

函数 $y = f(x)$ 在点 x_0 处的某邻域内有定义,当自变量由点 x_0 变到 x 时,终值与初值之差就叫做自变量的增量(如图 1 – 20 所示),记作

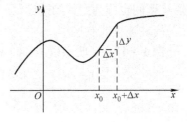

图　1 – 20

$$\Delta x = x - x_0.$$

相应地,函数值的终值与初值之差称为函数的增量,记作

$$\Delta y = f(x_0 + \Delta x) - f(x_0)$$

或

$$\Delta y = f(x) - f(x_0).$$

定义 1 – 15　设函数 $y = f(x)$ 在 x_0 的某一个邻域 $U(x_0, \delta)$ 内有定义,若

$$\lim_{\Delta x \to 0}\big[f(x_0 + \Delta x) - f(x_0)\big] = 0 \quad (或 \lim_{\Delta x \to 0}\Delta y = 0),$$

则称函数 $f(x)$ 在点 x_0 处连续.

由于

$$\lim_{\Delta x \to 0}\big[f(x_0 + \Delta x) - f(x_0)\big] = \lim_{x \to x_0}\big[f(x) - f(x_0)\big]$$
$$= \lim_{x \to x_0}f(x) - f(x_0) = 0,$$

可得到函数 $y = f(x)$ 在点 x_0 处连续的等价定义.

定义 1 – 16　设函数 $y = f(x)$ 在 x_0 的某一个邻域 $U(x_0, \delta)$ 内有定义,若 $\lim\limits_{x \to x_0}f(x) = f(x_0)$,则称函数 $y = f(x)$ 在点 x_0 处连续.

由连续的定义可知,函数 $f(x)$ 在点 x_0 处连续必须满足以下三个条件:

1)函数 $f(x)$ 在 x_0 及其附近有定义;

2)$\lim\limits_{x \to x_0}f(x)$ 存在;

3)$\lim\limits_{x \to x_0}f(x) = f(x_0)$.

这三个条件提供了判断函数 $f(x)$ 在 x_0 点是否连续的具体方法.

由函数连续的定义可以看出:若函数 $f(x)$ 在点 x_0 处连续,则 $\lim\limits_{x \to x_0} f(x) = f(x_0)$. 即若函数 $f(x)$ 在点 x_0 处连续,则函数 $f(x)$ 在点 x_0 处的极限等于函数 $f(x)$ 在点 x_0 处的函数值 $f(x_0)$,这为求连续函数的极限问题提供了便利.

若 $\lim\limits_{x \to x_0^-} f(x) = f(x_0)$,称函数 $f(x)$ 在点 x_0 处左连续;若 $\lim\limits_{x \to x_0^+} f(x) = f(x_0)$,称函数 $f(x)$ 在点 x_0 处右连续.

所以函数 $f(x)$ 在点 x_0 处连续的充分必要条件为 $f(x)$ 在点 x_0 处既左连续又右连续. 所以

$$\text{函数 } f(x) \text{ 在点 } x_0 \text{ 连续} \Leftrightarrow \lim_{x \to x_0} f(x) = f(x_0) = f(\lim_{x \to x_0} x).$$

该结论是讨论分段函数在分界点处是否连续的依据.

在区间上每一点都连续的函数,称为在该区间上的连续函数,或者说函数在该区间上连续,该区间也称为函数的连续区间. 对于闭区间或半开半闭区间的端点,函数在这些点上连续是指左连续或右连续.

例 1 - 47 证明函数 $y = \sin x$ 在其定义域内的每一点都连续.

证 设 x 是 $y = \sin x$ 定义域内的任意一点,当 x 有增量 Δx 时,对应的函数增量为

$$\Delta y = \sin (x + \Delta x) - \sin x = 2\sin \frac{\Delta x}{2} \cos \left(x + \frac{\Delta x}{2}\right).$$

因为

$$\left| \cos \left(x + \frac{\Delta x}{2}\right) \right| \leqslant 1, \left| \sin \frac{\Delta x}{2} \right| \leqslant \left| \frac{\Delta x}{2} \right|,$$

所以

$$0 \leqslant |\Delta y| = \left| 2\sin \frac{\Delta x}{2} \cos \left(x + \frac{\Delta x}{2}\right) \right| \leqslant 2 \left| \frac{\Delta x}{2} \right| = |\Delta x|.$$

即

$$0 \leqslant |\Delta y| \leqslant |\Delta x|.$$

当 $\Delta x \to 0$ 时,$\Delta y \to 0$,函数在点 x 处是连续的,由 x 的任意性,函数 $y = \sin x$ 在其定义域内的每一点都是连续的.

类似地可以证明,函数 $y = \cos x$ 在其定义域内也是连续的.

例 1 - 48 确定 a 的值使函数

$$f(x) = \begin{cases} x\sin \dfrac{1}{x}, & x > 0, \\ a + x^2, & x \leqslant 0 \end{cases}$$

在 $x = 0$ 处连续.

解 在分段点 $x = 0$ 处,有 $f(0) = a$,而

$$\lim_{x \to 0^-} f(x) = \lim_{x \to 0^-} (a + x^2) = a, \lim_{x \to 0^+} f(x) = \lim_{x \to 0^+} x\sin \frac{1}{x} = 0.$$

已知函数在 $x = 0$ 处连续. 因此必然在 $x = 0$ 处左、右都连续,即

$$\lim_{x \to 0^-} f(x) = \lim_{x \to 0^+} f(x) = f(0) = a.$$

求得 $a = 0$.

二、函数的间断点

定义 1 - 17　若函数 $f(x)$ 在点 x_0 处不连续,则称点 x_0 为函数 $f(x)$ 的间断点.函数 $f(x)$ 的间断点存在以下三种情形:

1) 函数在点 $x = x_0$ 处没有定义;

2) 函数在点 $x = x_0$ 处有定义,但极限 $\lim\limits_{x \to x_0} f(x)$ 不存在;

3) 函数在点 $x = x_0$ 处有定义,且极限 $\lim\limits_{x \to x_0} f(x)$ 存在,但 $\lim\limits_{x \to x_0} f(x) \neq f(x_0)$.

函数间断点可分为以下两类.

第一类间断点: $\lim\limits_{x \to x_0^+} f(x)$、$\lim\limits_{x \to x_0^-} f(x)$ 都存在的间断点.

第二类间断点: $\lim\limits_{x \to x_0^+} f(x)$、$\lim\limits_{x \to x_0^-} f(x)$ 中至少有一个不存在的间断点.

对于第一类间断点有以下两种情形:①当 $\lim\limits_{x \to x_0^-} f(x)$ 与 $\lim\limits_{x \to x_0^+} f(x)$ 都存在,但不相等时,称 x_0 为 $f(x)$ 的跳跃间断点;②当 $\lim\limits_{x \to x_0} f(x)$ 存在,但极限值不等于 $f(x_0)$ 时,称 x_0 为 $f(x)$ 的可去间断点.

例 1 - 49　讨论 $f(x) = \dfrac{x^2 - 1}{x - 1}$ 在点 $x = 1$ 处间断点的类别.

解　$f(x) = \dfrac{x^2 - 1}{x - 1}$ 在点 $x = 1$ 处无定义,故点 $x = 1$ 是函数 $f(x) = \dfrac{x^2 - 1}{x - 1}$ 的间断点,但 $\lim\limits_{x \to 1} \dfrac{x^2 - 1}{x - 1} = \lim\limits_{x \to 1} (x + 1) = 2$;从而 $x = 1$ 是函数 $f(x)$ 的第一类间断点.可以补充 $f(1) = 2$,则函数 $f(x)$ 在点 $x = 1$ 处就连续了,所以 $x = 1$ 为函数 $f(x)$ 的可去间断点.

例 1 - 50　设函数

$$f(x) = \begin{cases} x^2, & x \leq 0, \\ x + 1, & x > 0. \end{cases}$$

讨论函数在 $x = 0$ 处的连续性.

解　由于函数在分段点 $x = 0$ 处两边的表达式不同,因此,一般要考虑在分段点 $x = 0$ 处的左极限与右极限.

因为

$$\lim_{x \to 0^-} x^2 = 0, \lim_{x \to 0^+} (x + 1) = (0 + 1) = 1.$$

$\lim\limits_{x \to 0^-} f(x)$ 与 $\lim\limits_{x \to 0^+} f(x)$ 都存在,但不相等,所以 $x = 0$ 为 $f(x)$ 的第一类的间断点,且为 $f(x)$ 的跳跃间断点.

例 1 - 51　讨论 $f(x) = \dfrac{1}{x}$ 在 $x = 0$ 处间断点的类别.

解　$f(x) = \dfrac{1}{x}$ 在点 $x = 0$ 处无定义,故点 $x = 0$ 是函数 $f(x) = \dfrac{1}{x}$ 的间断点,又 $\lim\limits_{x \to 0} \dfrac{1}{x} = \infty$,所以称点 $x = 0$ 为函数 $f(x) = \dfrac{1}{x}$ 的无穷间断点,无穷间断点属于第二类间断点.

例 1 - 52 讨论 $f(x) = \sin \dfrac{1}{x}$ 在 $x = 0$ 处间断点的类别.

解 $f(x) = \sin \dfrac{1}{x}$ 在点 $x = 0$ 处无定义, 故点 $x = 0$ 是函数 $f(x) = \sin \dfrac{1}{x}$ 的间断点, 又因为 $x \to 0$ 时, 函数值在 -1 与 1 之间摆动, 所以称点 $x = 0$ 为函数 $f(x) = \sin \dfrac{1}{x}$ 的振荡间断点, 振荡间断点属于第二类间断点.

例 1 - 53 讨论函数

$$f(x) = \begin{cases} x, & x \leq 0, \\ x\sin \dfrac{1}{x}, & x > 0 \end{cases}$$

在点 $x = 0$ 处的连续性.

解 由于函数在分段点 $x = 0$ 处两边的表达式不同, 因此, 一般要考虑在分段点 $x = 0$ 处的左极限与右极限.

因为

$$\lim_{x \to 0^-} f(x) = \lim_{x \to 0^-} x = 0, \lim_{x \to 0^+} f(x) = \lim_{x \to 0^+} x\sin \dfrac{1}{x} = 0,$$

而 $f(0) = 0$, 即

$$\lim_{x \to 0^-} f(x) = \lim_{x \to 0^+} f(x) = f(0) = 0,$$

由函数在一点连续的充分必要条件知 $f(x)$ 在 $x = 0$ 处连续.

例 1 - 54 设函数

$$f(x) = \begin{cases} (1 + ax)^{\frac{1}{x}}, & x > 0, \\ \mathrm{e}, & x = 0, \\ \dfrac{\sin ax}{bx} & x < 0 \end{cases} \quad (a \neq 0, b \neq 0),$$

问 a 和 b 为何值时, $f(x)$ 在点 $x = 0$ 处连续.

解 由连续的定义知, $f(x)$ 在点 $x = 0$ 处连续则有

$$\lim_{x \to 0} f(x) = f(0) = \mathrm{e},$$

所以有

$$\lim_{x \to 0^-} f(x) = \lim_{x \to 0^+} f(x) = \mathrm{e},$$

由于

$$\lim_{x \to 0^+} f(x) = \lim_{x \to 0^+} (1 + ax)^{\frac{1}{x}} = \mathrm{e}^a,$$

所以

$$a = 1.$$

又

$$\lim_{x \to 0^-} f(x) = \lim_{x \to 0^-} \dfrac{\sin ax}{bx} = \dfrac{1}{b},$$

所以

$$b = \frac{1}{e}.$$

即当 $a = 1, b = \frac{1}{e}$ 时，$f(x)$ 在点 $x = 0$ 处连续.

三、初等函数的连续性

初等函数的连续性具有以下性质.

性质 1　基本初等函数在其定义域内都是连续的.

性质 2　若函数 $f(x), g(x)$ 在点 x_0 处连续，则 $f(x) \pm g(x), f(x) \cdot g(x)$ 及 $\frac{f(x)}{g(x)}(g(x) \neq 0)$ 在点 x_0 处也连续.

性质 3　若函数 $u = g(x)$ 在点 x_0 处连续，$y = f(u)$ 在点 $u_0 = g(x_0)$ 处连续，则复合函数 $y = f[g(x)]$ 在点 x_0 处连续.

初等函数都是由基本初等函数进行有限次四则运算和有限次复合而得到的，所以由上述性质知，初等函数在它们的定义区间内都是连续的.

对于在点 x_0 处连续的函数 $y = f(x)$ 有

$$\lim_{x \to x_0} f(x) = f(x_0).$$

这个结论在复合函数的极限中作如下解释：

1）若 $\lim\limits_{x \to x_0} g(x)$ 存在，$f(u)$ 在 $\lim\limits_{x \to x_0} g(x)$ 处连续，则极限与函数符号可以相交换，即

$$\lim_{x \to x_0} f[g(x)] = f\left[\lim_{x \to x_0} g(x)\right];$$

2）若 $g(x)$ 在 x_0 处连续，$f(u)$ 在 $\lim\limits_{x \to x_0} g(x) = g(x_0)$ 处连续，则极限等于函数值，即

$$\lim_{x \to x_0} f[g(x)] = f\left[\lim_{x \to x_0} g(x)\right] = f\left(g\left(\lim_{x \to x_0} x\right)\right) = f[g(x_0)].$$

例 1 - 55　求 $\lim\limits_{x \to 1} \cos(2x - 2)$.

解　$\lim\limits_{x \to 1} \cos(2x - 2) = \cos(2 \times 1 - 2) = \cos 0 = 1.$

例 1 - 56　求 $\lim\limits_{x \to \frac{\pi}{2}} \ln \sin x$.

解　$\ln u, \sin x$ 在其定义域内都是连续的，所以

$$\lim_{x \to \frac{\pi}{2}} \ln \sin x = \ln \sin \frac{\pi}{2} = 0.$$

例 1 - 57　求 $\lim\limits_{x \to 0} \frac{\ln(1 + x)}{x}$.

解　因为 $\lim\limits_{x \to 0} (1 + x)^{\frac{1}{x}} = e$，而函数 $y = \ln u$ 在点 $u = e$ 上有定义且连续，所以

$$\lim_{x \to 0} \frac{\ln(1 + x)}{x} = \lim_{x \to 0} \ln(1 + x)^{\frac{1}{x}} = \ln \lim_{x \to 0} (1 + x)^{\frac{1}{x}} = \ln e = 1.$$

例 1 - 58　求 $\lim\limits_{x \to 0} \frac{a^x - 1}{x}$.

解　设 $a^x - 1 = t$，则 $x = \log_a(1 + t)$，$x \to 0$ 时，$t \to 0$，于是

$$\lim_{x \to 0} \frac{a^x - 1}{x} = \lim_{t \to 0} \frac{t}{\log_a (1 + t)} = \lim_{t \to 0} \frac{1}{\log_a (1 + t)^{\frac{1}{t}}} = \frac{1}{\log_a \lim_{t \to 0} (1 + t)^{\frac{1}{t}}} = \ln a.$$

显然,当 $a = 1$ 时,$\lim\limits_{x \to 0} \dfrac{e^x - 1}{x} = 1.$

以上两例显示:$x \to 0$ 时,$\ln (1 + x) \sim x$,$e^x - 1 \sim x.$

例 1 - 59 求 $\lim\limits_{x \to 2} x^x.$

解 $\lim\limits_{x \to 2} x^x = \lim\limits_{x \to 2} e^{x \ln x} = e^{\lim\limits_{x \to 2} (x \ln x)} = e^{2 \ln 2} = 4.$

一般地,形如 $u(x)^{v(x)}$ $(u(x) > 0, u(x) \neq 1)$ 的函数称为幂指函数,如果

$$\lim u(x) = a > 0, \ \lim v(x) = b,$$

那么

$$\lim u(x)^{v(x)} = a^b (\lim 表示自变量的同一极限过程).$$

四、闭区间上连续函数的性质

闭区间上连续函数的性质应用较多,下面仅给出它们的性质,不予证明,其几何解释如图 1 - 21、图 1 - 22 所示.

定理 1 - 8(有界定理) 若 $f(x)$ 在闭区间 $[a,b]$ 上连续,则 $f(x)$ 在 $[a,b]$ 上有界.

定理 1 - 9(最值定理) 若 $f(x)$ 在闭区间 $[a,b]$ 上连续,则 $f(x)$ 在 $[a,b]$ 上必有最大值与最小值.

定理 1 - 10(介值定理) 设 $f(x)$ 是闭区间 $[a,b]$ 上的连续函数,且 $f(a) \neq f(b)$,对介于 $f(a)$ 与 $f(b)$ 之间的任意一个数 η,则至少存在一点 $\xi \in (a,b)$,使得 $f(\xi) = \eta.$

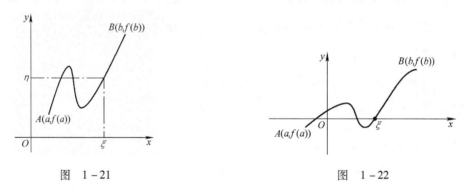

图 1 - 21   图 1 - 22

定理 1 - 11(根的存在定理) 若函数 $f(x)$ 在闭区间 $[a,b]$ 上连续,且 $f(a)$ 与 $f(b)$ 异号,则在 (a,b) 内至少存在一点 ξ,使得 $f(\xi) = 0.$

注 1)上面四个定理中闭区间和连续缺一不可,缺少任一条件都可能使结论不成立.

2)根的存在性定理又叫做零点定理,证明方程根的存在性与分布非常有效.

例 1 - 60 试证方程 $x^5 - 3x = 1$ 至少有一个实根介于 1 和 2 之间.

证 构造函数 $f(x) = x^5 - 3x - 1$,则 $f(x)$ 在 $[1,2]$ 上连续,且 $f(1) = -3$,$f(2) = 25$,从而区间端点处函数值异号.由根的存在定理,至少存在一点处 $\xi \in (1,2)$ 使得 $f(\xi) = 0$,即方程 $x^5 - 3x = 1$ 至少有一个实根介于 1 和 2 之间.

例1-61　试证方程 $x+\mathrm{e}^x=0$ 在闭区间 $[-1,1]$ 内有唯一的实根.

证　初等函数 $f(x)=x+\mathrm{e}^x$ 在闭区间 $[-1,1]$ 连续,又

$$f(-1)=-1+\mathrm{e}^{-1}<0,f(1)=1+\mathrm{e}>0,$$

即 $f(-1)f(1)<0$,由根的存在定理知,至少存在一点 $\xi\in(-1,1)$,使 $f(\xi)=0$,即方程 $x+\mathrm{e}^x=0$ 至少有一个根介于 -1 和 1 之间.

再证唯一性.

由于函数 $f(x)=x+\mathrm{e}^x$ 中的 x 和 e^x 在 $[-1,1]$ 上均是单调增加的,因此函数 $f(x)=x+\mathrm{e}^x$ 在 $[-1,1]$ 也是单调增加的,从而有 $x\neq\xi\Leftrightarrow f(x)\neq f(\xi)$,故 ξ 是方程 $x+\mathrm{e}^x=0$ 的唯一的根.

习　题　1

1. 判断正误:

(1) $f(x)=x\sin x$ 是偶函数. （　）

(2)若函数 $f(x)$ 在 x_0 处极限存在,则 $f(x)$ 在 x_0 处连续. （　）

(3)分段函数必有间断点. （　）

(4) $\tan 3x$ 与 $\sin 3x$ 当 $x\to0$ 时是等价无穷小. （　）

(5)无界函数不一定是无穷大. （　）

(6) $\lim\limits_{x\to1}\dfrac{\sin x}{x}=1$. （　）

(7)数列 $x_n=(-1)^n\dfrac{n}{n+1}$ 收敛于 1. （　）

(8) $f(x)$ 在点 x_0 处连续则有 $\lim\limits_{x\to x_0}f(x)=f(x_0)$. （　）

2. 单项选择题:

(1)下列极限存在的是(　　).

A. $\lim\limits_{x\to\infty}4^x$　　B. $\lim\limits_{x\to\infty}\dfrac{x^3+1}{3x^3-1}$　　C. $\lim\limits_{x\to0^+}\ln x$　　D. $\lim\limits_{x\to1}\sin\dfrac{1}{x-1}$

(2)函数 $f(x)$ 在 x_0 处连续是 $\lim\limits_{x\to x_0}f(x)$ 存在的(　　).

A. 必要条件　　　　　　　　B. 充要条件

C. 充分条件　　　　　　　　D. 既不充分也不必要条件

(3) $f(x)=2^{\frac{1}{x}}$ 在 $x=0$ 处(　　).

A. 有定义　　　B. 极限存在　　　C. 左极限存在　　　D. 右极限存在

(4)当 $0<x<+\infty$ 时, $f(x)=\dfrac{1}{x}$(　　).

A. 有最大值与最小值　　　　B. 有最大值无最小值

C. 无最大值有最小值　　　　D. 无最大值无最小值

(5)当 $x\to1$ 时,下列变量中为无穷大量的是(　　).

A. $\dfrac{x-1}{x+1}$　　B. $\dfrac{x^2-1}{x-1}$　　C. $\dfrac{x+1}{x-1}$　　D. $x^{\frac{1}{x-1}}$

(6) $\lim\limits_{x \to 0} \left(x \sin \dfrac{1}{x} \right) = ($ $)$.

A. 0   B. 1   C. ∞ D. 不存在

(7) 当 $x \to 0$ 时，与 $\sqrt{1+x} - \sqrt{1-x}$ 等价的无穷小量是（   ）.

A. x B. $2x$ C. x^2 D. $2x^2$

3. 填空题：

(1) 已知 a, b 为常数，$\lim\limits_{x \to \infty} \dfrac{ax^2 + bx + 2}{2x - 1} = 3$，则 $a = \underline{\hspace{2cm}}$，$b = \underline{\hspace{2cm}}$.

(2) $f(x) = \sqrt{x^2 - 3x + 2}$ 的连续区间是 $\underline{\hspace{2cm}}$.

(3) $x = 0$ 是 $f(x) = \dfrac{\sin x}{x}$ 的 $\underline{\hspace{2cm}}$ 间断点.

(4) 若 $\lim\limits_{x \to \infty} \varphi(x) = a$ (a 为常数)，则 $\lim\limits_{x \to \infty} e^{\varphi(x)} = \underline{\hspace{2cm}}$.

(5) 已知 $\lim\limits_{x \to 0} \dfrac{\sin ax}{3x} = 2$，则常数 $a = \underline{\hspace{2cm}}$.

(6) $\lim\limits_{n \to \infty} \dfrac{1 + \dfrac{1}{2} + \dfrac{1}{4} + \cdots + \dfrac{1}{2^{n-1}}}{1 + \dfrac{1}{3} + \dfrac{1}{9} + \cdots + \dfrac{1}{3^{n-1}}} = \underline{\hspace{2cm}}$.

4. 下列各对函数中，哪些可以构成复合函数：

(1) $f(u) = \arcsin(2 + u)$，$u = x^2$；

(2) $f(u) = \ln(1 - u)$，$u = \sin 2x$；

(3) $f(u) = \sqrt{u}$，$u = \ln \dfrac{1}{2 + x^2}$；

(4) $f(u) = \arccos u$，$u = \dfrac{2x}{1 + x^2}$.

5. 将下列复合函数进行分解：

(1) $f(x) = \sqrt{x^2 - 3x - 4}$；

(2) $f(x) = e^{2x - 3}$

(3) $f(x) = \ln[\sin(2x - 1)]$；

(4) $f(x) = \arcsin(\sin x + 1)$.

6. 求下列数列的极限：

(1) $\lim\limits_{n \to \infty} \dfrac{2n - 3}{5n + 4}$；   (2) $\lim\limits_{n \to \infty} \dfrac{3n^2 + n + 1}{n^3 + 4n^2 - 1}$；

(3) $\lim\limits_{n \to \infty} \left(\dfrac{2n - 3}{3n + 7} \right)^4$；   (4) $\lim\limits_{n \to \infty} \left(\sqrt{n^2 + n} - n \right)$；

(5) $\lim\limits_{n \to \infty} \dfrac{1 + 2 + \cdots + n}{n^2}$；   (6) $\lim\limits_{n \to \infty} \left(\dfrac{1}{1 \cdot 2} + \dfrac{1}{2 \cdot 3} + \cdots + \dfrac{1}{n(n+1)} \right)$；

(7) $\lim\limits_{n \to \infty} \left(\sqrt{n + 5} - \sqrt{n} \right)$；   (8) $\lim\limits_{n \to \infty} \dfrac{n^2 + 1}{2n^2 + 3}$；

(9) $\lim\limits_{n\to\infty}\dfrac{2^n}{3^n}$;

(10) $\lim\limits_{n\to\infty}\left(1+\dfrac{1}{2^n}\right)$;

(11) $\lim\limits_{n\to\infty}\left(\sqrt{n^2-1}-n\right)$.

7. 求下列函数的极限:

(1) $\lim\limits_{x\to-2}(2x^2-x+5)$;

(2) $\lim\limits_{x\to1}\dfrac{x^2-3}{x^4+x^2+1}$;

(3) $\lim\limits_{x\to0}(1-\dfrac{2}{x-3})$;

(4) $\lim\limits_{x\to\infty}\dfrac{2x^2-x}{x^2+4}$;

(5) $\lim\limits_{x\to0}\dfrac{1-\sqrt{1+x^2}}{x^2}$;

(6) $\lim\limits_{x\to1}\dfrac{\sqrt{x+2}-\sqrt{3}}{x-1}$;

(7) $\lim\limits_{x\to+\infty}\dfrac{\sqrt{x^2+2x+2}-1}{x}$;

(8) $\lim\limits_{x\to1}\dfrac{x^3-1}{x-1}$;

(9) $\lim\limits_{x\to+\infty}x(\sqrt{9x^2+1}-3x)$;

(10) $\lim\limits_{x\to1}\dfrac{\sqrt{2-x}-\sqrt{x}}{1-x}$;

(11) $\lim\limits_{x\to+\infty}\dfrac{(x-1)^{10}(2x-3)^{10}}{(3x-5)^{20}}$;

(11) $\lim\limits_{x\to\infty}\dfrac{x-\cos x}{x}$;

(13) $\lim\limits_{x\to0}\dfrac{\sin 5x}{\sin 2x}$;

(14) $\lim\limits_{x\to0}\dfrac{\tan 2x-\sin x}{x}$;

(15) $\lim\limits_{x\to0}\dfrac{\tan x-\sin x}{x^3}$;

(16) $\lim\limits_{x\to0}\dfrac{\tan(2x+x^3)}{\sin(x-x^2)}$;

(17) $\lim\limits_{x\to\infty}x\sin\dfrac{1}{x}$;

(18) $\lim\limits_{x\to0}\dfrac{x-\sin x}{x+\sin x}$;

(19) $\lim\limits_{x\to0}\dfrac{2\arcsin x}{3x}$;

(20) $\lim\limits_{x\to\infty}\left(1-\dfrac{2}{x}\right)^{x-1}$;

(21) $\lim\limits_{x\to\infty}\left(1+\dfrac{4}{x}\right)^{2x}$;

(22) $\lim\limits_{x\to\infty}\left(\dfrac{x-1}{x+1}\right)^{x-1}$.

8. 用等价无穷小替换计算下列各极限:

(1) $\lim\limits_{x\to0}\dfrac{\arctan 6x}{3x}$;

(2) $\lim\limits_{x\to0}\dfrac{4x}{e^{2x}-1}$;

(3) $\lim\limits_{x\to0}\dfrac{1-\cos 2x}{x^2}$;

(4) $\lim\limits_{x\to0}\dfrac{\ln(1+2x)}{e^x-1}$.

10. 已知 $\lim\limits_{x\to1}\dfrac{x^2-ax+6}{x-1}=-5$,求 a.

11. 已知 $\lim\limits_{x\to+\infty}\left(\sqrt{x^2+kx}-x\right)=2$,求 k.

12. 设函数

$$f(x)=\begin{cases}\dfrac{x^2-1}{x-1}, & x\neq1,\\ 3, & x=1.\end{cases}$$

讨论函数在 $x=1$ 处的连续性.

13. 指出下列各函数的间断点,并指明是哪一类间断点?

$(1)f(x)=\dfrac{1}{x^2-1}$;

$(2)f(x)=e^{\frac{1}{x}}$;

$(3)f(x)=\dfrac{x^2-1}{(x-1)x}$;

$(4)f(x)=\begin{cases}\dfrac{x^2-1}{x+1}, & x\neq-1,\\ 0, & x=-1;\end{cases}$

$(5)f(x)=\begin{cases}x^2+2, & x\leqslant0,\\ 2^x, & x>0;\end{cases}$

$(6)f(x)=\begin{cases}\dfrac{x^2-4}{x-2}, & x\neq2,\\ 3, & x=2.\end{cases}$

14. 设

$$f(x)=\begin{cases}e^x, & x<0,\\ 1, & x=0,\\ \dfrac{\sin x}{x}, & x>0.\end{cases}$$

求 $\lim\limits_{x\to0^-}f(x)$,$\lim\limits_{x\to0^+}f(x)$,判断 $f(x)$ 在 $x=0$ 处是否连续.

15. 设

$$f(x)=\begin{cases}\dfrac{\sin kx}{x}, & x>0,\\ \dfrac{2}{5}+ax, & x\leqslant0.\end{cases}$$

当 k,a 为何值时,$f(x)$ 在 $x=0$ 处连续.

16. 设

$$f(x)=\begin{cases}\dfrac{\sin x}{x}, & x<0,\\ k, & x=0,\\ x\sin\dfrac{1}{x}+1, & x>0.\end{cases}$$

当 k 为何值时,函数 $f(x)$ 在其定义域内是连续的.

17. 讨论 $f(x)=\dfrac{2^{\frac{1}{x}}-1}{2^{\frac{1}{x}}+1}$ 的间断点.

18. 证明方程 $x^5-14x-2=0$ 在 1 和 2 之间至少有一实根.

19. 证明方程 $x\cdot2^x=1$ 至少有一个小于 1 的正根.

第 2 章　导数与微分

导数和微分是微分学的两个基本概念. 导数是反映函数相对于自变量变化的快慢程度（即求变化率问题），微分是指明当自变量有一增量时，函数大体上变化了多少. 本章将在极限的基础上，系统地讨论导数和微分的概念及相互关系.

2.1　导数的概念

一、引例

1. 变速直线运动的速度

由物理学可知，做匀速直线运动的质点速度可由公式 $v = \dfrac{s}{t}$ 来表示，其中 t 表示时间，s 表示时间 t 内运动的路程. 但在实际问题中，质点运动大都是非匀速（变速）的，以上速度（平均速度）公式就不能用了. 那么如何来描述质点做非匀速直线运动时的速度呢？

设做变速直线运动的质点运动规律为 $s = s(t)$，当时间从 t_0 变到 $t_0 + \Delta t$ 时，质点运动的路程从 $s(t_0)$ 变到 $s(t_0 + \Delta t)$，其路程的改变量为

$$\Delta s = s(t_0 + \Delta t) - s(t_0),$$

在 $[t_0, t_0 + \Delta t]$ 这段时间内质点的平均速度为

$$\bar{v} = \frac{\Delta s}{\Delta t} = \frac{s(t + \Delta t_0) - s(t_0)}{\Delta t}.$$

用这段时间的平均速度 $\bar{v}$ 去近似代替 t_0 时刻的即时速度，然后把时间间隔不断地减少，显然时间间隔越小，这种近似代替的精确度就越高. 当时间间隔 $\Delta t \to 0$ 时，我们把平均速度 $\bar{v}$ 的极限称为 t_0 时刻的即时速度（或速度），即

$$v(t_0) = \lim_{\Delta x \to 0} \frac{\Delta s}{\Delta t} = \lim_{\Delta x \to 0} \frac{s(t_0 + \Delta t) - s(t_0)}{\Delta t}.$$

2. 细胞的增殖速度

设增殖细胞在某一时刻 t 的总数为 N，显然 N 是时间 t 的函数：$N = N(t)$，在 t_0 到 $t_0 + \Delta t$ 这段时间内，细胞的平均增长率为

$$\frac{\Delta N}{\Delta t} = \frac{N(t_0 + \Delta t) - N(t_0)}{\Delta t}.$$

它在 Δt 趋于 0 时的极限（如果存在的话）就是细胞在 t_0 时刻的增殖速度，即

$$v(t_0) = \lim_{\Delta t \to 0} \frac{\Delta N}{\Delta t} = \lim_{\Delta t \to 0} \frac{N(t_0 + \Delta t) - N(t_0)}{\Delta t}.$$

3. 曲线的切线斜率

设曲线方程为 $y = f(x)$，点 $M_0(x_0, f(x_0))$ 为曲线上的一个定点，下面求曲线在点

$M_0(x_0, f(x_0))$ 处的切线斜率（如图 $2-1$ 所示）.

在曲线上另取一点 $M(x_0 + \Delta x, f(x_0 + \Delta x))$，作割线 M_0M，则割线 M_0M 的斜率为

$$\bar{k} = \tan \varphi = \frac{\Delta y}{\Delta x} = \frac{f(x_0 + \Delta x) - f(x_0)}{\Delta x}.$$

当 Δx 变得越来越小时，点 M 越接近于点 M_0，割线 M_0M 则绕着点 M_0 转动. 当 $\Delta x \to 0$ 时，点 M 沿曲线 $y = f(x)$ 趋近于 M_0. 割线 M_0M 也随之无限趋近于它的极限位置——切线 M_0T，而割线 M_0M 的倾斜角 φ 趋近于切线 M_0T 的倾斜角 α，即割线 M_0M 的倾斜

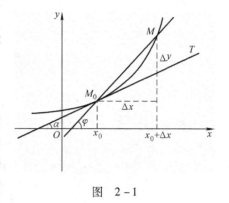

图　$2-1$

角 φ 的极限为切线 M_0T 的倾斜角 α. 割线 M_0M 的斜率 $\bar{k} = \tan \varphi$ 的极限为曲线在定点 M_0 处切线 M_0T 的斜率，即

$$k = \tan \alpha = \lim_{\varphi \to \alpha} \tan \varphi = \lim_{\Delta x \to 0} \frac{\Delta y}{\Delta x} = \lim_{\Delta x \to 0} \frac{f(x_0 + \Delta x) - f(x_0)}{\Delta x}.$$

二、导数的概念

上面讨论的三个实例虽然来自不同的问题，但是其数学形式是相同的，都是当自变量的增量趋近于零时，函数的增量与自变量的增量之比的极限. 在自然科学和工程技术中，还有许多其他的量也有这种数学形式. 因此，可以撇开这些问题的实际意义，仅考虑它们在数量关系上的共性.

定义 $2-1$ 设函数 $y = f(x)$ 在点 x_0 的某个邻域内有定义，当自变量 x 在 x_0 处有增量 Δx 时，函数有相应的增量 $\Delta y = f(x_0 + \Delta x) - f(x_0)$. 当 $\Delta x \to 0$ 时，若 $\frac{\Delta y}{\Delta x}$ 的极限存在，则称函数 $y = f(x)$ 在点 x_0 处可导，否则称函数 $y = f(x)$ 在点 x_0 处不可导. 称这个极限值为函数 $y = f(x)$ 在点 x_0 处的导数（或微商），记作 $f'(x_0)$，即

$$f'(x_0) = \lim_{\Delta x \to 0} \frac{\Delta y}{\Delta x} = \lim_{\Delta x \to 0} \frac{f(x_0 + \Delta x) - f(x_0)}{\Delta x},$$

也可记为

$$y'\bigg|_{x = x_0}, \quad \frac{dy}{dx}\bigg|_{x = x_0} \quad 或 \quad \frac{d}{dx}f(x)\bigg|_{x = x_0}.$$

令 $x = x_0 + \Delta x$，导数的定义式就可表示为如下形式，用它求 x_0 点的导数更为方便，即

$$f'(x_0) = \lim_{x \to x_0} \frac{f(x) - f(x_0)}{x - x_0}.$$

若 $\lim\limits_{\Delta x \to 0^-} \frac{\Delta y}{\Delta x}$ 存在，称它为函数在点 x_0 处的左导数，记作 $f'_-(x_0)$；称 $\lim\limits_{\Delta x \to 0^+} \frac{\Delta y}{\Delta x}$ 为函数在点 x_0 处的右导数，记作 $f'_+(x_0)$. 显然 $f(x)$ 在点 x_0 处可导的充要条件为 $f'_-(x_0)$ 和 $f'_+(x_0)$ 都存在，且 $f'_+(x_0) = f'_-(x_0)$.

$\frac{\Delta y}{\Delta x}$ 表示的是自变量 x 从 x_0 变到 $x_0 + \Delta x$ 时函数 $y = f(x)$ 的平均变化率，而 $f'(x_0)$ 则是

函数在点 x_0 处的变化率.

当 $\Delta x \to 0$ 时,若 $\dfrac{\Delta y}{\Delta x}$ 的极限不存在,则称函数 $y = f(x)$ 在点 x_0 处不可导.

如果函数 $y = f(x)$ 在区间 (a,b) 内的每一点都可导,则称函数 $f(x)$ 在区间 (a,b) 内可导,这时,对于区间 (a,b) 内的每一个值 x,都有唯一确定的导数值 $f'(x)$ 与之对应,这就构成了一个新的函数,这个新的函数称为函数 $y = f(x)$ 的导函数,简称导数,记作

$$f'(x),\ y',\ \frac{\mathrm{d}y}{\mathrm{d}x} \ \text{或} \ \frac{\mathrm{d}}{\mathrm{d}x}f(x).$$

显然,函数 $y = f(x)$ 在点 x_0 处的导数,就是导函数 $f'(x)$ 在点 x_0 处的函数值,即

$$f'(x_0) = f'(x)\Big|_{x=x_0}.$$

有了导数的定义,前面所讨论的两个实例可以叙述如下.

做变速直线运动的质点在任何时刻 t 的速度 $v(t)$,就是路程函数 $s(t)$ 对时间 t 的导数,即 $v(t) = s'(t)$.

曲线 $y = f(x)$ 在点 $M_0(x_0, f(x_0))$ 处切线的斜率就是函数 $y = f(x)$ 在点 x_0 处的导数,即

$$\tan \alpha = f'(x_0).$$

由导数的定义,可以得到求导数的一般步骤.

(1)求函数增量

$$\Delta y = f(x + \Delta x) - f(x).$$

(2)算比值

$$\frac{\Delta y}{\Delta x} = \frac{f(x + \Delta x) - f(x)}{\Delta x}.$$

(3)取极限

$$y' = \lim_{\Delta x \to 0} \frac{f(x + \Delta x) - f(x)}{\Delta x}.$$

例 2 – 1　求常数函数 $y = C$ 的导数.

解　(1)求函数增量

$$\Delta y = f(x + \Delta x) - f(x) = C - C = 0.$$

(2)算比值

$$\frac{\Delta y}{\Delta x} = \frac{0}{C} = 0.$$

(3)取极限

$$y' = \lim_{\Delta x \to 0} \frac{\Delta y}{\Delta x} = \lim_{\Delta x \to 0} 0 = 0.$$

即

$$(C)' = 0.$$

例 2 – 2　求幂函数 $y = x^2$ 的导数.

解　(1)求函数的增量

$$\Delta y = (x + \Delta x)^2 - x^2 = x^2 + 2x\Delta x + (\Delta x)^2 - x^2 = 2x\Delta x + (\Delta x)^2.$$

(2)算比值

$$\frac{\Delta y}{\Delta x} = \frac{2x\Delta x + (\Delta x)^2}{\Delta x} = 2x + \Delta x.$$

(3)取极限

$$y' = \lim_{\Delta x \to 0} \frac{\Delta y}{\Delta x} = \lim_{\Delta x \to 0} (2x + \Delta x) = 2x,$$

即

$$(x^2)' = 2x.$$

例 2-3 求幂函数 x^n(n 为正整数)的导数.

解 $(x^n)' = \lim\limits_{h \to 0} \dfrac{(x+h)^n - x^n}{h} = \lim\limits_{h \to 0} \dfrac{C_n^0 x^n + C_n^1 x^{n-1}h + \cdots + C_n^n h^n - x^n}{h}$

$= \lim\limits_{h \to 0}(nx^{n-1} + C_n^2 x^{n-2}h + C_n^3 x^{n-3}h^2 + \cdots + C_n^n h^{n-1})$

$= nx^{n-1}.$

以后还将证明对于一般的幂函数 $y = x^\alpha$(α 为任意实数)的导数公式

$$(x^\alpha)' = \alpha x^{\alpha-1}.$$

例 2-4 设 $f(x) = \dfrac{1}{x}$,求 $f'(x)$, $f'(-3)$.

解 $f'(x) = (\dfrac{1}{x})' = (x^{-1})' = -x^{-1-1} = -\dfrac{1}{x^2}$, $f'(-3) = -\dfrac{1}{9}.$

例 2-5 求正弦函数 $y = \sin x$ 的导数.

解 (1)求函数的增量

$$\Delta y = \sin(x + \Delta x) - \sin x = 2\cos(x + \dfrac{\Delta x}{2})\sin\dfrac{\Delta x}{2}.$$

(2)算比值

$$\dfrac{\Delta y}{\Delta x} = \dfrac{2\cos(x+\dfrac{\Delta x}{2})\sin\dfrac{\Delta x}{2}}{\Delta x} = \dfrac{\cos(x+\dfrac{\Delta x}{2})\sin\dfrac{\Delta x}{2}}{\dfrac{\Delta x}{2}}.$$

(3)取极限

$$y' = \lim\limits_{\Delta x \to 0}\dfrac{\Delta y}{\Delta x} = \lim\limits_{\Delta x \to 0}\cos(x+\dfrac{\Delta x}{2})\dfrac{\sin\dfrac{\Delta x}{2}}{\dfrac{\Delta x}{2}} = \cos x \cdot 1 = \cos x.$$

即

$$(\sin x)' = \cos x.$$

同理可得

$$(\cos x)' = -\sin x.$$

例 2-6 求对数函数 $y = \log_a x$ 的导数.

解 (1)求函数的增量

$$\Delta y = \log_a(x+\Delta x) - \log_a x = \log_a(1+\dfrac{\Delta x}{x}).$$

(2)算比值

$$\dfrac{\Delta y}{\Delta x} = \dfrac{1}{\Delta x}\log_a(1+\dfrac{\Delta x}{x}) = \dfrac{1}{x}\cdot\dfrac{x}{\Delta x}\log_a(1+\dfrac{\Delta x}{x}) = \dfrac{1}{x}\log_a(1+\dfrac{\Delta x}{x})^{\frac{x}{\Delta x}}.$$

(3)取极限

$$y' = \lim\limits_{\Delta x \to 0}\dfrac{\Delta y}{\Delta x} = \lim\limits_{\Delta x \to 0}\dfrac{1}{x}\log_a(1+\dfrac{\Delta x}{x})^{\frac{x}{\Delta x}} = \dfrac{1}{x}\lim\limits_{\Delta x \to 0}\log_a(1+\dfrac{\Delta x}{x})^{\frac{x}{\Delta x}} = \dfrac{1}{x}\log_a e = \dfrac{1}{x\ln a}.$$

即

$$(\log_a x)' = \frac{1}{x \ln a}.$$

当 $a = e$ 时,得自然对数的导数

$$(\ln x)' = \frac{1}{x \ln e} = \frac{1}{x}.$$

三、导数的几何意义

由引例中对曲线切线斜率的讨论可知,函数 $y = f(x)$ 在点 x_0 处的导数 $f'(x_0)$ 的几何意义,就是曲线在点 $M(x_0, y_0)$ 处切线斜率,即

$$f'(x_0) = \lim_{\Delta x \to 0} \frac{\Delta y}{\Delta x} = \tan \alpha.$$

由导数的几何意义和直线的点斜式方程,可得曲线 $y = f(x)$ 在点 $M(x_0, y_0)$ 处的切线方程为

$$y - y_0 = f'(x_0)(x - x_0).$$

法线方程为

$$y - y_0 = -\frac{1}{f'(x_0)}(x - x_0) \ (f'(x_0) \neq 0).$$

例 2 - 7　求曲线 $y = \sin x$ 在点 $\left(\dfrac{\pi}{4}, \dfrac{\sqrt{2}}{2}\right)$ 处的切线方程和法线方程.

解　由导数的几何意义,所求的切线斜率为

$$k_1 = y' \bigg|_{x = \frac{\pi}{4}} = (\sin x)' \bigg|_{x = \frac{\pi}{4}} = \cos x \bigg|_{x = \frac{\pi}{4}} = \cos \frac{\pi}{4} = \frac{\sqrt{2}}{2}.$$

于是所求切线方程为

$$y - \frac{\sqrt{2}}{2} = \frac{\sqrt{2}}{2}\left(x - \frac{\pi}{4}\right),$$

即

$$4x - 4\sqrt{2}y + 4 - \pi = 0.$$

所求法线斜率为

$$k_2 = -\frac{1}{k_1} = -\sqrt{2},$$

于是所求法线方程成为

$$y - \frac{\sqrt{2}}{2} = -\sqrt{2}\left(x - \frac{\pi}{4}\right),$$

即

$$4x + 2\sqrt{2}y - 2 - \pi = 0.$$

四、可导与连续的关系

定理 2 - 1　如果函数 $y = f(x)$ 在点 x_0 处可导,则它在点 x_0 处连续.

该定理也可简述为"可导必连续". 但这个定理的逆命题是不成立的,即函数在点 x_0 处

连续,但在点 x_0 处不一定可导.

例 2 - 8 讨论函数

$$y = |x| = \begin{cases} x, & x \geqslant 0, \\ -x, & x < 0 \end{cases}$$

在点 $x = 0$ 处的可导性(如图 2 - 2 所示).

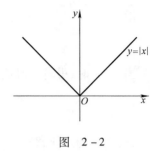

图 2 - 2

解 因为

$$\frac{\Delta y}{\Delta x} = \frac{|0 + \Delta x| - |0|}{\Delta x} = \frac{|\Delta x|}{\Delta x},$$

所以左导数为

$$\lim_{\Delta x \to 0^-} \frac{\Delta y}{\Delta x} = \lim_{\Delta x \to 0^-} \frac{|\Delta x|}{\Delta x} = \lim_{\Delta x \to 0^-} \frac{-\Delta x}{\Delta x} = -1.$$

右导数为

$$\lim_{\Delta x \to 0^+} \frac{\Delta y}{\Delta x} = \lim_{\Delta x \to 0^+} \frac{|\Delta x|}{\Delta x} = \lim_{\Delta x \to 0^+} \frac{\Delta x}{\Delta x} = 1.$$

左导数、右导数存在但不相等,所以

$$y = |x| = \begin{cases} x, & x \geqslant 0, \\ -x, & x < 0 \end{cases}$$

在点 $x = 0$ 处不可导.

例 2 - 9 讨论函数 $y = \sqrt[3]{x}$(如图 2 - 3 所示),在点 $x = 0$ 处的可导性.

解 因为

$$\frac{\Delta y}{\Delta x} = \frac{\sqrt[3]{0 + \Delta x} - \sqrt[3]{0}}{\Delta x} = \frac{1}{\sqrt[3]{(\Delta x)^2}},$$

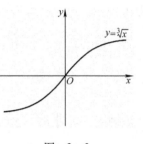

图 2 - 3

所以

$$\lim_{\Delta x \to 0} \frac{\Delta x}{\Delta y} = \lim_{\Delta x \to 0} \frac{1}{\sqrt[3]{(\Delta x)^2}} = \infty,$$

因此 $y = \sqrt[3]{x}$ 在 $x = 0$ 处不可导,但此时极限为无穷大,它表示曲线 $y = \sqrt[3]{x}$ 在原点处有一条垂直 x 轴的切线(即 y 轴).

显然函数 $y = |x|$ 及 $y = \sqrt[3]{x}$ 在点 $x = 0$ 处为连续的,但在 $x = 0$ 处不可导.

2.2 导数的运算

根据导数的定义可以求一些简单函数的导数,由上一节的例题可知按定义求导很繁,有时甚至是不可能的.

是否有更为简便的求导方法呢?

一、导数的四则运算法则

法则 1 若函数 $u(x), v(x)$ 在点 x 处可导,则函数 $u(x) \pm v(x)$, $u(x) \cdot v(x)$, $\dfrac{u(x)}{v(x)}$ $(v(x) \neq 0)$ 在点 x 处也可导,即

(1) $[u(x) \pm v(x)]' = u'(x) \pm v'(x)$.

$(2)\left[u(x)\cdot v(x)\right]' = u'(x)\cdot v(x) + u(x)\cdot v'(x).$

$(3)\left[ku(x)\right]' = ku'(x).$

$(4)\left[\dfrac{u(x)}{v(x)}\right]' = \dfrac{u'(x)v(x) - u(x)v'(x)}{v^2(x)}.$

四则运算法则的(1)、(2)均可推广到有限个函数的情形. 如 u,v,w 均在点 x 处可导,则有

$$\left[u \pm v \pm w\right]' = u' \pm v' \pm w',$$
$$(uvw)' = u'vw + uv'w + uvw'.$$

例 2 - 10　求函数 $y = x^5 + 2\cos x - 3\ln x$ 的导数.

解　$y' = (x^5 + 2\cos x - 3\ln x)'$

$= (x^5)' + 2(\cos x)' - 3(\ln x)' = 5x^4 - 2\sin x - \dfrac{3}{x}.$

例 2 - 11　求函数 $y = \sqrt{x}\sin x$ 的导数.

解　$y' = (\sqrt{x}\sin x)' = (\sqrt{x})'\sin x + \sqrt{x}(\sin x)'$

$= \dfrac{1}{2\sqrt{x}}\sin x + \sqrt{x}\cos x.$

例 2 - 12　求函数 $y = \dfrac{x^2 - 1}{x^2 + 1}$ 的导数.

解　$y' = \left(\dfrac{x^2-1}{x^2+1}\right)' = \dfrac{(x^2-1)'(x^2+1) - (x^2-1)(x^2+1)'}{(x^2+1)^2}$

$= \dfrac{2x(x^2+1) - (x^2-1)2x}{(x^2+1)^2} = \dfrac{4x}{(x^2+1)^2}.$

例 2 - 13　求正切函数 $y = \tan x$ 的导数.

解　因为

$$y' = (\tan x)' = \left(\dfrac{\sin x}{\cos x}\right)' = \dfrac{(\sin x)'\cos x - \sin x(\cos x)'}{\cos^2 x}$$
$$= \dfrac{\cos^2 x + \sin^2 x}{\cos^2 x} = \sec^2 x,$$

即

$$(\tan x)' = \sec^2 x.$$

同理可得

$$(\cot x)' = -\csc^2 x.$$

例 2 - 14　求正割函数 $y = \sec x$ 的导数.

解　因为

$$y' = (\sec x)' = \left(\dfrac{1}{\cos x}\right)' = \dfrac{1'\cos x - 1(\cos x)'}{\cos^2 x}$$
$$= \dfrac{\sin x}{\cos^2 x} = \sec x\tan x,$$

即

$$(\sec x)' = \sec x\tan x,$$

同理可得

$$(\csc x)' = -\csc x \cot x.$$

例 2 – 15   人体对一定剂量药物的反应有时可用方程 $R = M^2\left(\dfrac{C}{2} - \dfrac{M}{3}\right)$ 来刻画,其中 C 为一正常数,M 表示血液中吸收的药物量. 衡量反应 R 可以用不同的方式:若反应 R 用血压的变化来衡量,单位是 mmHg;若反应 R 用温度的变化衡量,则单位是 ℃. 求 $\dfrac{\mathrm{d}R}{\mathrm{d}M}$(这个导数反映人体对药物的敏感性).

解 $\dfrac{\mathrm{d}R}{\mathrm{d}M} = 2M\left(\dfrac{C}{2} - \dfrac{M}{3}\right) - \dfrac{M^2}{3} = MC - M^2.$

二、反函数的求导法则

定理 2 – 2   设函数 $x = f(y)$ 在某个区间内单调、可导,且 $f'(y) \neq 0$,则其反函数 $y = f^{-1}(x)$ 在对应区间内也可导,且

$$[f^{-1}(x)]' = \frac{1}{f'(y)} \quad \text{或} \quad \frac{\mathrm{d}y}{\mathrm{d}x} = \frac{1}{\dfrac{\mathrm{d}x}{\mathrm{d}y}} \quad \text{或} \quad y'_x = \frac{1}{x'_y}.$$

这就是说,反函数的导数等于原函数导数(不等于零)的倒数.

例 2 – 16   已知 $y = a^x (a > 0, a \neq 1)$,求 y'.

解   函数 $x = \log_a y$ 在 $(0, +\infty)$ 上单调、可导,且

$$(\log_a y)' = \frac{1}{y \ln a} \neq 0.$$

由定理 2 – 2,它的反函数 $y = a^x$ 在对应区间内可导,且

$$(a^x)' = \frac{1}{(\log_a y)'} = y \ln a = a^x \ln a.$$

即

$$(a^x)' = a^x \ln a.$$

特别地有

$$(\mathrm{e}^x)' = \mathrm{e}^x.$$

例 2 – 17   已知 $y = \arcsin x, x \in (-1, 1), y \in \left(-\dfrac{\pi}{2}, \dfrac{\pi}{2}\right)$,求 y'.

解   函数 $x = \sin y$ 在区间 $\left(-\dfrac{\pi}{2}, \dfrac{\pi}{2}\right)$ 上单调、可导,且 $(\sin y)' = \cos y > 0$,由定理 2 – 2,其反函数 $y = \arcsin x$ 在对应的区间 $(-1, 1)$ 内可导,且

$$(\arcsin x)' = \frac{1}{(\sin y)'} = \frac{1}{\cos y} = \frac{1}{\sqrt{1 - \sin^2 y}} = \frac{1}{\sqrt{1 - x^2}},$$

即

$$(\arcsin x)' = \frac{1}{\sqrt{1 - x^2}}.$$

同理

$$(\arccos x)' = -\frac{1}{\sqrt{1 - x^2}},$$

$$(\text{arctan } x)' = \frac{1}{1+x^2},$$

$$(\text{arc cot } x)' = -\frac{1}{1+x^2}.$$

三、复合函数的求导法则

法则 2　设函数 $u = \varphi(x)$ 在点 x 处可导,函数 $y = f(u)$ 在对应点 u 处可导,则复合函数 $y = f[\varphi(x)]$ 在点 x 处可导,且

$$y'(x) = f'(u) \cdot \varphi'(x).$$

此法则也可记作

$$\frac{\mathrm{d}y}{\mathrm{d}x} = \frac{\mathrm{d}y}{\mathrm{d}u} \cdot \frac{\mathrm{d}u}{\mathrm{d}x} \quad \text{或} \quad y'_x = y'_u \cdot u'_x.$$

这就是说,求复合函数 $y = f[\varphi(x)]$ 的导数时,等于复合函数对中间变量的导数乘以中间变量对自变量的导数. 复合函数的求导法则亦称链式法则,这个法则可以推广到多个中间变量的情形. 如 $y = f(u)$,$u = \varphi(v)$,$v = \psi(x)$,那么复合函数 $y = f[\varphi(\psi(x))]$ 的导数为

$$y'(x) = f'(u)\varphi'(v)\psi'(x).$$

例 2 - 18　求函数 $y = \sqrt{3x^2 - 5x + 2}$ 的导数.

解　函数 $y = \sqrt{3x^2 - 5x + 2}$ 可以看成由 $y = \sqrt{u}$,$u = 3x^2 - 5x + 2$ 复合而成的,因为

$$y'_u = \frac{1}{2\sqrt{u}}, \ u'_x = 6x - 5,$$

所以

$$y'_x = y'_u \cdot u'_x = \frac{1}{2\sqrt{u}}(6x - 5) = \frac{6x-5}{2\sqrt{3x^2-5x+2}}.$$

例 2 - 19　求函数 $y = \ln \cos 6x$ 的导数.

解　函数 $y = \ln \cos 6x$ 可以看成由 $y = \ln u$,$u = \cos v$,$v = 6x$ 复合而成的,因为

$$y'_u = \frac{1}{u}, \ u'_v = -\sin v, \ v'_x = 6,$$

所以

$$y'_x = y'_u u'_v v'_x = \frac{1}{u} \cdot (-\sin v)6 = -6\tan 6x.$$

应用复合函数的求导法则,求所给函数的导数的关键是要把所给的函数分解成若干个基本初等函数或基本初等函数的和、差、积、商,利用复合函数的求导法则逐层进行求导.

在熟悉了复合函数求导法则之后,中间变量在求导过程中可以不必写出来,按照"由外向内,逐层求导"的原则即可.

例 2 - 20　求函数 $y = \sin(\cos^2 x)$ 的导数.

解　$y' = [\sin(\cos^2 x)]' = \cos(\cos^2 x)(\cos^2 x)'$

$= \cos(\cos^2 x)2\cos x(\cos x)'$

$= \cos(\cos^2 x)2\cos x(-\sin x)$

$= -\sin 2x\cos(\cos^2 x).$

例 2 - 21 求函数 $y = \ln |x|$ 的导数.

解 当 $x > 0$ 时，$y' = (\ln |x|)' = (\ln x)' = \dfrac{1}{x}$.

当 $x < 0$ 时，$y' = (\ln |x|)' = [\ln (-x)]' = \dfrac{-1}{-x} = \dfrac{1}{x}$.

所以

$$y' = (\ln |x|)' = \frac{1}{x}.$$

例 2 - 22 求函数 $y = \ln \sqrt{\dfrac{x-1}{x+1}}$ 的导数.

解 因为

$$y = \ln \sqrt{\frac{x-1}{x+1}} = \frac{1}{2}\big[\ln (x-1) - \ln (x+1)\big],$$

所以

$$y' = \frac{1}{2}\big[\ln (x-1) - \ln (x+1)\big]' = \frac{1}{2}\left(\frac{1}{x-1} - \frac{1}{x+1}\right) = \frac{1}{x^2-1}.$$

例 2 - 23 求函数 $y = \dfrac{\cos 2x}{\sin x - \cos x}$ 的导数.

解 因为

$$y = \frac{\cos 2x}{\sin x - \cos x} = \frac{\cos^2 x - \sin^2 x}{\sin x - \cos x} = -(\cos x + \sin x),$$

所以

$$y' = -(\cos x + \sin x)' = \sin x - \cos x.$$

由例 2 - 22、例 2 - 23 可知,在求导前应尽可能把函数化简成便于求导的形式.

四、隐函数的导数

对于两个变量之间的对应关系,可以用不同的方式表达. 其中,一种表达方式 $y = f(x)$ 称为显函数. 另一种表达方式中 x 与 y 之间的对应关系可由方程 $F(x,y) = 0$ 来确定,如 $\cos (xy) = x$ 等. 此时称方程 $F(x,y) = 0$ 确定了一个 y 关于 x 的隐函数. 把一个隐函数化成显函数,称为隐函数的显化. 但有的隐函数的显化是很困难的.

对隐函数,不显化如何求它的导数呢? 可把方程 $F(x,y) = 0$ 中的 y 看成是 x 的函数(或 x 看成是 y 的函数),并按照复合函数的求导法则,方程两边对 x 求导,就可求出隐函数的导数.

例 2 - 24 求由方程 $x^2 + y^2 = R^2$ 所确定的隐函数导数 y'_x.

解 方程两边对 x 求导. 并注意到 y^2 是 x 的复合函数,有

$$2x + 2yy'_x = 0,$$

得

$$y'_x = -\frac{x}{y}.$$

一般地,由方程 $F(x,y) = 0$ 所确定的隐函数的导数 y'_x 中,仍常含有 y.

例 2 - 25 求由方程 $\sin(xy) = x$ 所确定的隐函数导数 y'_x.

解 方程两边对 x 求导,有

$$\cos(xy)(y + xy'_x) = 1,$$

得

$$y'_x = \frac{1 - y\cos(xy)}{x\cos(xy)}.$$

例 2 - 26 求椭圆 $\dfrac{x^2}{9} + \dfrac{y^2}{4} = 1$ 在点 $P\left(1, \dfrac{4\sqrt{2}}{3}\right)$ 处的切线方程.

解 方程两边对 x 求导,得

$$\frac{2x}{9} + \frac{2yy'_x}{4} = 0,$$

即

$$y'_x = -\frac{4x}{9y}.$$

将 $P\left(1, \dfrac{4\sqrt{2}}{3}\right)$ 代入,得所求切线的斜率

$$k = y'_x \Bigg|_{\substack{x=1 \\ y=\frac{4\sqrt{2}}{3}}} = -\frac{4 \cdot 1}{9 \cdot \dfrac{4\sqrt{2}}{3}} = -\frac{\sqrt{2}}{6}.$$

则切线方程为

$$y - \frac{4\sqrt{2}}{3} = -\frac{\sqrt{2}}{6}(x - 1),$$

即

$$x + 3\sqrt{2}y - 9 = 0.$$

利用隐函数的求导方法,还可以简化一些显函数的求导运算. 如对某些显函数 $y = f(x)$ 直接求导比较困难或很麻烦时,可先对等式两边取对数,变成隐函数的形式,然后利用隐函数的求导方法求出它的导数,这种方法称为对数求导法.

例 2 - 27 求函数 $y = \sqrt[3]{\dfrac{(x-1)(x-2)}{(x-3)(x-4)}}$ 的导数.

解 等式两边同时取对数,得

$$\ln y = \frac{1}{3}\left[\ln(x-1) + \ln(x-2) - \ln(x-3) - \ln(x-4)\right],$$

两边对 x 求导,得

$$\frac{1}{y}y' = \frac{1}{3}\left(\frac{1}{x-1} + \frac{1}{x-2} - \frac{1}{x-3} - \frac{1}{x-4}\right),$$

即

$$y' = \frac{1}{3}y\left(\frac{1}{x-1} + \frac{1}{x-2} - \frac{1}{x-3} - \frac{1}{x-4}\right)$$

$$= \frac{1}{3}\sqrt[3]{\frac{(x-1)(x-2)}{(x-3)(x-4)}}\left(\frac{1}{x-1} + \frac{1}{x-2} - \frac{1}{x-3} - \frac{1}{x-4}\right).$$

例 2 – 28 求幂函数 $y = x^{\alpha}$(其中 $x > 0$, α 为任意实数)的导数.

解 等式两边同时取对数,得

$$\ln y = \alpha \ln x.$$

两边对 x 求导,得

$$\frac{1}{y}y' = \alpha \frac{1}{x},$$

即

$$y' = \alpha \frac{y}{x} = \alpha \frac{x^{\alpha}}{x} = \alpha x^{\alpha - 1},$$

所以

$$(x^{\alpha})' = \alpha x^{\alpha - 1}.$$

例 2 – 29 求指数函数 $y = a^x$($a > 0$, $a \neq 1$)的导数.

解 等式两边同时取对数,得

$$\ln y = x \ln a$$

两边对 x 求导,得

$$\frac{1}{y}y' = \ln a.$$

即

$$y' = y \ln a = a^x \ln a.$$

所以

$$(a^x)' = a^x \ln a.$$

特别地,当 $a = e$ 时

$$(e^x)' = e^x.$$

例 2 – 30 求函数 $y = (\sin x)^x$ 的导数.

分析:这个函数既不是幂函数,也不是指数函数,底数与指数均含有自变量 x,故称为幂指函数. 求这类函数的导数可用对数求导法.

解 等式两边同时取对数,得

$$\ln y = x \ln \sin x.$$

两边对 x 求导,得

$$\frac{1}{y}y' = \ln \sin x + x \frac{\cos x}{\sin x},$$

即

$$y' = y\left(\ln \sin x + x \frac{\cos x}{\sin x}\right) = (\sin x)^x (\ln \sin x + x \cot x).$$

例 2 – 31 求反正弦函数 $y = \arcsin x$($-1 < x < 1$)的导数.

解 由 $y = \arcsin x$($-1 < x < 1$),得

$$x = \sin y \left(-\frac{\pi}{2} < y < \frac{\pi}{2}\right).$$

两边对 x 求导,得

$$1 = y' \cos y,$$

所以

$$y' = \frac{1}{\cos y} = \frac{1}{\sqrt{1-\sin^2 y}} = \frac{1}{\sqrt{1-x^2}},$$

即

$$(\arcsin x)' = \frac{1}{\sqrt{1-x^2}}.$$

为了便于查阅,现将基本初等函数的求导公式列表如下:

(1) $(C)' = 0$;　　(2) $(x^\alpha)' = \alpha x^{\alpha-1}$;

(3) $(a^x)' = a^x \ln a$;　　(4) $(\mathrm{e}^x)' = \mathrm{e}^x$;

(5) $(\log_a x)' = \frac{1}{x\ln a}$;　　(6) $(\ln x)' = \frac{1}{x}$;

(7) $(\sin x)' = \cos x$;　　(8) $(\cos x)' = -\sin x$;

(9) $(\tan x)' = \sec^2 x$;　　(10) $(\cot x)' = -\csc^2 x$;

(11) $(\sec x)' = \sec x\tan x$;　　(12) $(\csc x)' = -\csc x\cot x$;

(13) $(\arcsin x)' = \frac{1}{\sqrt{1-x^2}}$;　　(14) $(\arccos x)' = -\frac{1}{\sqrt{1-x^2}}$;

(15) $(\arctan x)' = \frac{1}{1+x^2}$;　　(16) $(\operatorname{arccot} x)' = -\frac{1}{1+x^2}$.

利用上面的基本初等函数求导公式及前面所学的导数四则运算法则和复合函数的求导法则,就可以计算初等函数的导数了.

五、参数方程所确定函数的导数

对参数方程

$$\begin{cases} x = \varphi(t), \\ y = \psi(t), \end{cases}$$

设函数 $x = \varphi(t)$ 具有单调连续的反函数 $t = \varphi^{-1}(x)$,则由参数方程所确定的函数可以看成是 $y = \psi(t)$ 和 $t = \varphi^{-1}(x)$ 复合而成的函数. 假设 $x = \varphi(t)$ 和 $y = \psi(t)$ 均可导,且 $\varphi'(t) \neq 0$,于是根据复合函数的求导法则,有

$$\frac{\mathrm{d}y}{\mathrm{d}x} = \frac{\mathrm{d}y}{\mathrm{d}t} \cdot \frac{\mathrm{d}t}{\mathrm{d}x},$$

即

$$\frac{\mathrm{d}y}{\mathrm{d}x} = \frac{\frac{\mathrm{d}y}{\mathrm{d}t}}{\frac{\mathrm{d}x}{\mathrm{d}t}},$$

这就是由参数方程所确定的函数 $y(x)$ 对 x 的导数公式.

例 2-32 已知椭圆的参数方程为

$$\begin{cases} x = a\cos t, \\ y = b\sin t, \end{cases}$$

求椭圆在 $t = \frac{\pi}{4}$ 的点处的切线方程.

解 当 $t = \dfrac{\pi}{4}$ 时,椭圆上对应的点 M_0 的坐标为

$$x_0 = a\cos\frac{\pi}{4} = \frac{\sqrt{2}a}{2}, \ y_0 = b\sin\frac{\pi}{4} = \frac{\sqrt{2}b}{2},$$

椭圆在点 M_0 处的切线斜率为

$$k = \frac{\mathrm{d}y}{\mathrm{d}x}\Big|_{t=\frac{\pi}{4}} = \frac{(b\sin t)'}{(a\cos t)'}\Big|_{t=\frac{\pi}{4}} = -\frac{b\cos t}{a\sin t}\Big|_{t=\frac{\pi}{4}} = -\frac{b}{a}.$$

于是椭圆在点 M_0 处的切线方程为

$$y - \frac{\sqrt{2}b}{2} = -\frac{b}{a}\Big(x - \frac{\sqrt{2}a}{2}\Big),$$

即

$$bx + ay - \sqrt{2}ab = 0.$$

六、高阶导数

一般地,如果函数 $y = f(x)$ 的导数 $y' = f'(x)$ 仍是可导函数,那么称 $f'(x)$ 的导数为 $f(x)$ 的二阶导数,记作

$$y'', \ f''(x), \ \frac{\mathrm{d}^2 y}{\mathrm{d}x^2} \ 或 \ \frac{\mathrm{d}^2 f(x)}{\mathrm{d}x^2},$$

即

$$y'' = (y')', \ f''(x) = [f'(x)]',$$

$$\frac{\mathrm{d}^2 y}{\mathrm{d}x^2} = \frac{\mathrm{d}}{\mathrm{d}x}\Big(\frac{\mathrm{d}y}{\mathrm{d}x}\Big) \ 或 \ \frac{\mathrm{d}^2 f(x)}{\mathrm{d}x^2} = \frac{\mathrm{d}}{\mathrm{d}x}\Big(\frac{\mathrm{d}f(x)}{\mathrm{d}x}\Big).$$

类似地可定义 $f(x)$ 的三阶导数,四阶导数,……

它们分别记为

$$y''', \ f'''(x), \ \frac{\mathrm{d}^3 y}{\mathrm{d}x^3} \ 或 \ \frac{\mathrm{d}^3 f(x)}{\mathrm{d}x^3},$$

$$y^{(4)}, \ f^{(4)}(x), \ \frac{\mathrm{d}^4 y}{\mathrm{d}x^4} \ 或 \ \frac{\mathrm{d}^4 f(x)}{\mathrm{d}x^4}.$$

一般地,$f(x)$ 的 $n-1$ 阶导数的导数,便称为 $f(x)$ 的 n 阶导数,记为

$$y^{(n)}, \ f^{(n)}(x), \ \frac{\mathrm{d}^n y}{\mathrm{d}x^n} \ 或 \ \frac{\mathrm{d}^n f(x)}{\mathrm{d}x^n}.$$

二阶及二阶以上的导数统称为高阶导数.

$y = f(x)$ 在点 x_0 处的 n 阶导数,记为

$$y^{(n)}\Big|_{x=x_0}, \ f^{(n)}(x_0), \ \frac{\mathrm{d}^n y}{\mathrm{d}x^n}\Big|_{x=x_0} \ 或 \ \frac{\mathrm{d}^n f(x)}{\mathrm{d}x^n}\Big|_{x=x_0}.$$

例 2-33 求函数 $y = 6x^3 - 3x^2 + x$ 的四阶导数.

解 $y' = 18x^2 - 6x + 1, y'' = 36x - 6, y''' = 36, y^{(4)} = 0.$

一般地,一个 n 次多项式的 n 阶导数为常数,$n+1$ 阶导数为零.

例 2-34 求函数 $y = \mathrm{e}^{-x}\sin x$ 的二阶导数.

解 $y' = -\mathrm{e}^{-x}\sin x + \mathrm{e}^{-x}\cos x = -\mathrm{e}^{-x}(-\cos x + \sin x),$

$$y'' = e^{-x}(-\cos x + \sin x) - e^{-x}(\sin x + \cos x) = -2e^{-x}\cos x.$$

例 2 - 35　求指数函数 $y = a^x$ 的 n 阶导数.

解　$y' = a^x \ln a, y'' = a^x \ln^2 a, y''' = a^x \ln^3 a, \cdots$

一般地

$$y^{(n)} = a^x \ln^n a.$$

在求 n 阶导数时,应注意探究在导数阶数增高过程中导数的变化规律,以便归纳得出结论.

例 2 - 36　求正弦函数 $y = \sin x$ 的 n 阶导数.

解　$y' = \cos x = \sin\left(\dfrac{\pi}{2} + x\right)$（保持三角函数名称与求导前相同,以便探索变化规律）.

$$y'' = \cos\left(\frac{\pi}{2} + x\right) = \sin\left[\frac{\pi}{2} + \left(\frac{\pi}{2} + x\right)\right] = \sin\left(2 \cdot \frac{\pi}{2} + x\right),$$

$$y''' = \cos\left(2 \cdot \frac{\pi}{2} + x\right) = \sin\left[\frac{\pi}{2} + \left(2 \cdot \frac{\pi}{2} + x\right)\right] = \sin\left(3 \cdot \frac{\pi}{2} + x\right).$$

上面每求一次导数,结果函数名称不变,而自变量增加一个 $\dfrac{\pi}{2}$,因此

$$y^{(n)} = \sin\left(n \cdot \frac{\pi}{2} + x\right).$$

例 2 - 37　已知一物体运动的路程函数为 $s = 10\sin(3t + 5)$,求物体的加速度.

解　$v = s' = 30\cos(3t + 5)$,

$a = v' = s'' = -90\sin(3t + 5)$.

2.3　函数的微分

一、微分的概念

实例:一块正方形金属薄片受温度变化的影响,其边长从 x_0 变到 $x_0 + \Delta x$,问此薄片面积改变了多少?

设此薄片的边长为 x,面积为 A,则 $A = x^2$. 当边长 x 从 x_0 变到 $x_0 + \Delta x$ 时,相应的面积 A 改变量为

$$\Delta A = (x_0 + \Delta x)^2 - x^2 = 2x_0\Delta x + (\Delta x)^2. \tag{1}$$

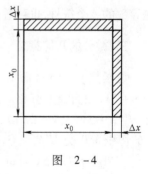

图　2 - 4

ΔA 由两部分组成:第一部分 $2x_0\Delta x$ 是 Δx 的线性函数（图 2 - 4 中带有斜线的两个矩形面积之和）,第二部分 $(\Delta x)^2$（图 2 - 4 中的小正方形面积）是比 Δx 高阶的无穷小. 因此当 $|\Delta x|$ 很小时,第一项 $2x_0\Delta x$ 是主要的,第二项 $(\Delta x)^2$ 是次要的,故可得 ΔA 的近似值

$$\Delta A \approx 2x_0\Delta x = A'\Big|_{x = x_0} \cdot \Delta x.$$

这时所产生的误差是较 Δx 高阶的无穷小.

对于一般函数,是否也有类似情形呢?

定义 2 - 2　设函数 $y = f(x)$ 在 x_0 的邻域 $U(x_0, \delta)$ 内有定义,x_0 及 $x_0 + \Delta x$ 在该邻域内,如果函数的增量 $\Delta y = f(x_0 + \Delta x) - f(x_0)$ 可表示为 $\Delta y = A\Delta x + o(\Delta x)$,其中 A 是不依赖于 Δx

的常数, $o(\Delta x)$ 是比 Δx 高阶的无穷小. 那么称函数 $y = f(x)$ 在点 x_0 是可微的,而 $A\Delta x$ 称为函数 $y = f(x)$ 在点 x_0 处的微分,记作 dy,即

$$dy = A\Delta x.$$

若 $y = f(x)$ 在点 x_0 处可微,由定义 $\Delta y = A\Delta x + o(\Delta x)$,此式两边同除以 Δx 得

$$\frac{\Delta y}{\Delta x} = A + \frac{o(\Delta x)}{\Delta x}.$$

当 $\Delta x \to 0$ 时,有 $A = f'(x_0)$.

因此,若函数 $y = f(x)$ 在点 x_0 处可微,则 $y = f(x)$ 在点 x_0 处一定可导,且 $A = f'(x_0)$.

反之,如函数 $y = f(x)$ 在点 x_0 可导,即 $\lim\limits_{\Delta x \to 0} \frac{\Delta y}{\Delta x} = f'(x_0)$,根据无穷小与极限间的关系,有

$$\frac{\Delta y}{\Delta x} = f'(x_0) + \alpha,$$

其中 $\lim\limits_{\Delta x \to 0} \alpha = 0$,得

$$\Delta y = f'(x_0)\Delta x + \alpha(\Delta x),$$

即

$$\Delta y = f'(x_0)\Delta x + o(\Delta x).$$

所以函数 $y = f(x)$ 在点 x_0 可微.

二、可微的条件

定理 2-3 函数 $y = f(x)$ 在点 x_0 处可微的充分必要条件是 $y = f(x)$ 在点 x_0 处可导,且 $A = f'(x_0)$,即 $dy = f'(x_0)\Delta x$.

通常将自变量 x 的增量 Δx 称为自变量的微分,记作 dx,即 $dx = \Delta x$.

函数 $y = f(x)$ 在任意点 x 处的微分称为函数的微分,记作 dy,即 $dy = f'(x)dx$.

最初引入导数符号 $\dfrac{dy}{dx}$ 的时候,一直将它作为一个不可分割的记号,现在 $\dfrac{dy}{dx}$ 就不单单是导数的一个符号,也可看做函数微分与自变量微分之商,所以导数也称为微商.

三、微分的几何意义

设函数 $y = f(x)$(图 2-5),在 x 轴上取点 x 与 $x + \Delta x$,在曲线上有相对应的点 $M(x, f(x))$ 和 $M'(x + \Delta x, f(x + \Delta x))$,过 M 点作倾斜角为 α 的切线 MT,交 $M'P$ 于 Q,根据微分定义有

$$dy = f'(x)\Delta x = \tan\alpha \cdot \Delta x = PQ.$$

因此,函数 $y = f(x)$ 在点 x 处微分的几何意义,就是曲线 $y = f(x)$ 在点 $M(x, f(x))$ 处对应这一横坐标改变量时切线 MT 的纵坐标的改变量 PQ.

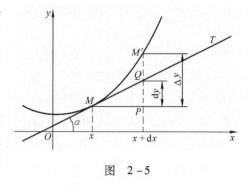

图 2-5

例 2-38 设函数 $y = x^2 - 5x + 2$,在点 $x = 1$ 处,分别计算当 $\Delta x = 0.1$ 与 $\Delta x = 0.01$ 时函数的改变量 Δy 与微分 dy.

解 函数的改变量

$$\Delta y = \left[(x + \Delta x)^2 - 5(x + \Delta x) + 2 \right] - (x^2 - 5x + 2) = (2x - 5)\Delta x + (\Delta x)^2.$$

函数的微分为

$$dy = f'(x)\Delta x = (2x - 5)\Delta x.$$

当 $x = 1, \Delta x = 0.1$ 时,

$$\Delta y = -0.29, \quad dy = -0.3.$$

当 $x = 1, \Delta x = 0.01$ 时,

$$\Delta y = -0.0299, \quad dy = -0.03.$$

从以上等式可以看出, $\Delta y - dy = (\Delta x)^2$, 当 $|\Delta x|$ 减少时, $\Delta y - dy$ 减少得更快. 因此, 当 Δx 很小时, 可以用 dy 近似地代替 Δy, 从而简化了计算.

四、微分的运算

由 $dy = f'(x)dx$ 可知, 要计算函数的微分, 只要求出函数的导数, 再乘以自变量的微分就可以了, 所以从导数的基本公式和法则能直接推出微分的基本公式和法则.

1. 基本初等函数的微分公式

(1) $dC = 0$;　　(2) $d(x^\alpha) = \alpha x^{\alpha-1}dx$;

(3) $d(a^x) = a^x \ln a \, dx$;　　(4) $d(e^x) = e^x dx$;

(5) $d(\log_a x) = \dfrac{1}{x \ln a}dx$;　　(6) $d(\ln x) = \dfrac{1}{x}dx$;

(7) $d(\sin x) = \cos x \, dx$;　　(8) $d(\cos x) = -\sin x \, dx$;

(9) $d(\tan x) = \sec^2 x \, dx$;　　(10) $d(\cot x) = -\csc^2 x \, dx$;

(11) $d(\sec x) = \sec x \tan x \, dx$;　　(12) $d(\csc x) = -\csc x \cot x \, dx$;

(13) $d(\arcsin x) = \dfrac{1}{\sqrt{1-x^2}}dx$;　　(14) $d(\arccos x) = -\dfrac{1}{\sqrt{1-x^2}}dx$;

(15) $d(\arctan x) = \dfrac{1}{1+x^2}dx$;　　(16) $d(\text{arccot } x) = -\dfrac{1}{1+x^2}dx$.

2. 函数和、差、积、商的微分法则

设函数 u、v 都是 x 的可微函数, k 为常数, 则

(1) $d(u \pm v) = du \pm dv$;　　(2) $d(uv) = vdu + udv$;

(3) $d(ku) = kdu$;　　(4) $d\left(\dfrac{u}{v}\right) = \dfrac{vdu - udv}{v^2}$.

3. 一阶微分形式不变性

设函数 $u = \varphi(x)$ 在点 x 处可微, $y = f(u)$ 在点 u 处可微, 则复合函数 $y = f[\varphi(x)]$ 在点 x 处也可微, 且微分为

$$dy = \{f[\varphi(x)]\}'dx = f'[\varphi(x)]\varphi'(x)dx = f'[\varphi(x)]d\varphi(x) = f'(u)du.$$

由上式知, 如把 u 看成自变量时, 则与原来的微分形式一样. 即 u 是中间变量还是自变量, 其微分形式不变, 这个性质称为一阶微分形式不变性. 当我们在求复合函数的微分时, 可以利用复合函数的求导法则, 再乘以自变量的微分; 也可以用微分形式不变性进行计算.

例 2-39　求函数 $y = \sqrt{3 + 2x + 5x^2}$ 的微分.

解法一　$dy = d(\sqrt{3 + 2x + 5x^2}) = (\sqrt{3 + 2x + 5x^2})'dx$

$$= \frac{2 + 10x}{2\sqrt{3 + 2x + 5x^2}} dx = \frac{1 + 5x}{\sqrt{3 + 2x + 5x^2}} dx.$$

解法二 $dy = d(\sqrt{3 + 2x + 5x^2}) = \frac{d(3 + 2x + 15x^2)}{2\sqrt{3 + 2x + 5x^2}}$

$$= \frac{2 + 10x}{2\sqrt{3 + 2x + 5x^2}} dx = \frac{1 + 5x}{\sqrt{3 + 2x + 5x^2}} dx.$$

例 2 – 40 求函数 $y = e^{-3x}\sin 2x$ 的微分.

解 $dy = d(e^{-3x}\sin 2x) = \sin 2x d(e^{-3x}) + e^{-3x}d(\sin 2x)$

$\qquad = -3e^{-3x}\sin 2x dx + 2e^{-3x}\cos 2x dx$

$\qquad = e^{-3x}(2\cos 2x - 3\sin 2x) dx.$

例 2 – 41 在下列等式左端的括号中填入适当的函数,使等式成立:

(1) $d(\quad) = x^2 dx$; (2)$(\quad) = \cos 2x dx$;

(3)$(\quad) = e^{\sqrt{x}} \cdot \frac{1}{\sqrt{x}} dx.$

解 (1)因为

$$d(x^3) = 3x^2 dx,$$

或写成

$$\frac{1}{3}d(x^3) = x^2 dx,$$

即

$$d\left(\frac{x^3}{3}\right) = x^2 dx.$$

一般地,有

$$d\left(\frac{x^3}{3} + C\right) = x^2 dx \quad (C 为任意常数).$$

(2)因为

$$d(\sin 2x) = 2\cos 2x dx,$$

或写成

$$d\left(\frac{1}{2}\sin 2x\right) = \cos 2x dx,$$

一般地,有

$$d(\frac{1}{2}\sin 2x + C) = \cos 2x dx \quad (C 为任意常数).$$

(3)因为

$$d(e^{\sqrt{x}}) = e^{\sqrt{x}} \cdot \frac{1}{2\sqrt{x}} dx,$$

或写成

$$d(2e^{\sqrt{x}}) = e^{\sqrt{x}}\frac{1}{\sqrt{x}} dx.$$

一般地,有

$$d(2e^{\sqrt{x}} + C) = e^{\sqrt{x}} \frac{1}{\sqrt{x}} \, dx \quad (C \text{ 为任意常数}).$$

五、微分在近似计算中的应用

在工程问题中,经常会遇到一些复杂的计算公式,如果直接用这些公式进行计算,计算量会比较大. 利用微分往往可以把复杂的计算公式改用简单的近似公式代替,我们知道,若函数 $y = f(x)$ 在区间 (a, b) 内可微,由微分的意义,当 $|\Delta x|$ 很小时,有

$$\Delta y \approx dy = f'(x_0) \Delta x. \tag{1}$$

一般说来,$|\Delta x|$ 越小,近似的程度越好,而 dy 较 Δy 容易计算.

式(1)也可表示为

$$f(x_0 + \Delta x) \approx f(x_0) + f'(x_0) \Delta x,$$

令 $x_0 + \Delta x = x$,则

$$f(x) \approx f(x_0) + f'(x_0) \Delta x. \tag{2}$$

在式(2)中若取 $x_0 = 0$,有

$$f(x) \approx f(0) + f'(0) x. \tag{3}$$

例 2 - 42　有一个半径为 10cm 的球,表面上镀铜,铜的厚度为 0.005cm. 求所用铜的体积近似值.

解　设球半径 R,即 $R = 10\text{cm}$,则

$$\Delta V \approx dV = V' \Delta R = \left(\frac{4\pi}{3} R^3 \right)' \Delta R = 4\pi R^2 \Delta R = 4\pi \times 10^2 \times 0.005 \approx 6.28 \text{ cm}^3.$$

即需要 6.28cm^3 的铜.

例 2 - 43　计算 $\sin 30°30'$ 的近似值.

解　设 $f(x) = \sin x$,则 $f'(x) = \cos x$,由近似公式(2),得

$$\sin x \approx \sin x_0 + \cos x_0 \Delta x,$$

取 $x_0 = \frac{\pi}{6}$,$\Delta x = \frac{\pi}{360}$ 代入上式,得

$$\sin 30°30' = \sin (30° + 30') = \sin \left(\frac{\pi}{6} + \frac{\pi}{360} \right) \approx \sin \frac{\pi}{6} + \cos \frac{\pi}{6} \cdot \frac{\pi}{360}$$

$$= \frac{1}{2} + \frac{\sqrt{3}}{720} \approx 0.5000 + 0.0076 = 0.5076.$$

例 2 - 44　当 x 很小时,常用到下列近似公式:

(1)$(1 + x)^{\alpha} \approx 1 + \alpha x$; 　　　　　　(2)$e^x \approx 1 + x$;

(3)$\ln (1 + x) \approx x$; 　　　　　　　　(4)$\sin x \approx x$;

(5)$\tan x \approx x$; 　　　　　　　　　(6)$\arcsin x \approx x$;

(7)$\arctan x \approx x$.

下面只就公式(1)进行证明,其余请读者自行证明.

证　设 $f(x) = (1 + x)^{\alpha}$,则

$$f'(x) = \alpha (1 + x)^{\alpha - 1},$$

由近似计算公式(3),得

$$(1 + x)^{\alpha} \approx 1 + \alpha x.$$

2.4 导数的应用

前面给出了导数概念及求导法则,本节将利用导数来研究函数的某些性态,如判断函数的单调性和凹凸性,求函数的极值与最值,并利用这些知识解决一些实际问题,如求函数的极限等. 首先来研究在微积分理论中占有重要地位的微分中值定理.

一、微分中值定理

微分中值定理主要包括罗尔定理、拉格朗日中值定理、柯西中值定理.

1. 罗尔(Rolle)中值定理

定理 2 − 4(罗尔中值定理) 设函数 $f(x)$ 满足:

(1)在闭区间 $[a,b]$ 上连续,

(2)在开区间 (a,b) 内可导,

(3)$f(a) = f(b)$,

则至少存在一点 $\xi \in (a,b)$,使 $f'(\xi) = 0$.

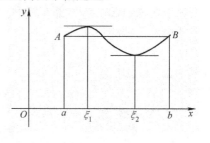

图 2 − 6

罗尔中值定理的几何意义:在闭区间 $[a,b]$ 上一条连续曲线 $y = f(x)$ 上每一点都有不平行于 y 轴的切线,在闭区间 $[a,b]$ 的两个端点 a 与 b 的函数值相等,即 $f(a) = f(b)$,则曲线上至少有一点,该点处的切线平行 x 轴(图 2 − 6).

有必要指出,罗尔中值定理的条件有三个,缺少其中任何一个条件,定理将不一定成立. 还需指出,罗尔中值定理中的条件是充分条件,不是必要条件,即定理的逆命题不成立.

例如 $f(x) = (x-1)^2$ 在 $[0,3]$ 上不满足罗尔中值定理的第三个条件$(f(0) \neq f(3))$,但是存在 $\xi = 1 \in (0,3)$,使 $f'(1) = 0$.

例 2 − 45 不求出函数 $f(x) = x(x-1)(x-2)(x-3)$ 的导数,说明方程 $f'(x) = 0$ 有几个实根,并指出它们所在的区间.

解 因为 $f(x)$ 在 $(-\infty, +\infty)$ 上连续可导,并且有 $f(0) = f(1) = f(2) = f(3) = 0$,由罗尔中值定理可以得到:在区间 $(0,1)$,$(1,2)$,$(2,3)$ 内各至少存在一点 ξ_1, ξ_2, ξ_3,使得

$$f'(\xi_1) = f'(\xi_2) = f'(\xi_3) = 0.$$

而一元三次方程 $f'(x) = 0$ 最多有三个实根,故在区间 $(0,1)$,$(1,2)$,$(2,3)$ 内各有一个实根.

2. 拉格朗日(Lagrange)中值定理

设 $y = f(x)$ 为区间 I 上的可导函数,$A(a, f(a))$ 与 $B(b, f(b))$ 是曲线 $y = f(x)$ 上的任意两点,将直线段 AB 平行移动,在区间 (a,b) 内总能找到一个位置,在该位置直线 AB 与曲线恰好相切(图 2 − 7),这就是微分学理论中重要的拉格朗日中值定理.

定理 2 − 5(拉格朗日中值定理) 若函数 $f(x)$ 满足:

(1)在闭区间 $[a,b]$ 上连续,

(2)在开区间 (a,b) 内可导,

则至少存在一点 $\xi \in (a,b)$,使得

$$f'(\xi) = \frac{f(b) - f(a)}{b - a}. \tag{1}$$

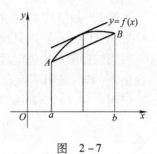

拉格朗日中值定理的几何意义如图 2 – 7 所示,将直线段 AB 平行移动至与曲线只有一个交点处,如图中的 $x = \xi$ 处的切线的斜率即为 $f'(\xi)$,因为两条直线平行,所以 $f'(\xi)$ 与直线段 AB 的斜率 k_{AB} 相等. 而

$$k_{AB} = \frac{f(b) - f(a)}{b - a},$$

图　2 – 7

于是有

$$f'(\xi) = \frac{f(b) - f(a)}{b - a},$$

ξ 就是满足定理结论的点. 式(1)称为拉格朗日中值公式,要注意它还有如下变形:

$$f(b) - f(a) = f'(\xi)(b - a) \quad (a < \xi < b).$$

$$f(b) = f(a) + f'(\xi)(b - a) \quad (a < \xi < b).$$

$$\Delta y = f'(x + \theta \Delta x) \Delta x \quad (0 < \theta < 1).$$

上述公式均称为拉格朗日中值公式.

由拉格朗日中值定理容易得到两个有用的推论.

推论 1　函数 $y = f(x)$ 在 (a, b) 内可导,且 $f'(x) \equiv 0$ 则 $f(x)$ 在区间 (a, b) 内是一个常数.

证明　任取 $x_1, x_2 \in (a, b)$,假设 $x_1 < x_2$,因为 $f(x)$ 在闭区间 $[a, b]$ 上满足拉格朗日中值定理的条件,则有

$$f(x_2) = f(x_1) + f'(\xi)(x_2 - x_1), \quad \xi \in (a, b).$$

由假设知 $f'(\xi) = 0$,所以可得 $f(x_2) = f(x_1)$. 这就是说,在开区间 (a, b) 内任意两点的函数值都相等,所以 $f(x)$ 在区间 (a, b) 内是一个常数.

例 2 – 46　证明 $\arcsin x + \arccos x = \dfrac{\pi}{2}$.

证明　构造函数

$$f(x) = \arcsin x + \arccos x, \quad x \in (-1, 1).$$

则

$$f'(x) = (\arcsin x)' + (\arccos x)' = \frac{1}{\sqrt{1 - x^2}} - \frac{1}{\sqrt{1 - x^2}} = 0.$$

由推论 1 知 $f(x)$ 是 $[-1, 1]$ 上的一个常数.

为了确定这个常数的值,在 $[-1, 1]$ 中取 $x = \dfrac{1}{2}$,这时

$$\arcsin \frac{1}{2} = \frac{\pi}{6}, \quad \arccos \frac{1}{2} = \frac{\pi}{3},$$

于是

$$\arcsin \frac{1}{2} + \arccos \frac{1}{2} = \frac{\pi}{2},$$

故

$$\arcsin x + \arccos x = \frac{\pi}{2}.$$

推论 2 函数 $f(x)$ 与 $g(x)$ 在开区间 (a,b) 内的导数处处相等,即 $f'(x) = g'(x)$,则 $f(x)$ 与 $g(x)$ 在 (a,b) 内只相差一个常数,即 $f(x) - g(x) = C$.

利用拉格朗日中值定理,还可以证明一些不等式.

例 2 - 47 证明不等式 $|\sin a - \sin b| \leqslant |a - b|$.

证明 令 $f(x) = \sin x$,则在区间 $[a,b]$ 上满足拉格朗中值定理,有

$$\sin a - \sin b = \cos \xi \cdot (a - b) \quad (a < \xi < b),$$

于是

$$|\sin a - \sin b| = |\cos \xi| \cdot |a - b| \leqslant |a - b|.$$

例 2 - 48 当 $x > 0$ 时,试证不等式 $\dfrac{x}{1+x} < \ln(1+x) < x$.

分析 由于 $\ln 1 = 0$,因此 $\ln(1+x) = \ln(1+x) - \ln 1$,而 $x = (1+x) - 1$,从而构造辅助函数 $f(x) = \ln(1+x)$,取 $a = 0, b = x$,则 $f(x) = \ln(1+x)$ 在区间 $[0,x]$ 上满足拉格朗日中值定理.

证明 令函数 $f(x) = \ln(1+x)$,则 $f(x)$ 在区间 $[0,x]$ 上满足拉格朗日中值定理,因此,必定存在一点 $\xi \in (0,x)$,使得

$$f(x) - f(0) = \ln(1+x) = f'(\xi)x,$$

而

$$f'(x) = \frac{1}{1+x},$$

则

$$f'(\xi) = \frac{1}{1+\xi}.$$

又因 $0 < \xi < x$,所以

$$\frac{1}{1+x} < \frac{1}{1+\xi} < 1,$$

从而

$$\frac{x}{1+x} < \frac{x}{1+\xi} < x,$$

即

$$\frac{x}{1+x} < \ln(1+x) < x.$$

注 利用拉格朗日中值定理证明不等式,可以先将不等式恒等变形以得出函数增量与自变量增量之间的关系. 首先,使我们能构造辅助函数以满足拉格朗日中值定理的条件,然后对 $f'(\xi)$ 进行放大缩小处理即可.

3. 柯西(Cauchy)中值定理

定理 2 - 6(柯西中值定理) 设函数 $f(x), g(x)$ 满足:

(1)在闭区间 $[a,b]$ 上都连续,

(2)在开区间 (a,b) 内都可导,

(3)在开区间 (a,b) 内 $g'(x) \neq 0$,

则至少存在一点 $\xi \in (a,b)$,使得

$$\frac{f'(\xi)}{g'(\xi)} = \frac{f(b) - f(a)}{g(b) - g(a)}.$$

在柯西中值定理中,若取 $g(x) = x$,则得到拉格朗日中值定理. 因此柯西中值定理可以看成拉格朗日中值定理的推广.

二、洛必达法则

在运用极限的运算法则求函数的极限时,我们会遇到分子、分母同时趋于零或 ∞ 的情况. 这时分式 $\lim\limits_{\substack{x \to a \\ (x \to \infty)}} \dfrac{f(x)}{F(x)}$ 的极限可能存在也可能不存在(例如 $\lim\limits_{x \to 0} \dfrac{\sin 2x}{x} = 2$,而 $\lim\limits_{x \to 0} \dfrac{1 - \cos x}{x^3}$ 不存在). 这些极限我们称为"不定式"(或不定型),通常分别记为"$\dfrac{0}{0}$"或"$\dfrac{\infty}{\infty}$"不定型.

例如,求 $\lim\limits_{x \to 0} \dfrac{1 - \cos x}{\sin x}$,属 $\dfrac{0}{0}$ 型的不定式,求 $\lim\limits_{x \to +\infty} \dfrac{e^x}{x^n}(n \in \mathbf{N}^+)$,属 $\dfrac{\infty}{\infty}$ 型的不定式.

利用柯西中值定理可以导出一种非常有效的求不定式极限的方法——洛必达法则,它主要用于求 $\dfrac{0}{0}$ 和 $\dfrac{\infty}{\infty}$ 型不定式的极限.

1. $\dfrac{0}{0}$ 型和 $\dfrac{\infty}{\infty}$ 型不定式

定理 2 – 7(洛必达法则)　设函数 $f(x)$ 及 $g(x)$ 满足下列条件:

(1)在 $x \to a$ 时,函数 $f(x)$ 及 $g(x)$ 都趋于零,

(2)在点 a 附近(不含 a),$f'(x)$ 和 $g'(x)$ 都存在且 $g'(x) \neq 0$,

(3)$\lim\limits_{x \to a} \dfrac{f'(x)}{g'(x)}$ 存在(或为无穷大),

那么

$$\lim\limits_{x \to a} \frac{f(x)}{g(x)} = \lim\limits_{x \to a} \frac{f'(x)}{g'(x)}.$$

注　以上对于不定式 $\dfrac{0}{0}$ 的洛必达法则,把 $x \to a$ 改为 $x \to \infty$ 仍然成立,且对于 $x \to a$ 或 $x \to \infty$ 时的未定式 $\dfrac{\infty}{\infty}$,也有相应的洛必达法则.

例 2 – 49　求极限 $\lim\limits_{x \to 0} \dfrac{1 - \cos x}{x^2}$.

解　$\lim\limits_{x \to 0} \dfrac{1 - \cos x}{x^2} = \lim\limits_{x \to 0} \dfrac{(1 - \cos x)'}{(x^2)'} = \lim\limits_{x \to 0} \dfrac{\sin x}{2x} = \dfrac{1}{2}.$　　　$\left(\dfrac{0}{0} \text{型}\right)$

例 2 – 50　求极限 $\lim\limits_{x \to 0} \dfrac{e^x - \cos x}{x \sin x}$

解　$\lim\limits_{x \to 0} \dfrac{e^x - \cos x}{x \sin x} = \lim\limits_{x \to 0} \dfrac{e^x + \sin x}{\sin x + x \cos x} = \infty.$　　　$\left(\dfrac{0}{0} \text{型}\right)$

例 2 – 51　求极限 $\lim\limits_{x \to 0} \dfrac{x - x \cos x}{x - \sin x}$.

解　由洛必达法则,有

$$\lim_{x \to 0} \frac{x - x\cos x}{x - \sin x}$$

$$= \lim_{x \to 0} \frac{1 - \cos x + x\sin x}{1 - \cos x} \qquad \left(\frac{0}{0}型\right)$$

$$= \lim_{x \to 0} \frac{\sin x + \sin x + x\cos x}{\sin x} = \lim_{x \to 0} \left(2 + \frac{x\cos x}{\sin x}\right) = 3. \qquad \left(\frac{0}{0}型\right)$$

例 2 - 52 求极限 $\lim\limits_{x \to 0} \dfrac{e^x - \sin x - 1}{1 - \sqrt{1 - x^2}}$.

解法一 直接使用洛必达法则,有

$$原式 = \lim_{x \to 0} \frac{\sqrt{1 - x^2}(e^x - \cos x)}{x} = \lim_{x \to 0} \sqrt{1 - x^2} \cdot \lim_{x \to 0} \frac{e^x - \cos x}{x} \qquad \left(\frac{0}{0}型\right)$$

$$= \lim_{x \to 0} \frac{e^x - \cos x}{x} = \lim_{x \to 0} (e^x + \sin x) = 1. \qquad \left(\frac{0}{0}型\right)$$

解法二 分母有理化,有

$$原式 = \lim_{x \to 0} \frac{(e^x - \sin x - 1)(1 + \sqrt{1 - x^2})}{x^2} = \lim_{x \to 0} \frac{(e^x - \sin x - 1)}{x^2} \lim_{x \to 0} (1 + \sqrt{1 - x^2})$$

$$= 2 \lim_{x \to 0} \frac{e^x - \cos x}{2x} = 2 \lim_{x \to 0} \frac{e^x + \sin x}{2} = 1. \qquad \left(\frac{0}{0}型\right)$$

解法三 利用等价无穷小代换 $1 - \sqrt{1 - x^2} \sim \dfrac{x^2}{2} (x \to 0)$,有

$$原式 = \lim_{x \to 0} \frac{e^x - \sin x - 1}{\left(\dfrac{x^2}{2}\right)} = \lim_{x \to 0} \frac{e^x - \cos x}{x} = \lim_{x \to 0} (e^x + \sin x) = 1. \qquad \left(\frac{0}{0}型\right)$$

例 2 - 53 求极限 $\lim\limits_{x \to +\infty} \dfrac{\ln x^2}{x}$.

解 这是 $\dfrac{\infty}{\infty}$ 型,利用洛必达法则,有

$$\lim_{x \to +\infty} \frac{\ln^2 x}{x} = \lim_{x \to +\infty} \frac{2\ln x}{x} = \lim_{x \to +\infty} \frac{2}{x} = 0. \qquad \left(\frac{\infty}{\infty}型\right)$$

例 2 - 54 求 $\lim\limits_{x \to +\infty} \dfrac{e^x}{x^n}$ $(n \in \mathbf{N}^+)$.

解 这是 $\dfrac{\infty}{\infty}$ 型,反复使用洛必达法则,得

$$\lim_{x \to +\infty} \frac{e^x}{x^n} = \lim_{x \to +\infty} \frac{e^x}{nx^{n-1}} = \lim_{x \to +\infty} \frac{e^x}{n(n-1)x^{n-1}} = \cdots = \lim_{x \to +\infty} \frac{e^x}{n!} = \infty.$$

注 在使用洛必达法则时应注意以下几点:

1)洛必达法则只适用于 $\dfrac{0}{0}$ 型或 $\dfrac{\infty}{\infty}$ 型的极限;

2)如果 $\lim \dfrac{f'(x)}{g'(x)}$ 仍是 $\dfrac{0}{0}$ 型或 $\dfrac{\infty}{\infty}$ 型,则可继续使用洛必达法则;

3）如果 $\lim \dfrac{f'(x)}{g'(x)}$ 不存在且不是 ∞ ，并不表明 $\lim \dfrac{f(x)}{g(x)}$ 不存在，只表明洛必达法则失效，这时应用其他方法求解.

例如，$\lim\limits_{x\to 0} \dfrac{x^2 \sin \dfrac{1}{x}}{\sin x}$ 是 $\dfrac{0}{0}$ 型，由洛必达法则，得

$$\lim_{x\to 0} \frac{x^2 \sin \dfrac{1}{x}}{\sin x} = \lim_{x\to 0} \frac{2x\sin \dfrac{1}{x} - \cos \dfrac{1}{x}}{\cos x}.$$

此时，等式右端的分子无极限，但我们并不能得出极限不存在的结论.

事实上，可用以下的方法求极限：

$$\lim_{x\to 0} \frac{x^2 \sin \dfrac{1}{x}}{\sin x} = \lim_{x\to 0} \left(\frac{x}{\sin x} \cdot x \cdot \sin \frac{1}{x} \right) = \lim_{x\to 0} \frac{x}{\sin x} \cdot \lim_{x\to 0} \left(x \cdot \sin \frac{1}{x} \right) = 1 \cdot 0 = 0.$$

2. "$0 \cdot \infty$" 型不定式

对于 $0 \cdot \infty$ 型极限，常见的求解方法是先将函数变形化为 $\dfrac{0}{0}$ 型或 $\dfrac{\infty}{\infty}$ 型，再用洛必达法则求解.

例 2 – 55 求 $\lim\limits_{x\to 0^+} (x\ln x)$. $\qquad\qquad$ $0 \cdot \infty$ 型

解 $\qquad \lim\limits_{x\to 0^+} (x\ln x) = \lim\limits_{x\to 0^+} \dfrac{\ln x}{\dfrac{1}{x}}$ $\qquad\qquad$ $\dfrac{\infty}{\infty}$ 型

$$= \lim_{x\to 0^+} \frac{\dfrac{1}{x}}{-\dfrac{1}{x^2}} = \lim_{x\to 0^+} (-x) = 0.$$

注 此题如若将 $0 \cdot \infty$ 型化为 $\dfrac{0}{0}$ 型，则增加解题困难. 由此看来，要根据尽量简化的要求转化.

3. $\infty - \infty$ 型不定式

对于 $\infty - \infty$ 型极限，先将函数进行恒等变形（通分等）化为 $\dfrac{0}{0}$ 型或 $\dfrac{\infty}{\infty}$ 型，再用洛必达法则求之.

例 2 – 56 求 $\lim\limits_{x\to 1}\left(\dfrac{2}{x^2-1} - \dfrac{1}{x-1} \right)$. $\qquad\qquad$ $\infty - \infty$ 型

解 $\lim\limits_{x\to 1}\left(\dfrac{2}{x^2-1} - \dfrac{1}{x-1} \right) = \lim\limits_{x\to 1} \dfrac{1-x}{x^2-1} = \lim\limits_{x\to 1} \dfrac{-1}{2x} = -\dfrac{1}{2}.$ $\qquad$ $\dfrac{0}{0}$ 型

4. 1^∞ 型、0^0 型、∞^0 型不定式

1^∞ 型、0^0 型、∞^0 这三种不定型，利用取对数的方法或者利用公式 $e^{\ln N} = N$ 将幂指函数

指数化,转化为$\dfrac{0}{0}$或$\dfrac{\infty}{\infty}$型来求.

例 2-57　求$\lim\limits_{x\to1}x^{\frac{1}{1-x}}$.

解　这是1^{∞}型由于

$$x^{\frac{1}{1-x}}=e^{\ln x^{\frac{1}{1-x}}}=e^{\frac{1}{1-x}\cdot\ln x}=e^{\frac{\ln x}{1-x}},$$

于是

$$\lim_{x\to1}x^{\frac{1}{1-x}}=\lim_{x\to1}e^{\frac{\ln x}{1-x}}=e^{\lim\limits_{x\to1}\frac{\ln x}{1-x}}=e^{\lim\limits_{x\to1}\left(\frac{-1}{x}\right)}=e^{-1}.$$

例 2-58　求$\lim\limits_{x\to0^+}(\sin x)^{2x}$.

解　这是0^0型.因为

$$(\sin x)^{2x}=e^{\ln(\sin x)^{2x}}=e^{2x\ln\sin x},$$

所以

$$\lim_{x\to0^+}(\sin x)^{2x}=\lim_{x\to0^+}e^{2x\ln\sin x}=e^{\lim\limits_{x\to0^+}\frac{2\ln\sin x}{x^{-1}}}=e^{2\lim\limits_{x\to0^+}\frac{\frac{\cos x}{\sin x}}{-x^{-2}}}=e^{-2\lim\limits_{x\to0^+}\frac{x^2\cos x}{\sin x}}=e^0=1.$$

例 2-59　求$\lim\limits_{x\to\frac{\pi}{2}}(\tan x)^{2x-\pi}$.

解　这是∞^0型由

$$(\tan x)^{2x-\pi}=e^{\ln(\tan x)^{2x-\pi}}=e^{(2x-\pi)\ln\tan x},$$

得

$$\lim_{x\to\frac{\pi}{2}}(\tan x)^{2x-\pi}=\lim_{x\to\frac{\pi}{2}}e^{(2x-\pi)\ln\tan x}=e^{\lim\limits_{x\to\frac{\pi}{2}}(2x-\pi)\ln\tan x},$$

其中

$$\lim_{x\to\frac{\pi}{2}}(2x-\pi)\ln\tan x=\lim_{x\to\frac{\pi}{2}}\frac{\ln\tan x}{\dfrac{1}{2x-\pi}}\qquad\left(\frac{\infty}{\infty}\text{型}\right)$$

$$=\lim_{x\to\frac{\pi}{2}}\frac{\dfrac{1}{\tan x}\cdot\dfrac{1}{\cos^2 x}}{\dfrac{-2}{(2x-\pi)^2}}=-\lim_{x\to\frac{\pi}{2}}\frac{(2x-\pi)^2}{\sin 2x}\qquad\left(\frac{0}{0}\text{型}\right)$$

$$=-\lim_{x\to\frac{\pi}{2}}\frac{4(2x-\pi)}{2\cos 2x}=0.$$

于是

$$\lim_{x\to\frac{\pi}{2}}(\tan x)^{2x-\pi}=e^0=1.$$

有时借助洛必达法则还可以判断两个无穷小量是否等价.例如,当$x\to0$时,有

$$\arcsin x\sim x,\arctan x\sim x,\ln(1+x)\sim x,e^x-1\sim x,1-\cos x\sim\frac{x^2}{2}$$

等等.

注　使用洛必达法则求极限时,若有极限为非零因子,该因子可以单独求极限,不必参与洛必达法则运算,这样可以使运算简化. 有时可以配合使用其他求极限的方法,也可以使运算更简单.

三、函数的单调性与极值

本节介绍导数在研究函数的单调性与求极值方面的应用.

1. 函数的单调性

单调性是函数的一个重要特性,下面来研究这一特点. 从图 2 - 8 可以看出,如果函数 $f(x)$ 在某区间上单调增加,且所给曲线每一点处都存在非铅直的切线,即在该区间上 $f(x)$ 可导,则曲线上各点处的切线斜率大于零,即 $f'(x) > 0$. 类似地,如果函数 $f(x)$ 在某区间上单调减少,且在该区间上都可导,则应有 $f'(x) < 0$.

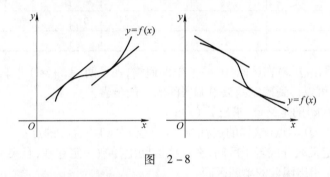

图　2 - 8

反过来,能否利用导数来判断函数的单调性呢? 这个结论是肯定的. 由拉格朗日中值定理可以得出函数单调性的一个判定方法.

定理 2 - 8　设函数 $f(x)$ 在 (a,b) 内可导,则有

(1)如果在 (a,b) 内 $f'(x) > 0$,那么,函数 $f(x)$ 在 (a,b) 上单调增加;

(2)如果在 (a,b) 内 $f'(x) < 0$,那么,函数 $f(x)$ 在 (a,b) 上单调减少.

证明　在 (a,b) 上任取两点 x_1, x_2 不妨设 $x_1 < x_2$. 由定理的条件有,$f(x)$ 在区间 $[x_1, x_2]$ 上满足拉格朗日中值定理条件,则至少存在一点 $\xi \in (x_1, x_2)$ 使得

$$f'(\xi) = \frac{f(x_2) - f(x_1)}{x_2 - x_1}.$$

若在 (a,b) 内恒有 $f'(x) > 0$,必有 $f'(\xi) > 0$,则有 $f(x_2) > f(x_1)$. 所以 $f(x)$ 在 $[a,b]$ 上单调增加.

同理,如果在 (a,b) 内 $f'(x) < 0$,可得 $f(x)$ 在 $[a,b]$ 上单调减少.

注　这个判定定理只是函数在区间内单调增加(减少)的充分条件.

例 2 - 60　求函数 $f(x) = 2x^3 - 9x^2 + 12x - 3$ 的单调区间.

解　函数的定义域为 $(-\infty, +\infty)$,则

$$f'(x) = 6x^2 - 18x + 12 = 6(x - 1)(x - 2).$$

令 $f'(x) = 0$,得出 $x = 1$ 和 $x = 2$,这两个点把定义域分成三个子区间,列表讨论如下:

x	$(-\infty,1)$	1	$(1,2)$	2	$(2,+\infty)$
$f'(x)$	+	0	−	0	+
$f(x)$	↗		↘		↗

从表中可以看出,函数的 $f(x)$ 在区间 $(-\infty,1)$ 与 $(2,+\infty)$ 上单调递增,$f(x)$ 在区间 $(1,2)$ 单调递减.

例 2-61 讨论函数 $f(x) = \dfrac{\ln x}{x}$ 单调性.

解 函数的定义域为 $(0,+\infty)$,又

$$f'(x) = \frac{1-\ln x}{x^2}.$$

令 $f'(x) = 0$,求出 $x = e$,列表讨论如下:

x	$(0,e)$	e	$(e,+\infty)$
$f'(x)$	+	0	−
$f(x)$	↗		↘

从表中可以看出,$f(x)$ 在区间 $(0,e)$ 上单调递增,在区间 $(e,+\infty)$ 上单调递减.

由上述例子,可以得到确定函数单调区间的一般步骤:

1)确定函数 $f(x)$ 的定义域,求出 $f'(x)$;

2)求出 $f'(x) = 0$ 的点(这样的点称为驻点)或 $f'(x)$ 不存在的点;

3)这些点把定义域分成若干区间,在这些区间上导数一定存在,且要么大于零,要么小于零,由定理 2-9 指出函数的单调区间.

例 2-62 试证:当 $x \neq 1$ 时,$e^x > ex$.

证明 令 $F(x) = e^x - ex$,函数 $F(x)$ 在 $(-\infty,+\infty)$ 上连续,且 $F(1) = 0$,又

$$F'(x) = e^x - e.$$

当 $x < 1$ 时,

$$F'(x) = e^x - e < 0,$$

可知 $F(x)$ 为 $(-\infty,1]$ 上的单调递减函数,即

$$F(x) > F(1) = 0,$$

故

$$e^x > ex > 0.$$

当 $x > 1$ 时,由 $F'(x) = e^x - e > 0$ 可知,$F(x)$ 是 $[1,+\infty)$ 上的单调递增函数,即

$$F(x) > F(1) = 0,$$

故

$$e^x > ex > 0.$$

综上所述:对于任意 $x \neq 1$,都有 $e^x > ex$ 成立.

2. 函数的极值

定义 2-3 设函数 $y = f(x)$ 在点 x_0 处的某一个邻域 $U(x_0,\delta)$ 内有定义,则

(1)如果当 $x \in U(x_0,\delta)$ 时,恒有 $f(x) \geqslant f(x_0)$,则称 x_0 是 $f(x)$ 的极小值点,称 $f(x_0)$ 为 $f(x)$ 的极小值;

(2)如果当 $x \in U(x_0,\delta)$ 时,恒有 $f(x) \leqslant f(x_0)$,则称 x_0 是 $f(x)$ 的极大值点,称 $f(x_0)$ 为

$f(x)$ 的极大值.

极大值点、极小值点统称为极值点. 极大值、极小值统称为极值.

注 极值是函数的一个局部性的概念, 是函数在某一邻域内的最大值或最小值, 而不是在整个所应考虑的区域内的最大值或最小值, 如图 $2-9$ 中的函数 $y=f(x)$, x_1, x_3 是它的极大值点, x_2, x_4 是它的极小值点, 从图中还可以看到, 极小值 $f(x_4)$ 大于极大值 $f(x_1)$.

这就是说, 极小值并不一定比极大值小.

下面讨论如何求函数的极值点.

定理 2-9(极值点的必要条件) 设函数 $f(x)$ 在点 x_0 处可导, 且 x_0 为 $f(x)$ 的极值点, 则 $f'(x_0)=0$.

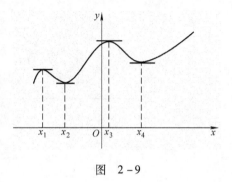

图 $2-9$

定理 $2-9$ 告诉我们: 可导函数的极值点一定是驻点. 但驻点不一定是函数的极值点. 看下列图示所反映的几种情形.

图 $2-10$ 的驻点 x_0 是极值点, 而图 $2-11$ 的驻点 x_0 不是极值点.

同时, 我们要指出, 有些函数的不可导点也可

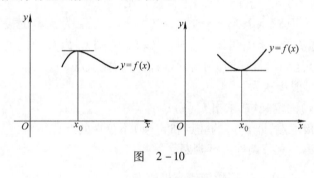

图 $2-10$

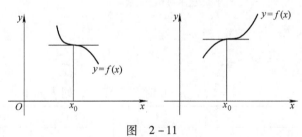

图 $2-11$

能是其极值点. 如 $y=|x|$ 在 $x=0$ 处不可导, 但 $x=0$ 是 $y=|x|$ 的极小值点. 当然, 不可导点也可能不是极值点, 如 $y=\sqrt[3]{x}$ 在 $x=0$ 处有 $f'(0)=\infty$, 但 $x=0$ 却不是函数的极值点.

再看下面图示所反映的几种情形.

图 $2-12$ 中坐标原点是不可导的点, 但却是极值点; 图 $2-13$ 左图中的 x_0 点和右图中的坐标原点都是不可导的点, 但不是极值点.

由此得到可能的极值点为: 驻点和导数不存在的点. 如何确定它们是否为极值点呢? 有以下定理.

定理 2-10(极值的第一充分条件) 设函数 $y=f(x)$ 在点 x_0 的某邻域内连续, 在 x_0 的

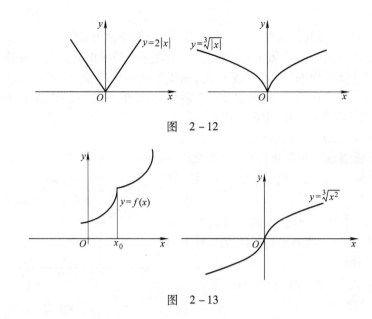

图 2-12

图 2-13

邻域内(x_0 可以除外)可导(允许 $f'(x_0)$ 不存在),则

(1)当 $x < x_0$ 时,$f'(x) > 0$;当 $x > x_0$ 时,$f'(x) < 0$,则 x_0 为 $f(x)$ 的极大值点.

(2)当 $x < x_0$ 时,$f'(x) < 0$;当 $x > x_0$ 时,$f'(x) > 0$,则 x_0 为 $f(x)$ 的极小值点.

(3)在 x_0 两侧 $f'(x)$ 符号相同,则 x_0 不是 $f(x)$ 的极值点.

求函数极值的一般步骤为

1)确定函数 $f(x)$ 的定义域,求出 $f'(x)$;

2)求出可能的极值点,即 $f(x)$ 的驻点和 $f'(x)$ 不存在的点;

3)利用极值的第一充分条件进行判断.

例 2-63 求 $y = \dfrac{3}{8}x^{\frac{8}{3}} - \dfrac{3}{2}x^{\frac{2}{3}}$ 的极值与极值点.

解 函数的定义域是 $(-\infty, +\infty)$.

$$y' = x^{\frac{5}{3}} - x^{-\frac{1}{3}} = x^{-\frac{1}{3}}(x^2 - 1) = \frac{(x+1)(x-1)}{\sqrt[3]{x}}.$$

令 $y' = 0$ 得驻点 $x_1 = -1, x_2 = 1$,而 $x = 0$ 时 y' 不存在. 列表如下:

x	$(-\infty, -1)$	-1	$(-1,0)$	0	$(0,1)$	1	$(1, +\infty)$
y'	$-$	0	$+$	不存在	$-$	0	$+$
y	↘	极小值 $-\dfrac{9}{8}$	↗	极大值 0	↘	极小值 $-\dfrac{9}{8}$	↗

故 $x = -1$ 是函数的极小值点,极小值为 $-\dfrac{9}{8}$,$x = 1$ 也是函数的极小值点,极小值为 $-\dfrac{9}{8}$,$x = 0$ 是函数的极大值点,极大值为 0

定理 2-11(极值的第二充分条件) 函数 $f(x)$ 在 x_0 处具有二阶导数,且 $f'(x_0) = 0$,则

(1)当 $f''(x_0) < 0$ 时,x_0 是 $f(x)$ 的极大值点.

（2）当 $f''(x_0) > 0$ 时，x_0 是 $f(x)$ 的极小值点．

（3）当 $f''(x_0) = 0$ 时，不能判断 x_0 是否是 $f(x)$ 的极值．

例 2 - 64　利用极值的第二充分条件，求函数 $y = x^4 - \dfrac{8}{3}x^3 - 6x^2$ 的极值．

解　所给函数定义域为 $(-\infty, +\infty)$．

$$y' = 4x^3 - 8x^2 - 12x = 4x(x+1)(x-3).$$

令 $y' = 0$ 得 y 的驻点为：$x_1 = -1, x_2 = 0, x_3 = 3$．

$$y'' = 12x^2 - 16x - 12.$$

因 $y''|_{x=-1} = 16 > 0$，所以 $y(-1) = -\dfrac{7}{3}$ 为一个极小值；

因 $y''|_{x=0} = -12 < 0$，所以 $y(0) = 0$ 为一个极大值；

因 $y''|_{x=3} = 48 > 0$，所以 $y(3) = -45$ 也是一个极小值．

3. 函数的最值

在生产和实际应用中，经常会遇到如何做才能使"用料最省"、"产量最高"、"质量最好"、"耗时最少"等最优化问题．这类问题在数学上就是最大值、最小值问题．

在闭区间 $[a,b]$ 上连续的函数 $f(x)$，在 $[a,b]$ 上一定能取得最大值和最小值．而最大值点，最小值点必定是 $f(x)$ 在 (a,b) 内的驻点，或导数不存在的点，或区间的端点．

根据最大值和最小值的概念，我们得出它们的求法如下：

1）求出 $f(x)$ 在 (a,b) 内的所有驻点和一阶导数不存在的点，并计算各点的函数值（不必判断这些点是否取得极值，是极大值还是极小值）；

2）求出端点的函数值 $f(a)$ 和 $f(b)$；

3）比较前面求出的所有函数值，其中最大的就是 $f(x)$ 在 $[a,b]$ 上的最大值，其中最小的就是 $f(x)$ 在 $[a,b]$ 上的最小值．

由上所述，再一次强调了最大值、最小值是函数 $f(x)$ 在闭区间 $[a,b]$ 上的整体概念，而极值（极大值、极小值）是函数 $f(x)$ 在某点的邻域内的局部概念．

例 2 - 65　求函数 $y = \dfrac{2}{3}x - \sqrt[3]{x}$ 在 $[-1,8]$ 内的最大值和最小值．

解　$y' = \dfrac{2}{3} - \dfrac{1}{3}x^{-\frac{2}{3}} = \dfrac{2\sqrt[3]{x^2} - 1}{3\sqrt[3]{x^2}}$，

由 $y' = 0$ 得出驻点 $x_1 = -\dfrac{\sqrt{2}}{4}, x_2 = \dfrac{\sqrt{2}}{4}$，另 $x_3 = 0$ 是 y' 不存在的点．

计算函数 y 在 $-1, -\dfrac{\sqrt{2}}{4}, 0, \dfrac{\sqrt{2}}{4}, 8$ 处的函数值，列表如下：

x	-1	$-\dfrac{\sqrt{2}}{4}$	0	$\dfrac{\sqrt{2}}{4}$	8
y	$\dfrac{1}{3}$	$\dfrac{\sqrt{2}}{3}$	0	$-\dfrac{\sqrt{2}}{3}$	$\dfrac{10}{3}$

因此 $y_{\max} = y(8) = \dfrac{10}{3}$，$y_{\min} = y\left(\dfrac{\sqrt{2}}{4}\right) = -\dfrac{\sqrt{2}}{3}$．

需要指出的是:在实际问题中求最大(小)值问题,首先应建立函数关系(数学模型或目标函数),如果目标函数可导,驻点唯一,实际意义表明目标函数的最大(小)值存在,且在定义域区间上取到,那么驻点处的函数值就是目标函数的最大值或最小值.

四、函数曲线的凹凸性与拐点

1. 曲线的凹凸性

定义 2-4 设函数 $y=f(x)$ 在区间 I 上连续,如果对于 I 内的任意两点 x_1,x_2,恒有

$$f(\frac{x_1+x_2}{2})<\frac{f(x_1)+f(x_2)}{2},$$

则称 $f(x)$ 在 I 上的图形是(上)凹的,简称凹弧. 如果恒有

$$f(\frac{x_1+x_2}{2})>\frac{f(x_1)+f(x_2)}{2},$$

则称 $f(x)$ 在 I 上的图形是(上)凸的,简称凸弧.

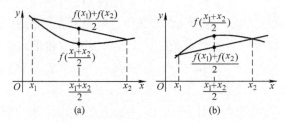

图 2-14

定义 2-4 的直观意义如图 2-14(a),(b)所示. 在(a)中,通过观察,我们发现,当自变量 x 由 x_1 逐步增大到 x_2 时,其对应点的切线斜率先是由负变零,后来又由零变正,就是说凹弧上的 $f'(x)$ 是增函数,观察(b)也有类似的结论. 可见,若 $y=f(x)$ 在 (a,b) 内二阶可导,则可用其一阶导数的单调性,即二阶导数的符号来判定曲线弧的凹凸性.

定理 2-12 设函数 $f(x)$ 在 (a,b) 内具有二阶导数 $f''(x)$. 那么

(1)若在 (a,b) 内 $f''(x)>0$,则 $y=f(x)$ 在 $[a,b]$ 上的图形是凹的.

(2)若在 (a,b) 内 $f''(x)<0$,则 $y=f(x)$ 在 $[a,b]$ 上的图形是凸的.

例 2-66 判定曲线 $y=x\arctan x$ 的凹凸区间.

解 所给曲线在 $(-\infty,+\infty)$ 内为连续曲线,由于

$$y'=\arctan x+\frac{x}{1+x^2},$$

$$y''=\frac{1}{1+x^2}+\frac{(1+x^2)-x\cdot 2x}{(1+x^2)^2}=\frac{2}{(1+x^2)^2}>0,$$

故曲线 $y=x\arctan x$ 在 $(-\infty,+\infty)$ 内为凹弧.

例 2-67 判定曲线 $y=x^{\frac{1}{3}}$ 的凹凸区间.

解 所给曲线 $y=x^{\frac{1}{3}}$ 在 $(-\infty,+\infty)$ 内为连续曲线,由于

$$y'=\frac{1}{3}x^{-\frac{2}{3}},\quad y''=-\frac{2}{9\cdot\sqrt[3]{x^5}}\ (x\neq 0).$$

因此,当 $x > 0$ 时, $y'' < 0$,可知曲线 $y = x^{\frac{1}{3}}$ 在 $(0, +\infty)$ 内为凸的. 当 $x < 0$ 时, $y'' > 0$,可知曲线 $y = x^{\frac{1}{3}}$ 在 $(-\infty, 0)$ 内为凹的.

根据定理 2-12 可知,二阶导数的正负是判断曲线凹凸的依据. 同时,我们又知道驻点和一阶导数不存在的点是函数增减区间的分界点. 因此,为了判定 y' 的增减,二阶导数为零和二阶导数不存在的点也成为曲线凹凸的分界点. 在这里曲线发生了凹凸的改变.

2. 曲线的拐点

定义 2-5 曲线上的凹弧与凸弧部分的分界点,称为该曲线的拐点.

由此得到:在曲线的拐点处有 $y''(x) = 0$ 或 $y''(x)$ 不存在.

注 拐点是曲线上的点,拐点的坐标必须写成 $(x_0, f(x_0))$.

讨论曲线凹凸性及拐点的一般步骤为:

(1)确定函数 $f(x)$ 的定义域,求出 $f''(x)$;

(2)求出可能拐点的横坐标,即 $f''(x) = 0$ 或 $f''(x)$ 不存在的点的横坐标;

(3)判定在这些点的两侧 $f''(x)$ 的符号,由定理 2-12 指出凹凸性,写出拐点.

例 2-68 判定下列曲线的凹凸性,并求曲线的拐点:

(1) $y = x^{\frac{1}{3}}$;　　　　　　　(2) $y = x^3$.

解 (1)此函数的定义域为 $(-\infty, +\infty)$, $y' = \dfrac{1}{3} x^{-\frac{2}{3}}$, $y'' = -\dfrac{2}{9} \cdot \dfrac{1}{x \cdot \sqrt[3]{x^2}} \neq 0$.

当 $x = 0$ 时, y'' 不存在,且当 $x < 0$ 时, $y'' > 0$;当 $x > 0$ 时, $y'' < 0$.

故曲线在 $(-\infty, 0)$ 内是凹弧,在 $(0, +\infty)$ 内是凸弧; $(0,0)$ 是曲线 $y = x^{\frac{1}{3}}$ 的拐点.

(2)此函数的定义域为 $(-\infty, +\infty)$, $y' = 3x^2$, $y'' = 6x$.

令 $y'' = 0$ 得 $x = 0$,且当 $x < 0$ 时, $y'' < 0$;当 $x > 0$ 时, $y'' > 0$.

故曲线 $y = x^3$ 在 $(-\infty, 0)$ 内是凸弧,在 $(0, +\infty)$ 内是凹弧; $(0,0)$ 是曲线的拐点.

例 2-69 讨论标准正态密度函数 $p(x) = \dfrac{1}{\sqrt{2\pi}} e^{-\frac{x^2}{2}}$ 的单调性和极值、凹凸性区间和拐点.

解 密度函数的定义域为 $(-\infty, +\infty)$,由 $y = \dfrac{1}{\sqrt{2\pi}} e^{-\frac{x^2}{2}}$,得

$$y' = -\frac{x e^{-\frac{x^2}{2}}}{\sqrt{2\pi}}, \quad y'' = \frac{e^{-\frac{x^2}{2}}}{\sqrt{2\pi}} (x^2 - 1),$$

在定义域都有意义.

令 $y' = 0$,得出驻点 $x = 0$;令 $y'' = 0$ 得 $x = \pm 1$. 这些点把定义域分成若干区间,列表如下:

x	$(-\infty, -1)$	-1	$(-1, 0)$	0	$(0, 1)$	1	$(1, +\infty)$
y'	+	+	+	0	−	−	−
y''	+	0	−	−	−	0	+
y	↗	拐点 $\left(-1, \dfrac{e^{-\frac{1}{2}}}{\sqrt{2\pi}}\right)$	↗	极大值 $\dfrac{1}{\sqrt{2\pi}}$	↘	拐点 $\left(1, \dfrac{e^{-\frac{1}{2}}}{\sqrt{2\pi}}\right)$	↘

从表中可以看出,函数的增区间为$(-\infty,0)$,减区间为$(0,+\infty)$;函数有唯一极大值 $f(0) = \dfrac{1}{\sqrt{2\pi}}$,无极小值.函数的凹弧区间为$(-\infty,-1)$、$(1,+\infty)$,凸弧区间为$(-1,1)$;拐点为$(-1,\dfrac{1}{\sqrt{2\pi}}e^{-\frac{1}{2}})$和$(1,\dfrac{1}{\sqrt{2\pi}}e^{-\frac{1}{2}})$.

例 2 - 70 已知曲线$y = ax^3 + bx^2 + x + 2$有一个拐点$(-1,3)$,求a,b的值.

解 由拐点$(-1,3)$在曲线上,得$a - b = -2$,而
$$y' = 3ax^2 + 2bx + 1, \quad y'' = 6ax + 2b,$$
由$y''(-1) = 0$,得出$-6a + 2b = 0.$

解方程组
$$\begin{cases} a - b = -2, \\ -6a + 2b = 0, \end{cases}$$

得$a = 1, b = 3$.

3. 曲线的渐近线

定义 2 - 6 如果曲线$y = f(x)$上的一动点P沿着曲线趋于无穷远时,动点P与某条直线L的距离趋于零,则称直线L为曲线$f(x)$的渐近线.

定义 2 - 7 如果曲线$y = f(x)$的定义域是无限区间,且$\lim\limits_{x \to -\infty} f(x) = b$或$\lim\limits_{x \to +\infty} f(x) = b$,则称直线$y = b$为曲线$y = f(x)$的一条水平渐近线.

例如,当$x \to \infty$时,有$e^{-x^2} \to 0$,所以$y = 0$为曲线$y = e^{-x^2}$的水平渐近线(如图$2 - 15$).

定义 2 - 8 如果曲线$y = f(x)$在$x = C$处间断,且$\lim\limits_{x \to C^-} f(x) = \infty$或$\lim\limits_{x \to C^+} f(x) = \infty$,则直线$x = C$为曲线$y = f(x)$的一条铅直渐近线.

如$x \to \dfrac{\pi}{2}$时,有$\tan x \to +\infty$,所以$x = \dfrac{\pi}{2}$为曲线$y = \tan x$的一条铅直渐近线(如图$2 - 16$).

又如$y = \dfrac{x^3}{(x+3)(x-1)}$,显然函数在$x = 1, x = -3$处间断,且
$$\lim\limits_{x \to 1} f(x) = \infty, \quad \lim\limits_{x \to -3} f(x) = \infty,$$

所以曲线$y = \dfrac{x^3}{(x+3)(x-1)}$的两条铅直渐近线为$x = 1, x = -3$.

定义 2 - 9 曲线$y = f(x)$,如果存在$y = kx + b\,(k \neq 0)$,使得$\lim\limits_{x \to \pm\infty} [f(x) - (kx + b)] = 0$ 成立,则直线$y = kx + b$为曲线$y = f(x)$的一条斜渐近线(如图$2 - 17$).

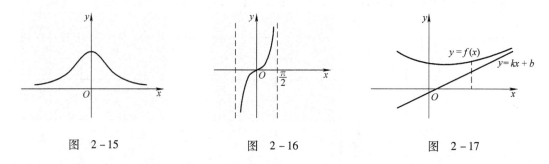

图 2 - 15   图 2 - 16   图 2 - 17

由上述定义可得

$$k = \lim_{x \to \pm\infty} \frac{f(x)}{x}, \quad b = \lim_{x \to \pm\infty} [f(x) - kx].$$

例 2 – 71　求曲线 $y = \dfrac{x^3}{x^2 + 2x - 3}$ 的渐近线.

解　因为

$$\lim_{x \to \infty} \frac{x^3}{x^2 + 2x - 3} = \infty,$$

所以曲线没有水平渐近线;

因为

$$\lim_{x \to 1} \frac{x^3}{x^2 + 2x - 3} = \infty,$$

所以 $x = 1$ 是曲线的铅直渐近线.

因为

$$\lim_{x \to -3} \frac{x^3}{x^2 + 2x - 3} = \infty,$$

所以 $x = -3$ 是曲线的铅直渐近线.

因为

$$k = \lim_{x \to \infty} \frac{f(x)}{x} = \lim_{x \to \infty} \frac{x^2}{x^2 + 2x - 3} = 1,$$

$$b = \lim_{x \to \infty} [f(x) - kx] = \lim_{x \to \infty} \left(\frac{x^3}{x^2 + 2x - 3} - x \right) = \lim_{x \to \infty} \frac{-2x^2 + 3x}{x^2 + 2x - 3} = -2,$$

故曲线的斜渐近线为 $y = x - 2$.

例 2 – 72　求 $y = x + \arctan x$ 的渐近线.

解　因为 $y = x + \arctan x$ 在 $(-\infty, +\infty)$ 上处处连续,所以没有铅直渐进线.

因为

$$\lim_{x \to +\infty} \frac{x + \arctan x}{x} = \lim_{x \to +\infty} \left(1 + \frac{\arctan x}{x} \right) = 1,$$

且

$$\lim_{x \to +\infty} [x + \arctan x - x] = \frac{\pi}{2},$$

所以 $y = x + \dfrac{\pi}{2}$ 是一条斜渐进线$(x \to +\infty$ 方向$)$.

又因为

$$\lim_{x \to -\infty} \frac{x + \arctan x}{x} = \lim_{x \to -\infty} \left(1 + \frac{\arctan x}{x} \right) = 1,$$

且

$$\lim_{x \to -\infty} [x + \arctan x - x] = -\frac{\pi}{2}.$$

所以 $y = x - \dfrac{\pi}{2}$ 也是一条斜渐进线$(x \to -\infty$ 方向$)$.

4. 函数图形描绘的步骤

在前面讨论函数的单调性和极值、函数的凹向和拐点以及渐近线的基础上,对函数的性态有了比较深刻的了解,就能比较准确地描绘出函数的图像了.

函数 $y=f(x)$ 作图步骤归纳如下:

(1)确定函数的定义域和值域;

(2)确定曲线关于坐标轴的对称性;

(3)求出曲线和坐标轴的交点;

(4)判断函数的单调区间并求出极值;

(5)确定函数的凹凸区间和拐点;

(6)求出曲线的渐近线;

(7)列表讨论并描绘函数的图像.

例 2 – 73 描绘函数 $f(x) = \dfrac{4(x+1)}{x^2} - 2$ 的图形.

解 (1)函数的定义域为 $(-\infty,0)\cup(0,+\infty)$;

(2)函数不具有奇偶性,因此曲线无对称性;

(3)令 $y=0$,即 $\dfrac{4(x+1)-2x^2}{x^2}=0$,$x^2-2x-2=0$,解得 $x=1\pm\sqrt{3}$,表明曲线与 x 轴交于 $x=1+\sqrt{3}$ 和 $x=1-\sqrt{3}$;

(4)$f'(x)=-\dfrac{4(x+2)}{x^3}$,令 $f'(x)=0$,得 $x=-2$;

(5)$f''(x)=\dfrac{8(x+3)}{x^4}$,令 $f''(x)=0$,得 $x=-3$;

(6)因为

$$\lim_{x\to\pm\infty}\left[\frac{4(x+1)}{x^2}-2\right]=-2,$$

所以 $y=-2$ 是水平渐近线,又因为 $x=0$ 是函数的间断点,且

$$\lim_{x\to 0}\left[\frac{4(x+1)}{x^2}-2\right]=\infty,$$

所以 $x=0$ 是铅直渐近线.

(7)列表讨论如下:

x	$(-\infty,-3)$	-3	$(-3,-2)$	-2	$(-2,0)$	0	$(0,+\infty)$
y'	$-$	$-$	$-$	0	$+$	无	$-$
y''	$-$	0	$+$	$+$	$+$	无	$+$
y	↘	$(-3,-2\frac{8}{9})$ 拐点	↘	-3 极小值	↗	间断	↘

作出函数的图像(如图 2 – 18 所示).

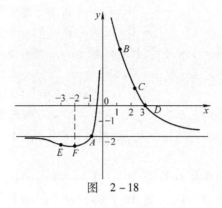

图 2-18

习 题 2

1. 单项选择题：

(1)下列函数在给定区间上满足罗尔定理条件的是(　　　).

A. $f(x) = x\sqrt{3-x}, [0,3]$ 　　　B. $f(x) = xe^{-x}, [0,1]$

C. $f(x) = \begin{cases} \sin x, & x < 5, \\ x + 2, & x \geqslant 5, \end{cases} [0,5]$ 　　　D. $f(x) = |\cos x|, [0,1]$

(2)下列函数在$[1, e]$上满足拉格朗日中值定理条件的是(　　　).

A. $\ln(\ln x)$ 　　　B. $\ln x$ 　　　C. $\dfrac{1}{\ln x}$ 　　　D. $\ln(2-x)$

(3)下列求极限问题中能够使用洛必达法则的是(　　　).

A. $\lim\limits_{x \to 0} \dfrac{x^2 \sin \dfrac{1}{x}}{\sin x}$ 　　　B. $\lim\limits_{x \to \infty} \dfrac{x + \sin x}{x - \sin x}$

C. $\lim\limits_{x \to 0} \dfrac{x - \sin x}{x \sin x}$ 　　　D. $\lim\limits_{x \to 1} \dfrac{x + \ln x}{x - 1}$

(4)函数 $y = 2x + \cos x$ 的单调增加区间是(　　　).

A. $(0, +\infty)$ 　　B. $(-\infty, 0)$ 　　C. $(-\infty, +\infty)$ 　　D. $(-1, 1)$

(5)$f'(x_0) = 0, f''(x_0) > 0$ 是函数 $y = f(x)$ 在点 x_0 处得极值的(　　　).

A. 必要条件 　　B. 充分条件 　　C. 充要条件 　　D. 无关条件

(6)设函数 $f(x) = (x-1)^{\frac{2}{3}}$,则点 $x = 1$ 是 $f(x)$ 的(　　　).

A. 间断点 　　B. 可导点 　　C. 驻点 　　D. 极值点

(7)函数 $y = x - \ln(1 + x^2)$ 在定义域内(　　　).

A. 无极值 　　　　　　　　B. 极大值为 $1 - \ln 2$

C. 极小值为 $1 - \ln 2$ 　　　　D. 为单调减函数

(8)下列曲线在其定义域内为凹的是(　　　).

A. $y = e^{-x}$ 　　B. $y = \ln(1 + x^2)$ 　　C. $y = \arctan x$ 　　D. $y = \sin(x^2 + 2)$

(9)曲线 $y = (x-2)^{\frac{5}{3}}$ 的拐点是(　　　).

A. $(0, 2)$ 　　B. $(2, 0)$ 　　C. $(1, 0)$ 　　D. $(2, 1)$

(10)函数 $y = ax^2 + b$ 在区间$(0, +\infty)$内单调增加,则 a, b 应满足(　　　).

A. $a < 0$ 且 $b = 0$ 　　　B. $a > 0, b$ 可为任意常数

C. $a < 0$ 且 $b \neq 0$ 　　　D. 无法说清 a, b 的规律

(11) 设 $f(x)$ 在 $(-\infty, +\infty)$ 内可导,且对任意 x_1, x_2,当 $x_1 > x_2$ 时,都有 $f(x_1) > f(x_2)$, 则(　　)

A. 对任意 $x, f'(x) > 0$ 　　　B. 对任意的 $x, f'(-x) \leq 0$

C. 函数 $f(-x)$ 单调增加 　　　D. 函数 $-f(-x)$ 单调增加

(12) 设函数 $f(x)$ 在 $[0,1]$ 上 $f''(x) > 0$,则 $f'(1), f'(0), f(1) - f(0)$ 或 $f(0) - f(1)$ 的大小顺序是(　　).

A. $f'(1) > f'(0) > f(1) - f(0)$ 　　　B. $f'(1) > f(1) - f(0) > f'(0)$

C. $f(1) - f(0) > f'(1) > f'(0)$ 　　　D. $f'(1) > f(0) - f(1) > f'(0)$

(13) 若连续函数在闭区间上有唯一的极大值和极小值,则(　　).

A. 极大值一定是最大值且极小值一定是最小值

B. 极大值一定是最大值且或极小值一定是最小值

C. 极大值不一定是最大值且极小值不一定是最小值

D. 极大值不一定是最大值或极小值不一定是最小值

2. 填空题:

(1) 函数 $y = \sqrt[3]{x}$ 在 $[0,2]$ 上满足拉格朗日中值定理的 $\xi = $ _____ .

(2) $\lim\limits_{x \to \infty} \dfrac{x^2}{x + e^x} = $ _____ .

(3) $y = x - \dfrac{3}{2} x^{\frac{2}{3}}$ 的单调递增区间为 _____;单调递减区间为 _____ .

(4) $f(x) = 3 - x - \dfrac{4}{(x+2)^2}$ 在区间 $[-1, 2]$ 上的最大值为 _____;最小值为 _____ .

(5) 曲线 $y = x^3 - 3x^2$ 的拐点坐标是 _____ .

(6) 曲线 $y = x^2 e^{-x^2}$ 的渐近线方程为 _____ .

(7) 曲线 $y = (x-1)^3$ 的拐点是 _____

3. 已知自由落体运动方程 $s = s(t) = \dfrac{1}{2} g t^2$. 求:

(1) 落体在 $t_0 = 10$ s 到 $t_0 + \Delta t = 10.1$ s 时间间隔内的平均速度 $\bar{v}$;

(2) 落体在 $t_0 = 10$ s 时刻的即时速度.

4. 用导数定义求下列函数在指定点的导数:

(1) $y = \dfrac{1}{x^2}$,在点 $x = 1$ 处; 　　　(2) $y = \log_2 u$,在点 $u = 5$ 处;

(3) $y = \sin x$,在点 $x = -\dfrac{\pi}{3}$ 处; 　　　(4) $y = \cos x$,在点 $x = \dfrac{5\pi}{4}$ 处.

5. 假设 $f'(x_0)$ 存在,试求出下列各极限:

(1) $\lim\limits_{h \to 0} \dfrac{f(x_0 + 2h) - f(x_0)}{h}$; 　　　(2) $\lim\limits_{\Delta x \to 0} \dfrac{f(x_0 - \Delta x) - f(x_0)}{\Delta x}$;

(3) $\lim\limits_{\Delta x \to 0} \dfrac{f(x_0 + \Delta x) - f(x_0 - \Delta x)}{\Delta x}$; 　　　(4) $\lim\limits_{h \to 0} \dfrac{f(x_0 + \alpha h) - f(x_0 - \beta h)}{h}$.

6. 讨论下列函数在 $x = 0$ 处的连续性与可导性：

$(1) y = |\sin x|$；

$(2) y = \begin{cases} x^2 \sin \dfrac{1}{x}, & x \neq 0, \\ 0, & x = 0. \end{cases}$

7. 若函数 $f(x) = \begin{cases} e^{ax}, & x < 0, \\ \sin 2x + b, & x \geqslant 0 \end{cases}$ 在 $x = 0$ 处可导，试确定 a, b 的值．

8. 求曲线 $y = x - \dfrac{1}{x}$ 与横轴交点的切线方程．

9. 自变量取哪些值时，抛物线 $y = x^2$ 与 $y = x^3$ 的切线平行？

10. 求下列函数的导数（其中 a, b, n 都是常数）：

$(1) y = x^2 \cdot \sqrt[3]{x}$；

$(2) y = \dfrac{\sqrt[3]{x}}{\sqrt{x}}$；

$(3) y = a^x + x^a + a^b$；

$(4) y = x + \ln x$；

$(5) y = x^n \ln x$；

$(6) y = (\sqrt{x} + 1)\left(\dfrac{1}{\sqrt{x}} - 1\right)$；

$(7) y = x \arctan x$；

$(8) y = (3x + 2)(5x^2 - 3)$；

$(9) y = \dfrac{\cot x}{1 + \sqrt{x}}$；

$(10) y = \sqrt{x} \arctan x + \dfrac{\sin x}{x}$．

11. 求下列函数的导数：

$(1) y = (2x - 3)^7$；

$(2) y = \cos\left(\dfrac{\pi}{3} - x\right)$；

$(3) y = \tan(x^2 + 1)$；

$(4) y = e^{-\frac{(x-1)^2}{2}}$；

$(5) y = \left(\sqrt{x} e^x - \dfrac{1}{x}\right)^3$；

$(6) y = e^{\sin x} + \arccos\sqrt{1 - x^2}$；

$(7) y = \sqrt{x + \sqrt{x + \sqrt{x}}}$；

$(8) y = \log_2(x^2 - \sin x)$；

$(9) y = \ln(\cos x)$；

$(10) y = (\ln \ln x)^3$；

$(11) y = \arctan(\sqrt{x^2 + 1})$；

$(12) y = \left(\arcsin\dfrac{x}{2}\right)^2$；

$(13) y = \ln \tan\dfrac{x}{2}$；

$(14) y = x^{\frac{1}{x}}$；

$(15) y = \dfrac{\arccos x}{\sqrt{1 - x^2}}$；

$(16) y = \dfrac{x}{2}\sqrt{a^2 - x^2} + \dfrac{a^2}{2}\arcsin\dfrac{x}{a}$．

12. 求下列函数的导数：

$(1) y = (\ln x)^x$；

$(2) y = (1 + 2x)(2 - x^2)^{-\frac{1}{2}}(3 + x^3)^{\frac{1}{3}}$；

$(3) y = \dfrac{x^2}{1 - x}\sqrt[3]{\dfrac{3 - x}{(3 + x)^2}}$；

$(4) y = (1 + x^2)^{\sqrt{x}}$；

$(5) y = (2x)^{\sqrt{x}}$；

$(6) y = \dfrac{(x + 1)^3 \sqrt{x - 2}}{\sqrt[5]{x - 3}}$．

13. 研究一次感冒在总人数为 N 的某一个团体里的流行过程,发现在时间 $t(\mathrm{d})$ 尚未感染的人数 s 可表示为 $s(t) = \dfrac{N(N-1)}{N-1+\mathrm{e}^{\beta Nt}}$($\beta$ 为常数),求新病例发生的速率 $\dfrac{\mathrm{d}s}{\mathrm{d}t}$.

14. 若 $f(x)$ 为偶函数,且 $f'(0)$ 存在,证明:$f'(0) = 0$.

15. 求由下列方程所确定的隐函数 $y = f(x)$ 的导数:

$(1) y^2 - 3xy + 9 = 0$; $(2) x^3 + y^3 - 3axy = 0$;

$(3) xy = \mathrm{e}^{x+y}$; $(4) x\cos y = \sin(x+y)$;

$(5) xy = \mathrm{e}^x - \mathrm{e}^y$; $(6) \arctan \dfrac{y}{x} = \sqrt{x^2 + y^2}$.

16. 求曲线 $x + x^2 y^2 - y = 1$ 在点 $(1,1)$ 处的切线方程.

17. 求由下列参数方程所确定的函数的导数:

$(1) \begin{cases} x = at^2, \\ y = bt^3; \end{cases}$ $(2) \begin{cases} x = \sin^2 t, \\ y = \cos^2 t; \end{cases}$

$(3) \begin{cases} x = t(1 - \sin t), \\ y = t\cos t; \end{cases}$ $(4) \begin{cases} x = \arcsin t, \\ y = \sqrt{1 - t^2}. \end{cases}$

18. 求下列函数的二阶导数:

$(1) y = 4^x + \ln x$; $(2) y = x\ln x$;

$(3) y = \ln \cos x$; $(4) y = x^2 \sin x$;

$(5) y = 3x^2 + \ln x$; $(6) y = \mathrm{e}^x \cos x$;

$(7) y = (1 + x^2)\arctan x$; $(8) y = \ln(x + \sqrt{1 + x^2})$.

19. 求下列函数的 n 阶导数:

$(1) y = \dfrac{1}{x+1}$; $(2) y = \cos x$;

$(3) y = \dfrac{1}{1 - x^2}$; $(4) y = \sin^2 x$.

20. 求函数 $y = x^2 + x$,在 $x = 3$ 处,在 Δx 等于 $0.1, 0.01$ 时的增量与微分.

21. 求函数 $y = x^3 - x$,在自变量 x 由 2 变到 1.99 时在 $x = 2$ 处的微分.

22. 求下列函数的微分:

$(1) y = \tan^2 x$; $(2) y = \arctan(\mathrm{e}^x)$;

$(3) y = (\sqrt{x} + 1)\left(\dfrac{1}{\sqrt{x}} - 1\right)$; $(4) y = \dfrac{x^3 - 1}{x^3 + 1}$;

$(5) y = (2x^3 + 3x^2 + 1)^3$; $(6) y = \mathrm{e}^x \sin(2 - x)$;

$(7) y = \mathrm{e}^{\cos 2x}$; $(8) y = \sqrt{1 + x^2}$;

$(9) y = \sin^3 x - \sin 3x$; $(10) y = \mathrm{e}^x \arctan x$.

23. 在下列括号中,填入适当的函数:

$(1) \mathrm{d}(\quad) = x\mathrm{d}x$; $(2) \mathrm{d}(\quad) = \cos x\mathrm{d}x$;

$(3) \mathrm{d}(\quad) = \sqrt{x}\mathrm{d}x$; $(4) \mathrm{d}(\quad) = \sin \omega t\mathrm{d}t$;

(5) $\mathrm{d}(\quad) = \dfrac{1}{1+x}\mathrm{d}x$;

(6) $\mathrm{d}(\quad) = \dfrac{1}{x^2}\mathrm{d}x$;

(7) $\mathrm{d}(\quad) = \sec^2 3x\,\mathrm{d}x$;

(8) $\mathrm{d}(\quad) = \mathrm{e}^{-3x}\mathrm{d}x$.

24. 利用微分近似计算:

(1) $\sqrt[3]{1.02}$;

(2) $\cos 29°$;

(3) $y = \tan 45°10'$;

(4) $\cos 151°$.

25. 函数 $N(t) = \dfrac{0.8\,t + 1\,000}{5\,t + 4}$ 给出了时间 $t(\mathrm{h})$ 后药物在体内的浓度 $N(t)(\%)$. 当时间从 $2.8\,\mathrm{h}$ 变到 $2.9\,\mathrm{h}$,其浓度大约变化了多少?

26. 许多肿瘤的生长规律为 $v = v_0\mathrm{e}^{\frac{A}{\alpha}(1-\mathrm{e}^{-\alpha t})}$,其中,$v$ 表示 t 时刻的肿瘤的大小(体积或重量),v_0 为开始($t=0$)观察时肿瘤的大小,α 和 A 为正常数. 问肿瘤 t 时刻的增长速度是多少?

27. 不求函数 $f(x)(x-2)(x-3)(x-4)$ 的导数,指出方程 $f'(x)=0$ 有几个实根以及它们所在的区间.

28. 证明:(1)当 $x>1$ 时,$\mathrm{e}^x > \mathrm{e}\cdot x$;

$$(2)\ \dfrac{x}{1+x^2} < \arctan x < x.$$

29. 求下列极限:

(1) $\lim\limits_{x\to 0}\dfrac{\sin 3x}{\sin 5x}$;

(2) $\lim\limits_{x\to 0}\dfrac{\mathrm{e}^{2x}-1}{\sin x}$;

(3) $\lim\limits_{x\to 0^+}\dfrac{\ln\sin 3x}{\ln\sin x}$;

(4) $\lim\limits_{x\to 0}(x\cdot\cot 2x)$;

(5) $\lim\limits_{x\to\infty}\left(1+\dfrac{1}{x^2}\right)^x$;

(6) $\lim\limits_{x\to+\infty}\dfrac{\mathrm{e}^x+\mathrm{e}^{-x}}{\mathrm{e}^x-\mathrm{e}^{-x}}$;

(7) $\lim\limits_{x\to+\infty}\sqrt[x]{x}$;

(8) $\lim\limits_{x\to 1}\left(\dfrac{x}{x-1}-\dfrac{1}{\ln x}\right)$;

(9) $\lim\limits_{x\to a}\dfrac{\sin x-\sin a}{x-a}$;

(10) $\lim\limits_{x\to a}\dfrac{x^m-a^m}{x^n-a^n}\ (a\neq 0)$;

(11) $\lim\limits_{x\to 0}\dfrac{\tan x-x}{x-\sin x}$;

(12) $\lim\limits_{x\to 0}\dfrac{\mathrm{e}^x-\mathrm{e}^{-x}}{\sin x}$;

(13) $\lim\limits_{x\to 0}\dfrac{x-\arcsin x}{\sin^3 x}$;

(14) $\lim\limits_{x\to 0^+} x^{\sin x}$;

(15) $\lim\limits_{x\to-\infty}\dfrac{\ln(\mathrm{e}^x+1)}{\mathrm{e}^x}$;

(16) $\lim\limits_{x\to+\infty} x(\mathrm{e}^{\frac{1}{x}}-1)$;

(17) $\lim\limits_{x\to\infty}\left(1-\dfrac{2}{x}\right)^{3x}$;

(18) $\lim\limits_{x\to\infty} x^2\left(1-x\sin\dfrac{1}{x}\right)$;

(19) $\lim\limits_{x\to 0}(x^2\cdot\mathrm{e}^{\frac{1}{x^2}})$;

(20) $\lim\limits_{x\to\frac{\pi}{2}}\dfrac{x\tan x}{\tan 3x}$;

(21) $\lim\limits_{x\to 0}\dfrac{\mathrm{e}^x-\mathrm{e}^{-x}-2x}{x-\sin x}$;

(22) $\lim\limits_{x\to\infty}\dfrac{\ln(1+3x^2)}{\ln(3+x^2)}$.

30. 设 $f''(x)$ 存在，$f(0) = 0$，$f'(0) = 1$，$f''(0) = 2$，求 $\lim\limits_{x \to 0} \dfrac{f(x) - x}{x^2}$.

31. 求下列函数的单调区间：

(1) $y = \ln(1 + x^2)$；　　　　　　　　(2) $y = 3x^4 - 4x^3$；

(3) $y = x - e^x$；　　　　　　　　　　(4) $y = 2x^2 - \ln x$.

32. 求下列函数的极值：

(1) $y = x - \ln(1 + x)$；　　　　　　　(2) $y = \arctan x - \dfrac{1}{2}\ln(1 + x^2)$；

(3) $y = (x - 1)\sqrt[3]{x^2}$；　　　　　　(4) $y = 3 - 2(x + 1)^{\frac{1}{3}}$.

33. 求下列函数的最大值、最小值：

(1) $y = x + 2\sqrt{x}$，$x \in [0, 4]$；　　　(2) $y = \sin^3 x + \cos^3 x$，$x \in \left[-\dfrac{\pi}{4}, \dfrac{3\pi}{4}\right]$；

(3) $y = x^{\frac{2}{3}} - (x^2 - 1)^{\frac{1}{3}}$，$x \in (0, 2)$；　(4) $y = \sqrt{5 - 4x}$，$x \in [-1, 1]$.

34. 在化学反应过程中，反应速度 $v = kx(a - x)$，k 是反应速度常数，x 是反应物浓度．当 x 取何值时，反应速度最快？

35. 观察到某组织细胞是高为 h，半径为 r 的直圆柱体．若体积不变，求直圆柱体的总表面积达到最小时，h 与 r 的比值？

36. $1 \sim 9$ 个月婴儿体重 $W(g)$ 的增长与月龄 t 的关系有经验公式

$$\ln W - \ln(341.5 - W) = k(t - 1.66).$$

问 t 为何值时，婴儿的体重增长率 v 最快？

37. 在磺胺药物动物实验中，按 $1(\text{mg/kg})$ 的比率给小鼠注射磺胺药物后，小鼠血液中磺胺药物的浓度，可由方程 $y = -0.77x^2 + 2.59x - 1.06$ 表示，这里 y 表示 $\lg c$（c 为血中磺胺浓度 mg/100ml），x 表示 $\lg t$（t 为注射后经历的时间），问何时小鼠血中磺胺浓度最高，并求其最高浓度值．

38. 判定下列曲线的凹凸性：

(1) $y = 4x - x^2$；　　　　　　　　　(2) $y = 3x^4 - 4x^3 + 1$；

(3) $y = \ln(1 + x^2)$；　　　　　　　　(4) $y = \dfrac{2}{3}x - \sqrt[3]{x}$.

39. 求下列函数图形的拐点及凹凸区间：

(1) $y = x^3 - 5x^2 + 3x + 5$；　　　　(2) $y = xe^{-x}$；

(3) $y = 2x^2 - x^3$；　　　　　　　　(4) $y = \dfrac{x^3}{x^2 + 3}$.

40. 已知曲线 $y = ax^3 + bx^2$ 的一个拐点为 $(1, 3)$，求 a，b 的值．

41. 求下列曲线的渐近线：

(1) $y = \dfrac{1}{x^2 - 2x - 3}$；　　　　　(2) $y = \dfrac{x^2 + 2x - 1}{x}$.

42. 描绘下列函数的图形：

(1) $y = x + \dfrac{\ln x}{x}$；　　　　　　　(2) $y = \dfrac{e^x}{1 + x}$；

（3）$y = \dfrac{x}{1 + x^2}$；　　　　　　　　（4）$y = e^{-\frac{1}{x}}$.

43. 咳嗽的速度：当异物进入气管时，人就会咳嗽. 咳嗽的速度和异物的大小有关. 假定某人的气管半径是 20 mm，如果异物的半径为 r（mm），则咳嗽排除异物所需的速度 v（mm/s）可以表示成

$$v(r) = k(20r^2 - r^3), 0 \leq r \leq 20,$$

其中 k 是某个正常数，对于多大的异物，需用最大的速度方可排出该异物？

第3章 一元函数积分学

第2章讨论的是如何求一元函数的导数,即一元函数微分学.本章研究其相反的运算,即已知某一元函数的导数,求该一元函数,这是一元函数积分学的基本问题之一.积分学涉及三种积分:不定积分,定积分和广义积分,这三种积分含义不同,但它们之间有着密切的联系.

3.1 不定积分

一、不定积分的概念

1. 原函数

定义 3 – 1 如果在某区间上 $F'(x) = f(x)$,则称函数 $F(x)$ 为 $f(x)$ 在该区间上的一个原函数.

例如,由于 $\sin' x = \cos x$,故 $\sin x$ 是 $\cos x$ 在 $(-\infty, +\infty)$ 上的一个原函数;又因为在 $(0, +\infty)$ 上 $(\ln x)' = \frac{1}{x}$,所以 $\ln x$ 是 $\frac{1}{x}$ 在 $(0, +\infty)$ 上的一个原函数.

现在思考如下问题:什么样的函数存在原函数?原函数如果存在是否唯一?若不唯一,则其之间满足什么样的关系呢?如何来求函数的原函数?

下面先回答前三个问题,后一个问题,是本节后面部分所要重点讨论的内容.

定理 3 – 1(原函数存在定理) 在某区间内连续的函数,在该区间内必定有原函数.

这个定理不予证明,但有两点需要说明:

1)如果 $f(x)$ 有原函数,那么它就有无限多个原函数.

事实上,若 $F'(x) = f(x)$,则对于任何常数 C,有 $(F(x) + C)' = f(x)$,即 $F(x) + C$ 也是 $f(x)$ 的原函数.

2)$f(x)$ 的所有原函数彼此之间只相差一个常数.

事实上,如果 $F(x)$、$G(x)$ 都是 $f(x)$ 的原函数,那么 $G'(x) = f(x) = F'(x)$,即 $[G(x) - F(x)]' = 0$,由拉格朗日中值定理的推论 1 知,导数为零的函数是常数,所以 $G(x) - F(x) = C$.

2. 不定积分

定义 3 – 2 在某区间上,函数 $f(x)$ 的带有任意常数项的原函数称为 $f(x)$ 在该区间上的不定积分,记为

$$\int f(x) \mathrm{d}x ,$$

式中"$\int$"称为积分号,$f(x)$ 称为被积函数,$f(x)\mathrm{d}x$ 称为被积表达式,x 称为积分变量.

由定义知,若 $F(x)$ 是 $f(x)$ 的一个原函数,那么 $\int f(x)\mathrm{d}x = F(x) + C$,其中 C 为任意常数.所以,求 $f(x)$ 的不定积分,只要求出 $f(x)$ 的一个原函数,再加上任意常数 C 就行了.

例如

$$\int e^x dx = e^x + C,$$

$$\int \sin x dx = -\cos x + C.$$

例 3 – 1　求 $\int \dfrac{1}{1 + x^2} dx$.

解　因为

$$(\arctan x)' = \frac{1}{1 + x^2},$$

所以

$$\int \frac{1}{1 + x^2} dx = \arctan x + C.$$

不定积分的几何意义:函数 $f(x)$ 的某个原函数 $F(x)$ 的几何图形称为 $f(x)$ 的积分曲线, $f(x)$ 的不定积分,就是与曲线 $y = F(x)$ 平行的一簇曲线,通常称它们为 $f(x)$ 的积分曲线簇,曲线簇在点 x 处切线的斜率都等于 $f(x)$(如图 3 – 1).

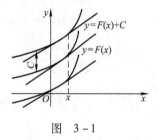

图　3 – 1

例 3 – 2　设曲线通过点 $(1,2)$,且其上任一点处的切线斜率等于这点横坐标的两倍,求此曲线方程.

解　设曲线方程为 $y = f(x)$,则由 $f'(x) = 2x$ 得

$$f(x) = \int f'(x) dx = \int 2x dx = x^2 + C,$$

将点 $(1,2)$ 代入上式,求得 $C = 1$,于是曲线方程为

$$y = x^2 + 1.$$

二、不定积分的基本积分公式和运算法则

由不定积分的定义可得出其以下性质.

性质 3 – 1　$\left[\int f(x) dx\right]' = f(x)$ 或 $d\int f(x) dx = f(x) dx.$

性质 3 – 2　$\int F'(x) dx = F(x) + C$ 或 $\int dF(x) = F(x) + C.$

例如　$\left(\int e^{-x} dx\right)' = e^{-x}$,而 $\int (e^{-x})' dx = e^{-x} + C.$

以上两条性质表明,不定积分运算与导数或微分运算互为逆运算,两者连在一起,或者抵消,或者抵消后相差一个常数.

这种互逆运算还表示:每个求导公式反过来就是一个积分公式,例如, $\left(\dfrac{x^{\mu+1}}{\mu + 1}\right)' = x^{\mu} \Rightarrow \int x^{\mu} dx = \dfrac{x^{\mu+1}}{\mu + 1} + C(\mu \neq -1)$,于是有基本积分公式如下:

(1) $\int k dx = kx + C$(k 为任意常数);

$(2) \int x^{\mu}\mathrm{d}x = \dfrac{x^{\mu+1}}{\mu+1} + C \ (\mu \neq -1)$；

$(3) \int \dfrac{1}{x}\mathrm{d}x = \ln|x| + C$；

$(4) \int \sin x\mathrm{d}x = -\cos x + C$；

$(5) \int \cos x\mathrm{d}x = \sin x + C$；

$(6) \int a^{x}\mathrm{d}x = \dfrac{1}{\ln a}a^{x} + C \ \ (a > 0, a \neq 1)$；

$(7) \int \mathrm{e}^{x}\mathrm{d}x = \mathrm{e}^{x} + C$；

$(8) \int \sec^{2}x\mathrm{d}x = \tan x + C$；

$(9) \int \csc^{2}x\mathrm{d}x = -\cot x + C$；

$(10) \int \dfrac{\mathrm{d}x}{\sqrt{1-x^{2}}} = \arcsin x + C = -\arccos x + C$；

$(11) \int \dfrac{\mathrm{d}x}{1+x^{2}} = \arctan x + C = -\mathrm{arccot}\, x + C$；

$(12) \int \sec x\tan x\mathrm{d}x = \sec x + C$；

$(13) \int \csc x\cot x\mathrm{d}x = -\csc x + C.$

检验积分结果是否正确, 只要对结果求导, 若其导数等于被积函数则正确.

例 3 - 3 求 $\int \dfrac{1}{x}\mathrm{d}x(x \neq 0).$

解 若 $x > 0$, 则

$$(\ln x)' = \dfrac{1}{x},$$

在 $(0, +\infty)$ 上,

$$\int \dfrac{1}{x}\mathrm{d}x = \ln x + C;$$

若 $x < 0$, 则

$$[\ln(-x)]' = \dfrac{1}{-x} \cdot (-1) = \dfrac{1}{x},$$

在 $(-\infty, 0)$ 上,

$$\int \dfrac{1}{x}\mathrm{d}x = \ln(-x) + C.$$

总之, 对于 $x \in (-\infty, +\infty)$ 且 $x \neq 0$, 有

$$\int \dfrac{1}{x}\mathrm{d}x = \ln|x| + C.$$

性质 3 - 3 $\int kf(x)\mathrm{d}x = k\int f(x)\mathrm{d}x \ (k$ 为非零常数$).$

性质 3-4 $\int[f(x) \pm g(x)]\mathrm{d}x = \int f(x)\mathrm{d}x \pm \int g(x)\mathrm{d}x$.

性质 3-4 对有限个函数都是成立的,且以上两条性质通过求导法则立即获证.

例 3-4 求 $\int\left(x^2 + \dfrac{1}{2\sqrt{x}} + \dfrac{1}{x^2}\right)\mathrm{d}x$.

解 原式 $= \int x^2\mathrm{d}x + \dfrac{1}{2}\int x^{-\frac{1}{2}}\mathrm{d}x + \int x^{-2}\mathrm{d}x = \dfrac{1}{3}x^3 + \sqrt{x} - x^{-1} + C$.

根式或分式形式的幂函数,尽量将其表示成 x^μ 的形式再积分,不易出错.

例 3-5 求不定积分 $\int \dfrac{1+x+x^2}{x(1+x^2)}\mathrm{d}x$.

解 原式 $= \int\left(\dfrac{1}{x} + \dfrac{1}{1+x^2}\right)\mathrm{d}x = \int\dfrac{1}{x}\mathrm{d}x + \int\dfrac{1}{1+x^2}\mathrm{d}x = \ln|x| + \arctan x + C$.

例 3-6 求下列函数的不定积分:

(1) $\int\left(3^x\mathrm{e}^x + \sin^2\dfrac{x}{2}\right)\mathrm{d}x$; (2) $\int\dfrac{x^4}{1+x^2}\mathrm{d}x$; (3) $\int\dfrac{1}{\sin^2\dfrac{x}{2}\cos^2\dfrac{x}{2}}\mathrm{d}x$.

解:(1) 原式 $= \int\left[(3\mathrm{e})^x + \dfrac{1-\cos x}{2}\right]\mathrm{d}x = \dfrac{(3\mathrm{e})^x}{\ln(3\mathrm{e})} + \dfrac{1}{2}x - \dfrac{1}{2}\sin x + C$.

(2) 原式 $= \int\dfrac{x^4-1+1}{1+x^2}\mathrm{d}x = \int\left(x^2-1+\dfrac{1}{1+x^2}\right)\mathrm{d}x = \dfrac{1}{3}x^3 - x + \arctan x + C$.

(3) 原式 $= 4\int\dfrac{\mathrm{d}x}{\left(2\sin\dfrac{x}{2}\cos\dfrac{x}{2}\right)^2} = 4\int\dfrac{\mathrm{d}x}{\sin^2 x} = 4\int\csc^2 x\,\mathrm{d}x = -4\cot x + C$.

从以上的例子可以看到,直接利用基本积分公式及不定积分的运算性质(有时要先将被积函数做代数或三角恒等变换), 可以求出一些简单的不定积分,这种积分法称为直接积分法,但对于 $\int\dfrac{1}{1+\sqrt{x}}\mathrm{d}x$, $\int \mathrm{e}^x\sin x\,\mathrm{d}x$ 等,不能使用直接积分法,故需进一步研究求积分的方法.

三、换元积分法

直接利用公式和性质,能计算的不定积分是非常有限的.将复合函数的微分法反过来用于求不定积分,利用中间变量的代换,就得到复合函数的积分法,称为换元积分法,简称换元法.换元法通常分为两类,其中的第一类换元法又称为凑微分法.

1. 第一换元积分法(凑微分法)

引例 求 $\int\cos 2x\,\mathrm{d}x$.

分析 $\int\cos 2x\,\mathrm{d}x \stackrel{?}{=} \dfrac{1}{2}\sin 2x + C$.

原因在于被积函数 $\cos 2x$ 与公式 $\int\cos x\,\mathrm{d}x = \sin x + C$ 中的被积函数不一样,于是如果令 $u = 2x$,则 $\mathrm{d}u = 2\mathrm{d}x$, $\int\cos 2x\,\mathrm{d}x = \dfrac{1}{2}\int\cos u\,\mathrm{d}u = \dfrac{1}{2}\sin u + C$.

解 令 $u = 2x$，则 $\mathrm{d}u = 2\mathrm{d}x$，得 $\mathrm{d}x = \dfrac{1}{2}\mathrm{d}u$，于是

$$\int \cos 2x\mathrm{d}x = \frac{1}{2}\int \cos u\mathrm{d}u = \frac{1}{2}\sin u + C \xlongequal{\text{将}u=2x\text{带回}} \frac{1}{2}\sin 2x + C.$$

由此例题，我们总结出：设 $f(u)$ 具有原函数 $F(u)$，即 $F'(u) = f(u)$，那么

$$\int f(u)\mathrm{d}u = F(u) + C.$$

若 $u = \varphi(x)$ 且 $\varphi(x)$ 可微，则由复合函数微分法，$\mathrm{d}F[\varphi(x)] = f[\varphi(x)]\varphi'(x)\mathrm{d}x$，那么

$$\int f[\varphi(x)]\varphi'(x)\mathrm{d}x = F[\varphi(x)] + C.$$

因为 $u = \varphi(x)$，所以

$$\int f[\varphi(x)]\varphi'(x)\mathrm{d}x = F[\varphi(x)] + C = \left[\int f(u)\mathrm{d}u\right]_{u=\varphi(x)}.$$

于是有下面的定理：

定理 3-2 设 $f(u)$ 具有原函数 $F(u)$，$u = \varphi(x)$ 可导，则有换元公式

$$\int f[\varphi(x)]\varphi'(x)\mathrm{d}x = \left[\int f(u)\mathrm{d}u\right]_{u=\varphi(x)} = F[\varphi(x)] + C.$$

此定理称为第一换元积分法，简称凑微分法．

换元公式的关键，是通过引入中间变量 $u = \varphi(x)$，把被积表达式凑成某个函数的微分，然后利用基本积分公式求出结果．

例 3-7 求下列积分：

$(1) \displaystyle\int \frac{\mathrm{d}x}{\sqrt[3]{1+3x}}$；$(2) \displaystyle\int \frac{1}{3+2x}\mathrm{d}x$；$(3) \displaystyle\int \frac{x^2}{(x+2)^3}\mathrm{d}x.$

解 (1) 令 $u = 1 + 3x$，则 $\mathrm{d}u = 3\mathrm{d}x$，于是，

$$\int \frac{\mathrm{d}x}{\sqrt[3]{1+3x}} = \int \frac{1}{3}\frac{\mathrm{d}u}{\sqrt[3]{u}} = \frac{1}{3}\int \frac{\mathrm{d}u}{\sqrt[3]{u}} = \frac{1}{3}\int u^{\frac{1}{3}}\mathrm{d}u = \frac{1}{3}\frac{u^{1+\frac{1}{3}}}{1+\frac{1}{3}} + C$$

$$= \frac{1}{4}u^{\frac{4}{3}} + C = \frac{1}{4}(1+3x)^{\frac{4}{3}} + C.$$

(2) 令 $u = 3 + 2x$，则 $\mathrm{d}u = 2\mathrm{d}x$，于是

$$\int \frac{1}{3+2x}\mathrm{d}x = \frac{1}{2}\int \frac{1}{u}du = \frac{1}{2}\ln|u| + C = \frac{1}{2}\ln|3+2x| + C.$$

熟练以后，我们就可以直接凑微分．

$$(3) \int \frac{x^2}{(x+2)^3}\mathrm{d}x = \int \frac{x^2}{(x+2)^3}\mathrm{d}(x+2) \xlongequal{x+2=u} \int \frac{(u-2)^2}{u^3}\mathrm{d}u$$

$$= \int (u^{-1} - 4u^{-2} + 4u^{-3})\mathrm{d}u = \ln|u| + 4u^{-1} - 2u^{-2} + C$$

$$\xlongequal{u=x+2} \ln|x+2| + \frac{4}{x+2} - \frac{2}{(x+2)^2} + C.$$

由例 3-7，我们可以总结出如下规律：

$$\int f(ax+b)\mathrm{d}x = \frac{1}{a}\int f(ax+b)\mathrm{d}(ax+b)$$

$$= \frac{1}{a} \left[\int f(u) \, du \right]_{u = ax+b}.$$

例 3 – 8　求下列积分：

$$(1) \int x e^{x^2} dx; \quad (2) \int x \sqrt{x^2 + 4} dx.$$

解　$(1) \int x e^{x^2} dx = \frac{1}{2} \int e^{x^2} dx^2 \xlongequal{u = x^2} \frac{1}{2} \int e^u du = \frac{1}{2} e^u + C \xlongequal{u = x^2} \frac{1}{2} e^{x^2} + C.$

$(2) \int x \sqrt{x^2 + 4} dx = \frac{1}{2} \int \sqrt{x^2 + 4} dx^2 = \frac{1}{2} \int (x^2 + 4)^{\frac{1}{2}} d(x^2 + 4)$

$$\xlongequal{u = x^2 + 4} \frac{1}{2} \int u^{\frac{1}{2}} du = \frac{1}{2} \times \frac{2}{3} u^{\frac{3}{2}} + C \xlongequal{u = x^2 + 4} \frac{1}{3} (x^2 + 4)^{\frac{3}{2}} + C.$$

对这类换元法比较熟练以后，就不必写出中间变量 u，这样可以免去回代的麻烦.

由此例题我们得到如下规律：

$$\int f(x^2 + a) x \, dx = \frac{1}{2} \int f(x^2 + a) d(x^2 + a)$$

$$= \left[\int f(u) \, du \right]_{u = (x^2 + a)}.$$

例 3 – 9　求 $\int \frac{1}{x(1 + 2\ln x)} dx.$

解　$\int \frac{1}{x(1 + 2\ln x)} dx = \int \frac{1}{(1 + 2\ln x)} d\ln x$

$$= \frac{1}{2} \int \frac{1}{(1 + 2\ln x)} d(2\ln x + 1) = \frac{1}{2} \ln |2\ln x + 1| + C.$$

一般地　$\int f(\ln x) \frac{1}{x} dx = \int f(\ln x) d\ln x = \left[\int f(u) \, du \right]_{u = \ln x}.$

例 3 – 10　求 $\int \frac{dx}{a^2 + x^2}.$

分析：看到题目的形式，想到公式 $\int \frac{dx}{1 + x^2} = \arctan x + C.$

解　$\int \frac{dx}{a^2 + x^2} = \frac{1}{a^2} \int \frac{1}{1 + \left(\frac{x}{a}\right)^2} dx = \frac{1}{a} \int \frac{1}{1 + \left(\frac{x}{a}\right)^2} d \frac{x}{a} = \frac{1}{a} \arctan \frac{x}{a} + C.$

例 3 – 11　求 $\int \frac{1}{x^2 - a^2} dx.$

解　$\int \frac{1}{x^2 - a^2} dx = \frac{1}{2a} \int \left(\frac{1}{x - a} - \frac{1}{x + a} \right) dx = \frac{1}{2a} \left[\int \frac{d(x - a)}{x - a} - \int \frac{d(x + a)}{x + a} \right]$

$$= \frac{1}{2a} [\ln |x - a| - \ln |x + a|] + C = \frac{1}{2a} \ln \left| \frac{x - a}{x + a} \right| + C.$$

例 3 – 12　求 $\int \frac{dx}{\sqrt{a^2 - x^2}} \ (a > 0).$

分析　想到公式 $\int \frac{dx}{\sqrt{1 - x^2}} = \arcsin x + C.$

解 $\displaystyle\int \frac{\mathrm{d}x}{\sqrt{a^2 - x^2}} = \int \frac{\mathrm{d}x}{a\sqrt{1 - \left(\frac{x}{a}\right)^2}} = \int \frac{\mathrm{d}\left(\frac{x}{a}\right)}{\sqrt{1 - \left(\frac{x}{a}\right)^2}} = \arcsin\frac{x}{a} + C.$

例 3 - 13 求 $\displaystyle\int \frac{x}{(1+x)^3}\mathrm{d}x.$

解 $\displaystyle\int \frac{x}{(1+x)^3}\mathrm{d}x = \int \frac{x+1-1}{(1+x)^3}\mathrm{d}x = \int \left[\frac{1}{(1+x)^2} - \frac{1}{(1+x)^3}\right]\mathrm{d}(1+x)$

$\displaystyle \qquad\qquad = -\frac{1}{1+x} + \frac{1}{2(1+x)^2} + C.$

有时对被积函数的分子进行加减项,可简化计算.

例 3 - 14 求 $\displaystyle\int \tan x\mathrm{d}x.$

解 $\displaystyle\int \tan x\mathrm{d}x = \int \frac{\sin x}{\cos x}\mathrm{d}x = -\int \frac{\mathrm{d}\cos x}{\cos x} = -\ln|\cos x| + C.$

类似,可得 $\displaystyle\int \cot x\mathrm{d}x = \ln|\sin x| + C.$

例 3 - 15 求 $\displaystyle\int \cos^2 x\mathrm{d}x.$

解 $\displaystyle\int \cos^2 x\mathrm{d}x = \int \frac{1 + \cos 2x}{2}\mathrm{d}x = \frac{1}{2}x + \frac{1}{4}\sin 2x + C.$

例 3 - 16 求 $\displaystyle\int \cos^3 x\sin^5 x\mathrm{d}x.$

解 $\displaystyle\int \cos^3 x\sin^5 x\mathrm{d}x = \int \cos^2 x\sin^5 x\mathrm{d}\sin x = \int (1 - \sin^2 x)\sin^5 x\mathrm{d}\sin x$

$\displaystyle \qquad\qquad = \int (\sin^5 x - \sin^7 x)\mathrm{d}\sin x = \frac{1}{6}\sin^6 x - \frac{1}{8}\sin^8 x + C.$

形如 $\sin^m x, \cos^n x$ 的被积函数,若 m, n 全为偶数,则采用半角公式将它们降次,若其中至少有一个是奇数,将奇数幂次较低的那个三角函数凑微分.

例 3 - 17 求 $\displaystyle\int \cos 3x\cos 2x\mathrm{d}x.$

解 $\displaystyle\int \cos 3x\cos 2x\mathrm{d}x = \frac{1}{2}\int (\cos 5x + \cos x)\mathrm{d}x = \frac{1}{10}\sin 5x + \frac{1}{2}\sin x + C.$

若被积函数是两个不同角的三角函数相乘,则可利用积化和差公式.

例 3 - 18 求 $\displaystyle\int \sec x\mathrm{d}x.$

解 $\displaystyle\int \sec x\mathrm{d}x = \int \frac{\sec x(\sec x + \tan x)}{\tan x + \sec x}\mathrm{d}x = \int \frac{\sec^2 x + \sec x\tan x}{\tan x + \sec x}\mathrm{d}x$

$\displaystyle \qquad\qquad = \int \frac{1}{(\tan x + \sec x)}\mathrm{d}(\tan x + \sec x) = \ln|\sec x + \tan x| + C.$

类似地 $\displaystyle\int \csc x\mathrm{d}x = \ln|\csc x - \cot x| + C.$

例 3 - 19 求 $\displaystyle\int \tan^4 x\mathrm{d}x.$

解　$\displaystyle\int \tan^4 x\,\mathrm{d}x = \int \tan^2 x\,\tan^2 x\,\mathrm{d}x = \int (\sec^2 x - 1)\tan^2 x\,\mathrm{d}x$

$$= \int (\tan^2 x\,\sec^2 x - \sec^2 x + 1)\,\mathrm{d}x = \frac{1}{3}\tan^3 x - \tan x + x + C.$$

例 3 - 20　求 $\displaystyle\int \tan^5 x\,\sec^3 x\,\mathrm{d}x$.

解　$\displaystyle\int \tan^5 x\,\sec^3 x\,\mathrm{d}x = \int \tan^4 x\,\sec^2 x\,\sec x\tan x\,\mathrm{d}x = \int (\sec^2 x - 1)^2\,\sec^2 x\,\mathrm{d}\sec x$

$$= \int (\sec^6 x - 2\sec^4 x + \sec^2 x)\,\mathrm{d}\sec x$$

$$= \frac{1}{7}\sec^7 x - \frac{2}{5}\sec^5 x + \frac{1}{3}\sec^3 x + C.$$

被积函数形如：$\displaystyle\int \tan^m x\,\sec^n x\,\mathrm{d}x, \int \cot^m x\,\csc^n x\,\mathrm{d}x$ 时,有

1)若 n 为偶数,凑微分 $\sec^2 x\,\mathrm{d}x = \mathrm{d}\tan x, \quad \csc^2 x\,\mathrm{d}x = -\mathrm{d}\cot x$;

2)若 m,n 均为奇数,凑微分 $\tan x\sec x\,\mathrm{d}x = \mathrm{d}\sec x, \quad \cot x\csc x\,\mathrm{d}x = -\mathrm{d}\csc x$.

通过以上例题,我们总结出以下比较常见或具有一定代表性的凑微分形式：

$$\mathrm{d}x = \frac{1}{a}\mathrm{d}(ax + b), \quad x^n\,\mathrm{d}x = \frac{1}{n+1}\mathrm{d}(x^{n+1}), \quad \frac{\mathrm{d}x}{\sqrt{x}} = 2\mathrm{d}(\sqrt{x}), \quad \frac{1}{x}\mathrm{d}x = \mathrm{d}(\ln|x|);$$

$$\frac{1}{x^2}\mathrm{d}x = -\mathrm{d}\left(\frac{1}{x}\right), \quad \mathrm{e}^x\,\mathrm{d}x = \mathrm{d}(\mathrm{e}^x), \quad \sin x\,\mathrm{d}x = -\mathrm{d}(\cos x), \quad \frac{\mathrm{d}x}{1+x^2} = \mathrm{d}(\arctan x)$$

等等.

2. 第二换元积分法

与第一类换元法相比,第二类换元法的过程恰好相反,以下定理不予证明.

定理 3 - 3　设 $x = \varphi(t)$ 单调、可导,且 $\varphi'(t) \neq 0$,又设 $f[\varphi(t)]\varphi'(t)$ 具有原函数,则有换元公式

$$\int f(x)\,\mathrm{d}x = \left[\int f[\varphi(t)]\varphi'(t)\,\mathrm{d}t\right]_{t = \varphi^{-1}(x)}.$$

其中 $t = \varphi^{-1}(x)$ 是 $x = \varphi(t)$ 的反函数.

第二类换元法的根本任务就是化无理函数的积分为有理函数的积分,即去根号. 被积式含简单根式时,如 $\sqrt{ax+b}$ 等,可直接令这根式为 t 去根号.

例 3 - 21　求下列积分：

(1) $\displaystyle\int \frac{\mathrm{d}x}{1 + \sqrt{x}}$; (2) $\displaystyle\int \frac{1}{\sqrt{1 + \mathrm{e}^x}}\mathrm{d}x$.

解　(1)考虑到被积函数中的根号是困难所在,故令 $t = \sqrt{x} \Rightarrow x = t^2$,则 $\mathrm{d}x = 2t\,\mathrm{d}t$.

$$\int \frac{\mathrm{d}x}{1 + \sqrt{x}} = \int \frac{2t}{t+1}\mathrm{d}t = 2\int \frac{t + 1 - 1}{t + 1}\mathrm{d}t$$

$$= 2\int \left(1 - \frac{1}{t+1}\right) = 2(t - \ln|t + 1|) + C,$$

将 $t = \sqrt{x}$ 回代,即

$$\int \frac{1}{1 + \sqrt{x}} dx = 2\sqrt{x} - 2\ln(\sqrt{x} + 1) + C.$$

(2)令 $\sqrt{1 + e^x} = t$，则 $x = \ln(t^2 - 1)$，$dx = \dfrac{2t}{t^2 - 1} dt$.

$$\int \frac{1}{\sqrt{1 + e^x}} dx = \int \frac{1}{t} \frac{2t}{t^2 - 1} dt = \int \left(\frac{1}{t - 1} - \frac{1}{t + 1} \right) dt = \ln \left(\frac{t - 1}{t + 1} \right) + C$$

$$= \ln \frac{\sqrt{1 + e^x} - 1}{\sqrt{1 + e^x} + 1} + C.$$

例 3 − 22　求 $\displaystyle\int \frac{1}{\sqrt{x} + \sqrt[3]{x}} dx.$

解　$\sqrt{x} = x^{\frac{1}{2}}, \sqrt[3]{x} = x^{\frac{1}{3}}$，考虑到它们指数部分的分母的最小公倍数为 6. 令 $\sqrt[6]{x} = t$，则 $x = t^6$，$dx = 6t^5 dt$.

$$\int \frac{1}{\sqrt{x} + \sqrt[3]{x}} dx = \int \frac{1}{t^3 + t^2} 6t^5 dt = 6\int \frac{t^3}{t + 1} dt = 6\int \frac{t^3 + 1 - 1}{t + 1} dt$$

$$= 6\int \left(t^2 - t + 1 - \frac{1}{t + 1} \right) dt = 2t^3 - 3t^2 + 6t - 6\ln(t + 1) + C$$

$$= 2\sqrt{x} - 3\sqrt[3]{x} + 6\sqrt[6]{x} - 6\ln(1 + \sqrt[6]{x}) + C.$$

被积式若含 $\sqrt{a^2 - x^2}$、$\sqrt{x^2 \pm a^2}$ 等根式，一般分别设 $x = a\sin t$、$x = a\tan t$、$x = a\sec t$，作三角代换去根号，但具体情况，如 $\displaystyle\int x\sqrt{x^2 - a^2}$，凑微分更方便.

例 3 − 23　求 $\displaystyle\int \sqrt{a^2 - x^2} dx\ (a > 0)$.

解　令 $x = a\sin t, t \in \left(-\dfrac{\pi}{2}, \dfrac{\pi}{2} \right)$，做辅助三角形，如图 3 − 2，则

$$dx = a\cos t dt.$$

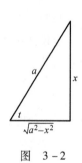

$$\int \sqrt{a^2 - x^2} dx = \int a\cos t \cdot a\cos t dt = \int a^2 \cos^2 t dt = \frac{1}{2} a^2 \int (1 + \cos 2t) dt$$

$$= \frac{1}{2} a^2 t + \frac{1}{4} a^2 \sin 2t + C = \frac{1}{2} a^2 t + \frac{1}{2} a^2 \sin t\cos t + C.$$

图　3 − 2

由于 $x = a\sin t, t \in \left(-\dfrac{\pi}{2}, \dfrac{\pi}{2} \right)$，且 $a > 0$，则

$$t = \arcsin \frac{x}{a}, \quad \cos t = \sqrt{1 - \sin^2 t} = \frac{\sqrt{a^2 - x^2}}{a},$$

于是所求积分为

$$\int \sqrt{a^2 - x^2} dx = \frac{1}{2} a^2 \arcsin \frac{x}{a} + \frac{1}{2} x\sqrt{a^2 - x^2} + C.$$

例 3 − 24　求 $\displaystyle\int \frac{1}{\sqrt{x^2 + a^2}} dx\ (a > 0)$.

解　令 $x = a\tan t, t \in \left(-\dfrac{\pi}{2}, \dfrac{\pi}{2} \right)$，则 $dx = a\sec^2 t dt$.

$$\int \frac{1}{\sqrt{x^2 + a^2}} \mathrm{d}x = \int \frac{1}{a\sec t} a\sec^2 t\mathrm{d}t = \int \sec t\mathrm{d}t = \ln |\sec t + \tan t| + C.$$

由 $x = a\tan t$ 作辅助三角形,如图 $3-3$,易知

$$\sec t = \frac{\sqrt{a^2 + x^2}}{a},$$

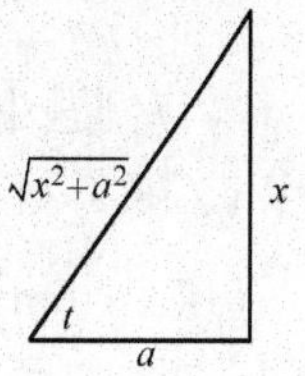

考虑到 $\sec t + \tan t > 0$,所求积分为

$$\int \frac{1}{\sqrt{x^2 + a^2}} \mathrm{d}x = \ln \left(\frac{x}{a} + \frac{\sqrt{x^2 + a^2}}{a} \right) + C_1$$

$$= \ln(x + \sqrt{x^2 + a^2}) + C \ (\text{其中 } C = C_1 - \ln a).$$

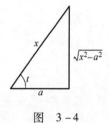

图　$3-3$

例 3 - 25　求 $\int \frac{1}{\sqrt{x^2 - a^2}} \mathrm{d}x \ (a > 0)$.

解　当 $x > a$ 时,令 $x = a\sec t$, $t \in (0, \frac{\pi}{2})$,则 $\mathrm{d}x = a\sec t\tan t\mathrm{d}t$.

$$\int \frac{1}{\sqrt{x^2 - a^2}} \mathrm{d}x = \int \frac{1}{a\tan t} a\sec t\tan t\mathrm{d}t = \int \sec t\mathrm{d}t = \ln(\sec t + \tan t) + C.$$

由 $x = a\sec t$ 作辅助三角形,如图 $3-4$,知

$$\tan t = \frac{\sqrt{x^2 - a^2}}{a}.$$

则 $x > a$ 时,回代并简化(将 $-\ln a$ 并入任意常数 C)有

$$\int \frac{1}{\sqrt{x^2 - a^2}} \mathrm{d}x = = \ln(x + \sqrt{x^2 - a^2}) + C.$$

图　$3-4$

当 $x < -a$ 时,对原式作代换 $x = -u$,则因 $u > a$,可直接利用上式结果,推得

$$\int \frac{1}{\sqrt{x^2 - a^2}} \mathrm{d}x = \ln(-x - \sqrt{x^2 - a^2}) + C.$$

将 $x > a$ 及 $x < -a$ 的结果综合写成

$$\int \frac{1}{\sqrt{x^2 - a^2}} \mathrm{d}x = = \ln \left| x + \sqrt{x^2 - a^2} \right| + C.$$

作为三角代换的一个补充,分母中含有 x 的幂时可以使用倒代换,即 $x = \frac{1}{t}$.

例 3 - 26　求 $\int \frac{\sqrt{a^2 - x^2}}{x^4} \mathrm{d}x$.

解　设 $x = \frac{1}{t}$,那么 $\mathrm{d}x = -\frac{1}{t^2}\mathrm{d}t$,于是

$$\int \frac{\sqrt{a^2 - x^2}}{x^4} \mathrm{d}x = \int \sqrt{a^2 - \frac{1}{t^2}} \left(-\frac{\mathrm{d}t}{t^2} \right) t^4 = -\int (a^2 t^2 - 1)^{\frac{1}{2}} |t| \mathrm{d}t.$$

当 $x \in (0, a)$ 时,$t > 0$,有

$$\int \frac{\sqrt{a^2 - x^2}}{x^4} \mathrm{d}x = -\frac{1}{2a^2} \int (a^2 t^2 - 1)^{\frac{1}{2}} \mathrm{d}(a^2 t^2 - 1) = -\frac{(a^2 t^2 - 1)^{\frac{3}{2}}}{3a^2} + C = -\frac{(a^2 - x^2)^{\frac{3}{2}}}{3a^2 x^3} + C.$$

当 $x \in (-a, 0)$ 时,有相同的结果.

多数情况下,还是使用三角代换比较便捷,如 $\int \dfrac{1}{x^4 \sqrt{x^2+1}} dx, \int \dfrac{1}{x \sqrt{x^2-1}} dx$ 等.

本节例题中,有几个积分是以后经常会遇到的,通常也被当做公式使用,这样,常用的积分公式,除了基本积分表中的几个外,再添加下面几个(其中常数 $a > 0$):

(14) $\int \tan x \, dx = -\ln|\cos x| + C;$

(15) $\int \cot x \, dx = \ln|\sin x| + C;$

(16) $\int \sec x \, dx = \ln|\sec x + \tan x| + C;$

(17) $\int \csc x \, dx = \ln|\csc x - \cot x| + C;$,

(18) $\int \dfrac{1}{a^2+x^2} dx = \dfrac{1}{a} \arctan \dfrac{x}{a} + C;$

(19) $\int \dfrac{1}{x^2-a^2} dx = \dfrac{1}{2a} \ln \left| \dfrac{x-a}{x+a} \right| + C;$

(20) $\int \dfrac{1}{\sqrt{a^2-x^2}} dx = \arcsin \dfrac{x}{a} + C;$

(21) $\int \dfrac{1}{\sqrt{x^2+a^2}} dx = \ln(x + \sqrt{x^2+a^2}) + C;$

(22) $\int \dfrac{1}{\sqrt{x^2-a^2}} dx = \ln|x + \sqrt{x^2-a^2}| + C.$

四、分部积分法

前面在复合函数求导法则的基础上得到了换元积分法,现在利用两个函数乘积的微分法则,来推得另一个求积分的基本方法——分部积分法.

设函数 $u = u(x)$、$v = v(x)$ 具有连续导数,则
$$d(uv) = udv + vdu.$$
移项,两边积分得
$$\int udv = uv - \int vdu.$$

这就是分部积分公式. 如果求 $\int udv$ 有困难,而求 $\int vdu$ 比较容易时,分部积分公式就可以发挥作用了. 下面通过例子说明如何运用这个重要公式.

例 3-27 求 $\int x\cos x \, dx$.

解 这个积分用换元积分法不易求得结果,现在试用分部积分法来求,但是怎样来选取 u 和 dv 呢? 如果设 $u = x, dv = \cos x \, dx$,则 $du = dx, v = \sin x$,带入分部积分公式得
$$\int x\cos x \, dx = \int x d\sin x = x\sin x - \int \sin x \, dx,$$
而 $\int vdu = \int \sin x \, dx$ 容易积出,所以

$$\int x\cos x dx = x\sin x + \cos x + C.$$

求这个积分时,如果设 $u = \cos x, dv = x dx$,则 $du = -\sin x dx, v = \frac{1}{2}x^2$,于是

$$\int x\cos x dx = \int \cos x d\frac{x^2}{2} = \frac{x^2}{2}\cos x + \int \frac{x^2}{2}\sin x dx,$$

而 $\int \frac{x^2}{2}\sin x dx$ 比原积分更不易求出,x 的次数反而升高了.

由此可见,如果 u 和 dv 选取不当,就求不出结果,所以应用分部积分法时,恰当选取 u 和 dv 是关键,选取 u 和 dv 一般要考虑以下两点:

1)v 要容易求得;

2)$\int v du$ 要比 $\int u dv$ 容易积出.

例 3-27 还说明一般幂函数和三角函数相乘时,选幂函数为 u.

例 3-28　求 $\int x^2 e^x dx$.

解　设 $u = x^2, v = e^x$,则 $e^x dx = de^x = dv$,于是

$$\int x^2 e^x dx = \int x^2 de^x = x^2 e^x - \int e^x 2x dx = x^2 e^x - 2\int x e^x dx$$
$$= x^2 e^x - 2\int x de^x = x^2 e^x - 2x e^x + 2e^x + C.$$

一般地,幂函数和指数函数乘积时,选幂函数为 u. 如 $\int x a^x dx$.

例 3-29　求 $\int x\ln x dx$.

解　令 $u = \ln x, dv = x dx = d(\frac{1}{2}x^2)$,于是

$$\int x\ln x dx = \int \ln x d(\frac{1}{2}x^2) = \frac{1}{2}x^2\ln x - \int \frac{1}{2}x^2 \frac{1}{x}dx = \frac{1}{2}x^2\ln x - \frac{1}{4}x^2 + C.$$

一般地,幂函数和对数函数乘积时,选对数函数为 u.

熟练以后,前面选取 u 和 dv 的过程可以省略.

例 3-30　求 $\int x\arctan x dx$.

解
$$\int x\arctan x dx = \frac{x^2}{2}\arctan x - \int \frac{x^2}{2}d(\arctan x)$$
$$= \frac{x^2}{2}\arctan x - \int \frac{x^2}{2}\cdot\frac{1}{1+x^2}dx$$
$$= \frac{x^2}{2}\arctan x - \int \frac{1}{2}\cdot(1-\frac{1}{1+x^2})dx$$
$$= \frac{x^2}{2}\arctan x - \frac{1}{2}(x-\arctan x) + C.$$

一般地,幂函数和反三角函数乘积时,选反三角函数为 u.

例 3-31　求下列积分:

$(1) \int \sec^3 x \mathrm{d}x$；$(2) \int \mathrm{e}^x \cos x \mathrm{d}x.$

解：$(1) \int \sec^3 x \mathrm{d}x = \int \sec x \mathrm{d}\tan x = \sec x \tan x - \int \tan^2 x \sec x \mathrm{d}x$

$$= \sec x \tan x - \int \sec x (\sec^2 x - 1) \mathrm{d}x$$

$$= \sec x \tan x - \int \sec^3 x \mathrm{d}x + \int \sec x \mathrm{d}x.$$

$\sec x$ 的积分前节已积出，所以

$$\int \sec^3 x \mathrm{d}x = \frac{1}{2} \sec x \tan x + \frac{1}{2} \ln |\sec x + \tan x| + C.$$

$(2) \int \mathrm{e}^x \cos x \mathrm{d}x = \int \cos x \mathrm{d}\mathrm{e}^x = \mathrm{e}^x \cos x + \int \mathrm{e}^x \sin x \mathrm{d}x$

$$= \mathrm{e}^x \cos x + \int \sin x \mathrm{d}\mathrm{e}^x$$

$$= \mathrm{e}^x \cos x + \mathrm{e}^x \sin x - \int \mathrm{e}^x \cos x \mathrm{d}x.$$

所以

$$\int \mathrm{e}^x \cos x \mathrm{d}x = \frac{1}{2} \mathrm{e}^x (\sin x + \cos x) + C.$$

这两例，等式右边出现了待求积分项，移项后，即可得到所求的积分．题(2)的被积函数为指数函数与正弦或余弦函数的乘积，一般选三角函数为 u，也可选指数函数为 u.

例 3 - 32 求下列积分：

$(1) \int \ln x \mathrm{d}x$；$(2) \int \arccos x \mathrm{d}x.$

解 $(1) \int \ln x \mathrm{d}x = x \ln x - \int x \mathrm{d}\ln x = x \ln x - \int \mathrm{d}x = x \ln x - x + C.$

$(2) \int \arccos x \mathrm{d}x = x \arccos x - \int x \mathrm{d}\arccos x = x \arccos + \int \frac{x}{\sqrt{1 - x^2}} \mathrm{d}x$

$$= x \arccos x - \frac{1}{2} \int \frac{\mathrm{d}(1 - x^2)}{\sqrt{1 - x^2}} = x \arccos x - \sqrt{1 - x^2} + C.$$

通常情况下，如果被积函数就是一种函数，而且还不易直接积分，这时候可以考虑令 $v = x$，然后直接利用分部积分公式.

通过上面这些例题，我们得到如下结论：

用分部积分法求积分通常适用于被积函数是两种不同类型的函数乘积时的不定积分，此时，关键是选取适当的 u, v. 一般确定函数 u 的顺序为：反、对、幂、三、指. 但对于形如 $\int \mathrm{e}^{ax} \sin bx \mathrm{d}x$，$\int \mathrm{e}^{ax} \cos bx \mathrm{d}x$ 这种类型时，u 和 $\mathrm{d}v$ 可以任意选取.

五、有理函数的积分

1. 有理函数的部分分式分解

有理函数是指两个多项式的商：

$$\frac{P(x)}{Q(x)}=\frac{a_0x^n+a_1x^{n-1}+\cdots+a_{n-1}x+a_n}{b_0x^m+b_1x^{m-1}+\cdots+b_{m-1}x+b_m},$$

又称为有理分式. 其中 m,n 都是非负整数, $a_n,a_{n-1},\cdots,a_1,a_0$ 及 $b_m,b_{m-1}\cdots,b_1,b_0$ 都是实数, 且 $a_0\neq0,b_0\neq0$.

假定 $P(x)$、$Q(x)$ 之间没有公因式, 当 $n<m$ 时, 称这有理函数为真分式, 否则称为假分式. 利用多项式的除法, 总可以将一个假分式化成一个多项式与一个真分式的和, 例如

$$\frac{x^4-3}{x^2+2x-1}=x^2-2x+5-\frac{12x-2}{x^2+2x-1}.$$

此时右边的多项式可以逐项直接积分, 因此只需要讨论真分式的积分, 现在问题在于如何将真分式化为部分分式之和.

对于真分式 $\frac{P(x)}{Q(x)}$, 如果 $Q(x)=Q_1(x)Q_2(x)$, 且 $Q_1(x)$、$Q_2(x)$ 没有公因式, 则

$$\frac{P(x)}{Q(x)}=\frac{P_1(x)}{Q_1(x)}+\frac{P_2(x)}{Q_2(x)}.$$

这个过程称为将真分式分解为部分分式之和.

理论上, 多项式 $Q(x)$ 最终被分解成一次式与二次质因式的乘积, 于是有理函数的分解式中只出现多项式、$\frac{P_1(x)}{(x-a)^m}$、$\frac{P_2(x)}{(x^2+px+q)^n}$ 等三种类型的函数. 这里多项式 $P_1(x)$、$P_2(x)$ 的次数分别小于 m、$2n$, 且 $p^2-4q<0$.

2. 有理函数的积分

这里只需要讨论两个分式的积分: $(1)\dfrac{P_1(x)}{(x-a)^m}$; $(2)\dfrac{P_2(x)}{(x^2+px+q)^n}$.

对于式 (1), 无论 m 为何值, 作代换 $x-a=u$, 则 $\mathrm{d}x=\mathrm{d}u$, 且 $\dfrac{P_1(u+a)}{u^m}$ 的和式中, 每一项都是 u 的幂函数, 积分容易, 参见换元积分中的例 $3-7(3)$, 这里不再赘述.

对于 (2) 式, 一般先对分母配方得

$$x^2+px+q=\left(x+\frac{p}{2}\right)^2+q-\frac{p^2}{4}=X^2+A^2,$$

当 $n=1$ 时, 用凑微分法求解. 当 $n>1$ 时, 作三角代换: 令 $X=A\tan t$, 则 $\mathrm{d}X=A\sec^2t\mathrm{d}t$, 被积函数最后是形如 $\sin^kt\cos^lt$ 的代数和 $(k,l$ 为整数 $)$, $\sin^kt\cos^lt$ 的积分在换元积分法中已有讲述.

例 3 – 33　求 $\displaystyle\int\frac{2x+1}{x^2+2x+2}\mathrm{d}x$.

解　$x^2+2x+2=(x+1)^2+1$, 令 $x+1=u$, 则

$$\begin{aligned}
\int\frac{2x+1}{x^2+2x+2}&=\int\frac{2u-1}{u^2+1}\mathrm{d}u=\int\frac{2u}{u^2+1}\mathrm{d}u-\int\frac{1}{u^2+1}\mathrm{d}u\\
&=\int\frac{\mathrm{d}(u^2+1)}{u^2+1}-\int\frac{1}{u^2+1}\mathrm{d}u\\
&=\ln(u^2+1)-\arctan u+C\\
&=\ln\left[(x+1)^2+1\right]-\arctan(x+1)+C.
\end{aligned}$$

例 3 - 34　求 $\int \dfrac{x^3}{(x^2 + 2x + 2)^2} \mathrm{d}x$.

解　$x^2 + 2x + 2 = (x+1)^2 + 1^2$，作代换 $\dfrac{x+1}{1} = \tan t$，$t \in \left(-\dfrac{\pi}{2}, \dfrac{\pi}{2} \right)$，则

$$x = \tan t - 1, \ \mathrm{d}x = \sec^2 t \mathrm{d}t, \ x^2 + 2x + 2 = \tan^2 t + 1 = \sec^2 t .$$

$$\int \dfrac{x^3}{(x^2 + 2x + 2)^2} \mathrm{d}x = \int \dfrac{(\tan t - 1)^3}{\sec^4 t} \cdot \sec^2 t \mathrm{d}t = \int (\tan t - 1)^3 \cos^2 t \mathrm{d}t$$

$$= \int (\sin^3 t \cos^{-1} t - 3\sin^2 t + 3\sin t \cos t - \cos^2 t) \mathrm{d}t$$

$$= \int (\sin^2 t \cos^{-1} t + 3\cos t) \sin t \mathrm{d}t - \int (3\sin^2 t + \cos^2 t) \mathrm{d}t$$

$$= - \int (\cos^{-1} t + 2\cos t) \mathrm{d}\cos t - \int (2 - \cos 2t) \mathrm{d}t$$

$$= -\ln(\cos t) - \cos^2 t - 2t + \sin t \cos t + C.$$

而

$$\cos t = \dfrac{1}{\sqrt{x^2 + 2x + 2}}, \sin t = \dfrac{x+1}{\sqrt{x^2 + 2x + 2}},$$

$$\int \dfrac{x^2}{(x^2 + 2x + 2)^2} \mathrm{d}x = \dfrac{1}{2}\ln(x^2 + 2x + 2) - 2\arctan(x+1) + \dfrac{x}{x^2 + 2x + 2} + C.$$

例 3 - 35　求 $\int \dfrac{x - 3}{(x-1)(x^2-1)} \mathrm{d}x$.

解　将分母因式分解：$(x-1)(x^2-1) = (x-1)^2(x+1)$，设

$$\dfrac{x-3}{(x-1)^2(x+1)} = \dfrac{Ax+B}{(x-1)^2} + \dfrac{C}{x+1}.$$

方法一　$(Ax+B)(x+1) + C(x-1)^2 = x - 3$，比较同类项系数；

方法二　对 x 取特殊值，如 x 依次取 $-1, 0, 1$ 求得 A, B, C 分别为 $1, -2, -1$，于是

$$\int \dfrac{x-3}{(x-1)(x^2-1)} \mathrm{d}x = \int \dfrac{x-2}{(x-1)^2} \mathrm{d}x - \int \dfrac{1}{x+1} \mathrm{d}x = \int \dfrac{x-1-1}{(x-1)^2} \mathrm{d}x - \ln|x+1|$$

$$= \ln|x-1| + \dfrac{1}{x-1} - \ln|x+1| + C$$

($\int \dfrac{x-2}{(x-1)^2} \mathrm{d}x$ 也可用 $u = x - 1$ 换元).

例 3 - 36　求 $\int \dfrac{x+1}{x^2 - 5x + 6} \mathrm{d}x$

解　设

$$\dfrac{x+1}{x^2 - 5x + 6} = \dfrac{A}{x-3} + \dfrac{B}{x-2},$$

则

$$A(x-2) + B(x-3) = x + 1,$$

通过比较同类项系数或对 x 取特殊值，求得 A, B 分别为 $4, -3$，于是

$$\int \dfrac{x+1}{x^2 - 5x + 6} \mathrm{d}x = \int \dfrac{4}{x-3} \mathrm{d}x - \int \dfrac{3}{x-2} \mathrm{d}x = 4\ln|x-3| - 3\ln|x-2| + C.$$

3. 可化为有理函数的积分举例

例 3 - 37　求下列积分：

$(1) \int \dfrac{\sqrt{x-1}}{x} \mathrm{d}x$；$(2) \int \dfrac{\mathrm{d}x}{1 + \sqrt[3]{x+2}}$.

解　(1)为了去根号,令 $\sqrt{x-1} = u$,则 $x = u^2 + 1, \mathrm{d}x = 2u\mathrm{d}u$,于是

$$\int \frac{\sqrt{x-1}}{x}\mathrm{d}x = \int \frac{u}{u^2+1} \cdot 2u\mathrm{d}u = 2\int \left(1 - \frac{1}{u^2+1}\right)\mathrm{d}u = 2(u - \arctan u) + C.$$

(2)令 $\sqrt[3]{x+2} = t$,则 $x = t^3 - 2, \mathrm{d}x = 3t^2\mathrm{d}t$.

$$\int \frac{\mathrm{d}x}{1 + \sqrt[3]{x+2}} = \int \frac{3t^2\mathrm{d}t}{1+t} = 3\int \left(t - 1 + \frac{1}{1+t}\right)\mathrm{d}t = 3\left(\frac{t^2}{2} - t + \ln|1+t|\right) + C$$

$$= \frac{3}{2}\sqrt[3]{(x+2)^2} - 3\sqrt[3]{x+2} + 3\ln|1 + \sqrt[3]{x+2}| + C.$$

换元积分中的三角代换可能得到关于三角函数的有理式,如 $\int \dfrac{(1 + \sin x)\mathrm{d}x}{\sin x(1 + \cos x)}$,这时

可用三角公式将其化成 $\tan \dfrac{x}{2}$ 的函数,再令 $\tan \dfrac{x}{2} = u$,得到普通的有理式积分.

最后指出：初等函数的原函数在其定义区间内一定存在,但它不一定是初等函数,如

$\mathrm{e}^{-x^2}, \sin x^2, \dfrac{1}{\sqrt{1+x^4}}, \dfrac{1}{\ln x}$ 等,因其积分不能用初等函数表达,所以常称它们是"积不出"的.

另外,对于复杂的积分,也可以通过查表求得,这里不做讨论.

3.2　定　积　分

定积分是积分学中的一个很重要的概念,在自然科学、医学等领域内有着广泛的应用.本节从两个实例——求曲边图形的面积和变速直线运动的路程入手,引出定积分概念、性质与计算方法,在此基础上讲述它在几何、物理、医学等方面的简单应用.

一、定积分的概念

1. 引例

1.1　曲边梯形的面积　设 $y = f(x)$ 在区间 $[a, b]$ 上非负、连续. 由直线 $x = a$、$x = b$、$y = 0$ 及曲线 $y = f(x)$ 所围成的图形(如图 3 - 5)称为曲边梯形.

该图形的面积显然不能用矩形的面积公式计算. 但考虑到 $f(x)$ 在 $[a, b]$ 上连续,当 x 的变化很小时,它的变化不会很大. 这就是说,由一个很小的区间所形成的小的曲边梯形近似于矩形,可以计算面积,而且只要区间足够小,近似程度就会足够高. 基于此,我们对曲边梯形的面积问题作如下步骤的处理.

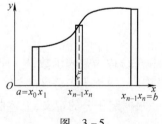

图　3 - 5

分割　在区间 $[a, b]$ 内任意插入 $n - 1$ 个分点：

$$a = x_0 < x_1 \cdots < x_{n-1} < x_n = b.$$

$[a, b]$ 被分成 n 个小区间. 曲边梯形被过各分点且平行于 y 轴的直线分成 n 个小的曲

边梯形,记第 i 个小区间为 $[x_{i-1}, x_i]$,其长度为 $\Delta x_i = x_i - x_{i-1}$.

近似 在每个小区间,比如第 i 个小区间 $[x_{i-1}, x_i]$ 内任意取一点 ξ_i,以 $f(\xi_i)\Delta x_i$ 近似表示该小曲边梯形的面积 ΔA_i,即

$$\Delta A_i \approx f(\xi_i)\Delta x_i \ (i = 1, 2, \cdots n).$$

求和 对所有小曲边梯形的面积求和,得到曲边梯形面积 A 的近似值

$$A \approx \sum_{i=1}^{n} f(\xi_i)\Delta x_i.$$

取极限 当区间被无限细分,即各小区间的最大长度 $\lambda = \max\{\Delta x_1, \Delta x_2, \cdots, \Delta x_n\}$ 趋于 0 时,就得到曲边梯形的面积的精确值

$$A = \lim_{\lambda \to 0} \sum_{i=1}^{n} f(\xi_i)\Delta x_i.$$

这个过程告诉了我们求复杂平面图形面积的方法,同时也告知了平面图形面积的定义. 解决曲边梯形面积的思想方法是:分割——近似——求和——取极限.

1.2 变速直线运动的路程 曲边梯形的面积问题具有很强的代表性. 比如做变速直线运动的物体,在时间间隔 $[t_1, t_2]$ 内所发生的位移,也不能用速度与时间的乘积求得. 但根据运动物体速度的变化是连续的这样一个事实,可以类似地对时间段进行分割,再对位移进行近似、求和、取极限等运算,可以求得物体位移

$$s = \lim_{\lambda \to 0} \sum_{i=1}^{n} v(\tau_i)\Delta t_i \quad (\lambda = \max\{\Delta t_1, \Delta t_2, \cdots, \Delta t_n\}).$$

其中 $s, v(t)$(假定非负)分别表示物体的位移和速度.

2. 定积分的定义

将以上方法进行概括,抽象,便得定积分的定义.

定义 3-3 设函数 $f(x)$ 在区间 $[a, b]$ 上有界,在 $[a, b]$ 内任意插入若干分点

$$a = x_0 < x_1 \cdots < x_{n-1} < x_n = b.$$

将区间分成 n 个小区间,在每个小区间 $[x_{i-1}, x_i]$ 上任取一点 ξ_i,作和式

$$\sum_{i=1}^{n} f(\xi_i)\Delta x_i (这里 \Delta x_i = x_i - x_{i-1}).$$

若不论对区间 $[a, b]$ 怎样划分,也不论在小区间 $[x_{i-1}, x_i]$ 上点 ξ_i 怎样选取,只要当 $\lambda = \max\{\Delta x_1, \Delta x_2, \cdots, \Delta x_n\}$ 趋于 0 时,上述和式总趋于某一确定的常数 I,则称 I 为函数 $f(x)$ 在区间 $[a, b]$ 上的定积分,记作 $\int_a^b f(x)\mathrm{d}x$,即

$$\int_a^b f(x)\mathrm{d}x = \lim_{\lambda \to 0} \sum_{i=1}^{n} f(\xi_i)\Delta x_i.$$

其中 $f(x)$ 称为被积函数,$f(x)\mathrm{d}x$ 称为被积式,x 称为积分变量,a 称为积分下限,b 称为积分上限,$[a, b]$ 称为积分区间.

根据定积分的定义,上述曲边梯形的面积与变速直线运动的路程分别可以表示为

$$A = \int_a^b f(x)\mathrm{d}x, \ s = \int_{t_1}^{t_2} v(t)\mathrm{d}t.$$

由"和式的极限",还很容易得到以下结论:

1）定积分是一个实数,它仅与被积函数和积分区间有关,而与积分变量无关,即

$$\int_a^b f(x)\,\mathrm{d}x = \int_a^b f(t)\,\mathrm{d}t = \int_a^b f(u)\,\mathrm{d}u;$$

2）当 $a = b$ 时, $\int_a^a f(x)\,\mathrm{d}x = 0$;

3） $\int_a^b f(x)\,\mathrm{d}x = -\int_b^a f(x)\,\mathrm{d}x.$

当 $f(x) \geq 0$ 时,定积分 $\int_a^b f(x)\,\mathrm{d}x$ 表示由曲线 $y = f(x)$、直线 $x = a, x = b$ 及 x 轴所围成的

曲边梯形的面积 A,即 $\int_a^b f(x)\,\mathrm{d}x = A.$

当 $f(x) \leq 0$ 时,定积分的值是其面积的负值.

当 $f(x)$ 在 $[a,b]$ 上有正有负时,定积分表示 x 轴上方的图形面积与 x 轴下方的图形面积之差. 如图 3 - 6,函数 $f(x)$ 在 $[a,b]$ 上的定积分为

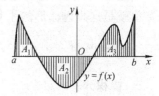

$$\int_a^b f(x)\,\mathrm{d}x = A_1 - A_2 + A_3.$$

由定义,只要和的极限存在,函数 $f(x)$ 就在区间 $[a,b]$ 可

图 3 - 6

积. 至于什么样的函数是可积的,这里不作深入讨论,只直接

给出结论:闭区间上的连续函数可积;闭区间上有界且只有有限个间断点的函数可积.

例 3 - 38　由定积分定义计算 $\int_0^1 x^2\,\mathrm{d}x.$

解　函数 $f(x) = x^2$ 在 $[a,b]$ 上连续,故可积,为方便起见,将区间 $[0,1]$ n 等分:$\left[\dfrac{i-1}{n}, \dfrac{i}{n}\right] (i = 1, 2 \cdots n)$,各小区间长度为 $\Delta x_i = \dfrac{1}{n}$,且取小区间右端点 $\dfrac{i}{n} = \xi_i$,那么

$$\int_0^1 x^2\,\mathrm{d}x = \lim_{\lambda \to 0} \sum_{i=1}^n f(\xi_i)\Delta x_i = \lim_{\lambda \to 0} \sum_{i=1}^n \xi_i^2 \Delta x_i = \lim_{\lambda \to 0} \sum_{i=1}^n \left(\frac{i}{n}\right)^2 \frac{1}{n}$$

$$= \lim_{n \to \infty} \frac{1}{n^3} \cdot \frac{1}{6} n(n+1)(2n+1) = \frac{1}{3}.$$

注　因为是等分,所以 $\lambda \to 0$ 等价于 $n \to \infty$. 由定义求定积分的值,在工程计算中有着广泛的应用,但理论上的求值,并不使用此法.

二、定积分的基本性质

根据定积分的定义和极限运算法则,可以得到定积分的以下性质.

性质 3 - 1　$\int_a^b kf(x)\,\mathrm{d}x = k\int_a^b f(x)\,\mathrm{d}x.$

性质 3 - 2　$\int_a^b [f(x) \pm g(x)]\,\mathrm{d}x = \int_a^b f(x)\,\mathrm{d}x \pm \int_a^b g(x)\,\mathrm{d}x.$

性质 3 - 3　$\int_a^b f(x)\,\mathrm{d}x = \int_a^c f(x)\,\mathrm{d}x + \int_c^b f(x)\,\mathrm{d}x$（其中 a, b, c 为任意实数）,该性质表明定积分对积分区间具有可加性.

性质 3 - 4　在区间 $[a,b]$ 上,若 $f(x) \leq g(x)$,则

$$\int_a^b f(x)\,\mathrm{d}x \leqslant \int_a^b g(x)\,\mathrm{d}x.$$

推论　$\left| \int_a^b f(x)\,\mathrm{d}x \right| \leqslant \int_a^b |f(x)|\,\mathrm{d}x \quad (a < b).$

性质 3 – 5　设 M 及 m 分别是函数 $y = f(x)$ 在 $[a,b]$ 上的最大值和最小值,则

$$m(b - a) \leqslant \int_a^b f(x)\,\mathrm{d}x \leqslant M(b - a).$$

性质 3 – 6(积分中值定理)　如果函数 $f(x)$ 在闭区间 $[a,b]$ 上连续,则在该区间上至少存在一点 ξ,使

$$\int_a^b f(x)\,\mathrm{d}x = f(\xi)(b - a) \quad (a \leqslant \xi \leqslant b).$$

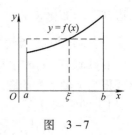

中值定理的几何意义是:在 $[a,b]$ 上总能找到一点 ξ,其对应的函数值就是这曲边梯形的平均高度,如图 3 – 7. 一般将 $f(\xi)$,即 $\dfrac{1}{b - a} \int_a^b f(x)\,\mathrm{d}x$ 称为函数 $f(x)$ 在区间 $[a,b]$ 的平均值.

图　3 – 7

三、微积分基本定理

1、积分上限函数及其导数

设函数 $f(x)$ 在区间 $[a,b]$ 上连续,若 x 在 $[a,b]$ 内任意变动,则对每个取定的 x 值,定积分 $\int_a^x f(t)\,\mathrm{d}t$ 都有唯一确定的值与之对应,即 $\int_a^x f(t)\,\mathrm{d}t$ 是 x 的函数,记为

$$\Phi(x) = \int_a^x f(t)\,\mathrm{d}t,$$

称为积分上限函数.

注　1) $\Phi(a) = \int_a^a f(t)\,\mathrm{d}t = 0, \Phi(-x) = \int_a^{-x} f(t)\,\mathrm{d}t.$

2)由积分的性质 $\int_a^b f(x)\,\mathrm{d}x = -\int_b^a f(x)\,\mathrm{d}x$, 有 $\int_x^b f(t)\,\mathrm{d}t = -\int_b^x f(t)\,\mathrm{d}t$, 所以只需讨论积分上限函数. 类似地 $\int_x^b f(t)\,\mathrm{d}t$ 称为积分下限函数.

下面我们讨论积分上限函数的性质.

定理 3 – 4　设函数 $f(x)$ 在区间 $[a,b]$ 上连续,则积分上限函数在区间 $[a,b]$ 内可导,且其导数

$$\Phi'(x) = \frac{\mathrm{d}}{\mathrm{d}x} \int_a^x f(t)\,\mathrm{d}t = f(x) \quad (a \leqslant x \leqslant b).$$

证明　$\Delta \Phi = \Phi(x + \Delta x) - \Phi(x) = \int_a^{x+\Delta x} f(t)\,\mathrm{d}t - \int_a^x f(t)\,\mathrm{d}t$

$$= \int_a^x f(t)\,\mathrm{d}t + \int_x^{x+\Delta x} f(t)\,\mathrm{d}t - \int_a^x f(t)\,\mathrm{d}t = \int_x^{x+\Delta x} f(t)\,\mathrm{d}t$$

$$= \int_x^{x+\Delta x} f(t)\,\mathrm{d}t = f(\xi)\Delta x (积分中值定理),$$

所以

$$\frac{\Delta \Phi}{\Delta x} = f(\xi),$$

其中 ξ 介于 $x, x + \Delta x$ 之间,即 $\Delta x \to 0, \xi \to x$,上式取极限,且注意到 $f(x)$ 连续,则

$$\Phi'(x) = \lim_{\Delta x \to 0} \frac{\Delta \Phi}{\Delta x} = \lim_{\xi \to x} f(\xi) = f(x).$$

例 3 – 39　求 $\lim\limits_{x \to 0} \dfrac{\int_0^x \sin t \, dt}{x^2}$.

解　这是 $\dfrac{0}{0}$ 型不定式,考虑应用洛必达法则有

$$\lim_{x \to 0} \frac{\int_0^x \sin t \, dt}{x^2} = \lim_{x \to 0} \frac{(\int_0^x \sin t \, dt)'}{(x^2)'} = \lim_{x \to 0} \frac{\sin x}{2x} = \frac{1}{2}.$$

例 3 – 40　求 $\lim\limits_{x \to 0} \dfrac{\int_{\cos x}^1 e^{-t^2} dt}{x^2}$.

解　$\int_{\cos x}^1 e^{-t^2} dt = - \int_1^{\cos x} e^{-t^2} dt$,这是以 $\cos x$ 为中间变量的复合函数,上式为 $\dfrac{0}{0}$ 型极限,由洛必达法则

$$\lim_{x \to 0} \frac{\int_{\cos x}^1 e^{-t^2} dt}{x^2} = \frac{(- \int_1^{\cos x} e^{-t^2} dt)'}{(x^2)'} = \lim_{x \to 0} \frac{(- \int_1^{\cos x} e^{-t^2} dt)'_{\cos x} (\cos x)'_x}{2x}$$

$$= \lim_{x \to 0} \frac{- e^{-\cos^2 x}(- \sin x)}{2x} = \lim_{x \to 0} \frac{\sin x e^{-\cos^2 x}}{2x} = \frac{1}{2} e^{-1}.$$

提示:本题应用了定理 3 – 4 及复合函数的导数公式($\int_a^{\varphi(x)} f(t) \, dt)' = f(\varphi(x)) \cdot \varphi'(x)$.

定理 3 – 4 表明,任何在区间 $[a, b]$ 上连续的函数 $f(x)$ 都有原函数,且积分上限函数 $\int_a^x f(t) \, dt$ 就是它的一个原函数. 这就是原函数存在定理.

2. 牛顿——莱布尼茨公式

定理 3 – 5(微积分基本定理)　设函数 $f(x)$ 在 $[a, b]$ 上连续,$F(x)$ 是 $f(x)$ 在 $[a, b]$ 上的一个原函数,则

$$\int_a^b f(x) \, dx = F(x) \Big|_a^b = F(b) - F(a).$$

上式又称为牛顿 – 莱布尼茨(Newton – Leibniz)公式.

证明　因为 $\Phi(x) = \int_a^x f(t) \, dt$ 是 $f(x)$ 的一个原函数,它与 $F(x)$ 之间相差一个常数,则

$$\int_a^x f(t) \, dt = F(x) + C,$$

令 $x = a$,$F(a) + C = \int_a^a f(t) \, dt = 0$,即 $C = -F(a)$. 上式再令 $x = b$,则

$$\int_a^b f(t) \, dt = F(b) + C = F(b) - F(a).$$

Newton – Leibniz 公式将定积分的计算与求原函数的计算联系起来了.

例 3 – 41　利用牛顿 – 莱布尼茨公式,重新计算例 3 – 37 中的定积分 $\int_0^1 x^2 dx$.

解　$\int_0^1 x^2 dx = \frac{1}{3}x^3 \Big|_0^1 = \frac{1}{3} \cdot 1^3 - \frac{1}{3}0^3 = \frac{1}{3}$.

问题的关键是如何求一个函数的原函数.

例 3 – 42　计算 $\int_0^{\frac{\pi}{2}} (2\cos x + \sin x - 1) dx$.

解　原式 $= [2\sin x - \cos x - x]_0^{\frac{\pi}{2}} = 3 - \frac{\pi}{2}$.

例 3 – 43　设

$$f(x) = \begin{cases} 2x, & 0 \leqslant x \leqslant 1, \\ 5, & 1 < x \leqslant 2. \end{cases}$$

求 $\int_0^2 f(x) dx$.

解　$\int_0^2 f(x) dx = \int_0^1 f(x) dx + \int_1^2 f(x) dx = \int_0^1 2x dx + \int_1^2 5 dx = 6$.

例 3 – 44　计算曲线 $y = \sin x$ 在 $[0, \pi]$ 上与 x 轴所围成的平面图形的面积.

解　面积 $A = \int_0^{\pi} \sin x dx = [-\cos x]_0^{\pi} = 2$.

四、定积分的换元积分法和分部积分法

1、定积分的换元积分法

定理 3 – 6　如果函数 $f(x)$ 在区间 $[a, b]$ 上连续,函数 $x = \varphi(t)$ 在区间 $[\alpha, \beta]$ 上单值且有连续的导数,当自变量 t 在区间 $[\alpha, \beta]$ 上变化时,由函数 $x = \varphi(t)$ 所确定的值在 $[a, b]$ 上变化,且 $\varphi(\alpha) = a, \varphi(\beta) = b$,则有定积分的换元积分公式

$$\int_a^b f(x) dx = \int_\alpha^\beta f[\varphi(t)] \varphi'(t) dt.$$

做定积分,换元必定换限,变量不必回代. 且注意在新的积分区间内 $x = \varphi(t)$ 是单值的,即没有多个 t 对应同一个 x.

例 3 – 45　计算 $\int_0^a \sqrt{a^2 - x^2} dx$　$(a > 0)$.

解　令 $x = a\sin t$,则 $dx = a\cos t dt$,当 $x = 0$ 时,取 $t = 0$;当 $x = a$ 时,取 $t = \frac{\pi}{2}$,则

$$\int_0^a \sqrt{a^2 - x^2} dx = a^2 \int_0^{\frac{\pi}{2}} \cos^2 t dt = \frac{a^2}{2} \int_0^{\frac{\pi}{2}} (1 + \cos 2t) t dt$$

$$= \frac{a^2}{2} \left[t + \frac{1}{2}\sin 2t \right]_0^{\frac{\pi}{2}} = \frac{\pi}{4}a^2.$$

例 3 – 46　计算 $\int_0^{\frac{\pi}{2}} \cos^3 x \sin x dx$.

解　令 $\cos x = t$,则 $dt = -\sin x dx$,当 $x = 0$ 时,$t = 1$;当 $x = \frac{\pi}{2}$ 时,$t = 0$. 则

$$\int_0^{\frac{\pi}{2}} \cos^3 x \sin x \mathrm{d}x = \int_1^0 (-t^3)\mathrm{d}t = \int_0^1 t^3 \mathrm{d}t = \frac{1}{4}t^4 \Big|_0^1 = \frac{1}{4}.$$

这是换元公式的反向应用. 注意,如果不明显地,写出新的积分变量 t,就不必换限.

$$\int_0^{\frac{\pi}{2}} \cos^3 x \sin x \mathrm{d}x = -\int_0^{\frac{\pi}{2}} \cos^3 x \mathrm{d}\cos x = \frac{1}{4}\left[\cos^4 x\right]_{\frac{\pi}{2}}^0 = \frac{1}{4}.$$

例 3 - 47　计算 $\int_0^\pi \sqrt{\sin^3 x - \sin^5 x}\mathrm{d}x.$

解: $\sqrt{\sin^3 x - \sin^5 x} = \sin^{\frac{3}{2}}x |\cos x|$,注意 $\cos x$ 在 $[0,\pi]$ 上符号的变化,有

$$\int_0^\pi \sqrt{\sin^3 x - \sin^5 x}\mathrm{d}x = \int_0^{\frac{\pi}{2}} \sin^{\frac{3}{2}}x \cos x \mathrm{d}x - \int_{\frac{\pi}{2}}^\pi \sin^{\frac{3}{2}}x \cos x \mathrm{d}x$$

$$= \frac{2}{5}\left[\sin x\right]_0^{\frac{\pi}{2}} - \frac{2}{5}\left[\sin x\right]_{\frac{\pi}{2}}^0 = \frac{2}{5} - \left(-\frac{2}{5}\right) = \frac{4}{5}.$$

例 3 - 48　设 $f(x)$ 在区间 $[-a,a]$ 上连续,求证:

(1)若 $f(x)$ 偶函数,则 $\int_{-a}^a f(x)\mathrm{d}x = 2\int_0^a f(x)\mathrm{d}x$;

(2)若 $f(x)$ 奇函数,则 $\int_{-a}^a f(x)\mathrm{d}x = 0.$

证明　因为

$$\int_{-a}^a f(x)\mathrm{d}x = \int_{-a}^0 f(x)\mathrm{d}x + \int_0^a f(x)\mathrm{d}x,$$

在 $\int_{-a}^0 f(x)\mathrm{d}x$ 中,令 $x = -t$,则

$$\int_{-a}^0 f(x)\mathrm{d}x = -\int_a^0 f(-t)\mathrm{d}t = \int_0^a f(-t)\mathrm{d}t = \int_0^a f(-x)\mathrm{d}x,$$

(1)若 $f(x)$ 偶函数,$f(-x) = f(x)$ 则

$$\int_{-a}^a f(x)\mathrm{d}x = \int_{-a}^0 f(x)\mathrm{d}x + \int_0^a f(x)\mathrm{d}x = \int_0^a [f(-x) + f(x)]\mathrm{d}x = 2\int_0^a f(t)\mathrm{d}t;$$

(2)若 $f(x)$ 奇函数,$f(-x) = -f(x)$ 则

$$\int_{-a}^a f(x)\mathrm{d}x = \int_{-a}^0 f(x)\mathrm{d}x + \int_0^a f(x)\mathrm{d}x = \int_0^a [f(-x) + f(x)]\mathrm{d}x = 0.$$

2. 定积分的分部积分法

由乘积的导数公式 $uv' = (uv)' - u'v$ 两边取从 a 到 b 的定积分,便得到定积分的分部积分公式:

$$\int_a^b u\mathrm{d}v = uv\big|_a^b - \int_a^b v\mathrm{d}u.$$

什么时候应用分部积分公式呢,定积分和不定积分的情形相同.

例 3 - 49　计算 $\int_0^{\frac{1}{2}} \arcsin x\mathrm{d}x.$

解　$\int_0^{\frac{1}{2}} \arcsin x\mathrm{d}x = [x\arcsin x]_0^{\frac{1}{2}} - \int_0^{\frac{1}{2}} \frac{x\mathrm{d}x}{\sqrt{1-x^2}}$

$$= \frac{1}{2}\cdot\frac{\pi}{6} + \frac{1}{2}\int_0^{\frac{1}{2}} \frac{1}{\sqrt{1-x^2}}\mathrm{d}(1-x^2)$$

$$= \frac{\pi}{12} + [\sqrt{1-x^2}]_0^{\frac{1}{2}} = \frac{\pi}{12} + \frac{\sqrt{3}}{2} - 1.$$

例 3-50 计算 $\int_0^{\frac{\pi}{4}} \frac{x\mathrm{d}x}{1+\cos 2x}$.

解 因为 $1+\cos 2x = 2\cos^2 x$,所以

$$\int_0^{\frac{\pi}{4}} \frac{x\mathrm{d}x}{1+\cos 2x} = \int_0^{\frac{\pi}{4}} \frac{x\mathrm{d}x}{2\cos^2 x} = \int_0^{\frac{\pi}{4}} \frac{x}{2}\mathrm{d}(\tan x)$$

$$= \frac{1}{2}[x\tan x]_0^{\frac{\pi}{4}} - \frac{1}{2}\int_0^{\frac{\pi}{4}} \tan x\mathrm{d}x$$

$$= \frac{\pi}{8} - \frac{1}{2}[\ln \sec x]_0^{\frac{\pi}{4}} = \frac{\pi}{8} - \frac{\ln 2}{4}.$$

例 3-51 药物从患者的尿液中排出,一种典型的排泄速率函数是 $r(t) = te^{-kt}$,其中 k 是常数. 求在时间间隔 $[0,T]$ 内,排出药物的量 D.

解 $D = \int_0^T r(t)\mathrm{d}t = \int_0^T te^{-kt}\mathrm{d}t = -\frac{1}{k}\left(te^{-kt}\Big|_0^T - \int_0^T e^{-kt}\mathrm{d}t\right)$

$$= -\frac{T}{k}e^{-kt} - \frac{1}{k^2}e^{-kt}\Big|_0^T = \frac{1}{k^2} - e^{-kT}\left(\frac{T}{k} + \frac{1}{k^2}\right).$$

五、定积分的应用

用定积分定义中的"分割、近似、求和、取极限"的思路解决实际问题的方法称为微元法. 用微元法解决实际问题可归结为以下三步,其中关键的是第二步.

1)根据问题所要求的量 U 与某个变量即积分变量(如 x)有关,并确定积分区间 $[a,b]$;

2)分割与近似:即通过"以常代变,以直代曲",求出所求量 U 在任一小区间 $[x,x+\mathrm{d}x]$ 上的微元表达式 $\mathrm{d}U = f(x)\mathrm{d}x$.

3)求和与取极限:对所求量 U 的微元 $\mathrm{d}U = f(x)\mathrm{d}x$ 积分,即求 $U = \int_a^b f(x)\mathrm{d}x$.

1. 平面图形的面积

由曲线 $y = f_1(x), y = f_2(x)(f_1(x) < f_2(x))$ 与直线 $x = a, x = b(a < b)$ 围成的图形如图 3-8,求其面积.

微元法:在 $[a,b]$ 上任取一小区间 $[x,x+\mathrm{d}x]$,将其所确定的窄条(以直代曲)近似看为矩形,高为 $f_2(x) - f_1(x)$,宽为 $\mathrm{d}x$,得面积微元 $\mathrm{d}A = [f_2(x) - f_1(x)]\mathrm{d}x$,因此

$$A = \int_a^b [f_1(x) - f_1(x)]\mathrm{d}x.$$

例 3-52 求曲线 $y = 2 - x^2$ 与 $y = x^2$ 所围成的图形面积.

解 如图 3-9,解方程组 $\begin{cases} y = 2 - x^2 \\ y = x^2 \end{cases}$,得两曲线交点为 $(-1,1),(1,1)$. 若以 x 为积分变量,则

$$A = \int_{-1}^1 (2 - x^2 - x^2)\mathrm{d}x = 4\int_0^1 (1 - x^2) = \frac{8}{3};$$

若以 y 为积分变量,先求得积分区间为 $[0,2]$,再分 $y \in [0,1]$ 与 $y \in [1,2]$ 两部分积分,则

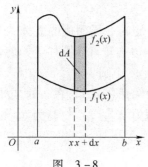

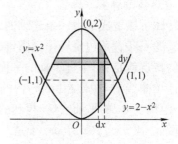

图 3 - 8　　　　　　　　　　　　　图 3 - 9

$$A = \int_0^1 \left[\sqrt{y} - (-\sqrt{y}) \right] \mathrm{d}y + \int_1^2 \left[\sqrt{2-y} - (-\sqrt{2-y}) \right] \mathrm{d}y = \frac{4}{3} + \frac{4}{3} = \frac{8}{3}.$$

可见,适当地选取积分变量可以简化运算.

例 3 - 53　求曲线 $y = x^3$ 与直线 $y = 4x$ 所围成的图形面积.

解　如图 3 - 10,解方程组 $\begin{cases} y = x^3, \\ y = 4x, \end{cases}$ 得两曲线交点为 $(0,0),(-2,-8),(2,8)$. 以 x 为积分变量,则

$$A = 2A_1 = 2 \int_0^2 (4x - x^3) \mathrm{d}x = 2 \left[2x^2 - \frac{x^4}{4} \right]_0^2 = 8.$$

例 3 - 54　求抛物线 $y^2 = 2x$ 和直线 $y = x - 4$ 所围成的图形的面积.

解　如图 3 - 11,联立方程 $\begin{cases} y^2 = 2x, \\ y = x - 4, \end{cases}$ 可得交点为 $(2,-2),(8,4)$,这里显然以 y 为积分变量比较简单,则

$$A = \int_{-2}^4 \left(y + 4 - \frac{y^2}{2} \right) \mathrm{d}y = \left[\frac{1}{2}y^2 + 4y - \frac{1}{6}y^3 \right]_{-2}^4 = 18.$$

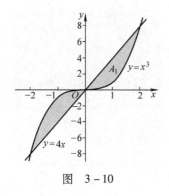

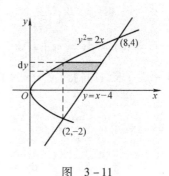

图 3 - 10　　　　　　　　　　　　　图 3 - 11

例 3 - 55　求椭圆 $\dfrac{x^2}{a^2} + \dfrac{y^2}{b^2} = 1$ 的面积.

解　由椭圆的对称性,所求面积等于第一象限面积的 4 倍. 则

$$A = 4 \int_0^a \frac{b}{a} \sqrt{a^2 - x^2} \mathrm{d}x \xrightarrow{x = a\sin t} 4ab \int_0^{\frac{\pi}{2}} \sqrt{1 - \sin^2 t} \cos t \mathrm{d}t = 4ab \int_0^{\frac{\pi}{2}} \cos^2 t \mathrm{d}t$$

$$= \left[4ab \left(\frac{t}{2} + \frac{\sin 2t}{4} \right) \right]_0^{\frac{\pi}{2}} = \pi ab.$$

2. 旋转体的体积

旋转体可以看成是由一条连续曲线绕着某直线(轴)旋转一周而成的立体. 如直角三角形绕它的一条直角边旋转得到圆锥,矩形绕着它的一条边旋转得到圆柱等. 旋转体有一个共同的特点就是:用垂直于轴的平面去切,得到的截面是一个圆.

以连续曲线 $y = f(x)$ 在 $[a,b]$ 内的一段绕 x 轴旋转为例,图 3 - 12,在 x 处,以两个垂直于 x 轴,距离为 $\mathrm{d}x$ 的平面去切,得到的薄片近似于底面积为 $\pi [f(x)]^2$,高为 $\mathrm{d}x$ 的圆柱体,故体积微元 $\mathrm{d}V = \pi [f(x)]^2 \mathrm{d}x$,于是

$$V = \pi \int_a^b f^2(x) \mathrm{d}x.$$

类似地,如果旋转体是由连续曲线 $x = \varphi(y)$,直线 $y = c, y = \mathrm{d}$ 及 y 轴所围成的曲边梯形绕 y 轴旋转一周而成的立体的体积为

$$V = \pi \int_c^d \varphi^2(y) \mathrm{d}y.$$

例 3 - 56 一喇叭可视为由曲线 $y = x^2$ 在 $[0,1]$ 之间的一段绕 x 轴旋转而成的旋转体,如图 3 - 13,求其体积.

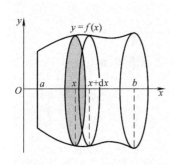

图 3 - 12

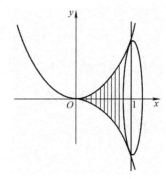

图 3 - 13

解 $V = \pi \int_0^1 y^2 \mathrm{d}x = \pi \int_0^1 x^4 \mathrm{d}x = \dfrac{\pi}{5} [x^5]_0^1 = \dfrac{1}{5}\pi.$

例 3 - 57 求由抛物线 $y^2 = x$ 及直线 $x = 1$ 所围成的图形绕 y 轴旋转一周而成的旋转体的体积.

解 解方程组 $\begin{cases} y^2 = x, \\ x = 1, \end{cases}$ 得交点 $(1,1), (1,-1)$,从而 $y \in [-1,1]$,则

$$V = \pi \int_{-1}^1 (1 - y^4) \mathrm{d}y = 2\pi \int_0^1 (1 - y^4) \mathrm{d}y = 2\pi \left[y - \dfrac{y^5}{5} \right]_0^1 = \dfrac{8}{5}\pi.$$

例 3 - 58 求椭圆 $\dfrac{x^2}{a^2} + \dfrac{y^2}{b^2} = 1$ 绕 x 轴旋转所成的旋转体体积.

解 旋转曲线为 $y = \dfrac{b}{a} \sqrt{a^2 - x^2}$ $(y \geqslant 0)$,由对称性知

$$V = 2\pi \int_0^a \left[\dfrac{b}{a} \sqrt{a^2 - x^2} \right]^2 \mathrm{d}x = \dfrac{2\pi b^2}{a^2} \int_0^a (a^2 - x^2) \mathrm{d}x = \dfrac{4}{3}\pi a b^2.$$

如果令 $a = b = R$,就得到球体的体积公式:$V = \dfrac{4}{3}\pi R^3.$

3. 平面曲线的弧长

由微元法,连续光滑曲线 $y = f(x)$ 在 $[a, b]$ 内的任一微小区间 $[x, x + dx]$ 上的一小段弧可以以直代曲,$\overset{\frown}{AB} \approx \overline{AB}$,如图 3 – 14,即 $ds = \sqrt{(dx)^2 + (dy)^2}$. 直角坐标系下,$y' = f'(x) = \dfrac{dy}{dx}$,故

$$ds = \sqrt{1 + y'^2}dx = \sqrt{1 + f'^2(x)}dx.$$

则对于在 $[a, b]$ 内具有连续导数的函数 $y = f(x)$,其弧长为

$$s = \int_a^b \sqrt{1 + f'^2(x)}dx.$$

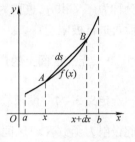

图 3 – 14

例 3 – 59 求连续光滑的曲线 $y = \dfrac{2}{3}x^{\frac{3}{2}}$ 在 $[0, 1]$ 内的一段的弧长.

解 $s = \int_0^1 \sqrt{1 + y'^2}dx = \int_0^1 \sqrt{1 + x}dx = \dfrac{2}{3}(1 + x)^{\frac{3}{2}}\Big|_0^1 = \dfrac{2}{3}(2\sqrt{2} - 1).$

例 3 – 60 求圆 $x^2 + y^2 = r^2$ 的周长.

解 $y = \sqrt{r^2 - x^2}, y' = \dfrac{-x}{\sqrt{r^2 - x^2}}$,由对称性得

$$s = 4\int_0^r \sqrt{1 + y'^2}\, dx = 4\int_0^r \dfrac{r}{\sqrt{r^2 - x^2}}dx = \Big[4r\arcsin\dfrac{x}{r}\Big]_0^r = 2\pi r.$$

4. 定积分在医学上的应用

例 3 – 61 一种药物注射到患者左臂中,血药的浓度随时间 t(单位为 h)变化的规律是 $c(t) = \dfrac{0.014t}{1 + t^2}$(mg/ml),研究表明:血药浓度—时间曲线下的面积反映药物的吸收程度. 问:该药物注射 2 h 后,左臂中药物的吸收程度如何?

解 $C = \int_0^2 c(t)dt = \int_0^2 \dfrac{0.014t}{1 + t^2}dt = 0.007\ln(1 + t^2)\big|_0^2 = 0.007\ln 5.$

例 3 – 62 血液中胰岛素的分泌水平和血糖的浓度密切相关. 实验测定患者的胰岛素浓度. 先让患者禁食(12 h 左右),然后通过注射给病人一定量的的糖,在不同时段(如:0.5 h、1 h、2 h 等)检查胰岛素的释放情况. 假定由实验测得患者的血液中的胰岛素的浓度 $c(t)$(单位/ml)为

$$c(t) = \begin{cases} 10t - t^2, & 0 \leq t \leq 5, \\ 25e^{-k(t-5)}, & t > 5, \end{cases}$$

其中 $k = \dfrac{1}{20}\ln 2$,时间 t 的单位为 min,求该患者血液中的胰岛素在 1 h 内的平均浓度.

解 $\bar{c} = \dfrac{1}{60}\Big[\int_0^5 (10t - t^2)dt + \int_5^{60} 25e^{-k(t-5)}dt\Big]$

$$= \frac{1}{60}\left(5t^2 - \frac{1}{3}t^3\right)\Big|_0^5 - \frac{5\mathrm{e}^{-k(t-5)}}{12k}\Big|_5^{60} \approx 11.63 \text{ ml}.$$

3.3 广 义 积 分

定积分是在有限区间上对有界函数的积分. 当积分区间无限, 或者被积函数无界时, 积分称为广义积分, 也称为反常积分. 这两类广义积分的计算都是先将其当成定积分计算, 然后再进行极限运算.

一、无穷区间上的广义积分

定义 3 - 4 设函数 $f(x)$ 在区间 $[a, +\infty)$ 上连续, 若 $\lim\limits_{b \to +\infty} \int_a^b f(x)\mathrm{d}x (b > a)$ 存在, 则称此极限为函数 $f(x)$ 区间 $[a, +\infty)$ 上的广义积分, 记作

$$\int_a^{+\infty} f(x)\mathrm{d}x = \lim_{b \to +\infty} \int_a^b f(x)\mathrm{d}x.$$

这时也称广义积分存在或收敛; 否则, 称这广义积分不存在或发散.

类似地, 可定义 $\int_{-\infty}^b f(x)\mathrm{d}x$ 形式的广义积分.

如果广义积分 $\int_{-\infty}^c f(x)\mathrm{d}x$ 与 $\int_c^{+\infty} f(x)\mathrm{d}x$ 都收敛, 则定义

$$\int_{-\infty}^{+\infty} f(x)\mathrm{d}x = \int_{-\infty}^c f(x)\mathrm{d}x + \int_c^{+\infty} f(x)\mathrm{d}x,$$

这里 c 为任意常数. 这时也称广义积分 $\int_{-\infty}^{+\infty} f(x)\mathrm{d}x$ 收敛. 否则称发散.

假定 $F'(x) = f(x)$, 若记 $F(\infty) = \lim\limits_{x \to \infty} F(x)$, 则广义积分可以借助牛顿—莱布尼茨公式进行计算. 比如

$$\int_a^{+\infty} f(x)\mathrm{d}x = \lim_{b \to +\infty} F(x) - F(a),$$

其他形式的广义积分类似.

例 3 - 63 求广义积分 (1) $\int_{-\infty}^{+\infty} \dfrac{\mathrm{d}x}{1 + x^2}$; (2) $\int_1^{+\infty} \dfrac{1}{x}\mathrm{d}x$; (3) $\int_{-\infty}^0 \cos x\mathrm{d}x$.

解 (1) $\int_{-\infty}^{+\infty} \dfrac{\mathrm{d}x}{1 + x^2} = [\arctan x]_{-\infty}^{+\infty} = \lim\limits_{x \to +\infty} \arctan x - \lim\limits_{x \to -\infty} \arctan x = \dfrac{\pi}{2} - \left(-\dfrac{\pi}{2}\right) = \pi.$

(2) $\int_1^{+\infty} \dfrac{1}{x}\mathrm{d}x = [\ln x]_1^{+\infty} = +\infty.$

(3) $\int_{-\infty}^0 \cos x\mathrm{d}x = [\sin x]_{-\infty}^0 = -\lim\limits_{x \to -\infty} \sin x$ (发散).

二、无界函数的广义积分

设函数 $f(x)$ 在点 a 的任一邻域内无界, 那么称点 a 为函数 $f(x)$ 的瑕点(或无穷间断点). 无界函数的反常积分也称为瑕积分.

定义 3 - 5 设函数 $f(x)$ 在 $(a, b]$ 上连续, 点 a 为 $f(x)$ 的瑕点, 若极限 $\lim\limits_{t \to a^+} \int_t^b f(x)\mathrm{d}x$ 存

在,则称此极限为函数 $f(x)$ 在 $(a,b]$ 上的广义积分,仍然记作 $\int_a^b f(x)\mathrm{d}x$,即

$$\int_a^b f(x)\mathrm{d}x = \lim_{t\to a^+}\int_t^b f(x)\mathrm{d}x.$$

这时也称广义积分收敛或存在. 否则称该广义积分发散.

类似地,可定义 $f(x)$ 在区间 $[a,b)$(b 为瑕点)上的瑕积分. 如果 $f(x)$ 在 $[a,b]$ 内除点 c 外连续,c 为瑕点. 且 $\int_a^c f(x)\mathrm{d}x$ 与 $\int_c^b f(x)\mathrm{d}x$ 都收敛,则定义

$$\int_a^b f(x)\mathrm{d}x = \int_a^c f(x)\mathrm{d}x + \int_c^b f(x)\mathrm{d}x.$$

此时也称瑕积分 $\int_a^b f(x)\mathrm{d}x$ 收敛,否则称发散.

无界函数的广义积分也可借助牛顿—莱布尼茨公式,比如 $f(x)$ 在区间 $(a,b]$(a 为瑕点)上的广义积分

$$\int_a^b f(x)\mathrm{d}x = F(b) - \lim_{x\to a^+}F(x),$$

其他形式的瑕积分类似.

例 3 – 64　计算(1) $\int_0^1 \dfrac{\mathrm{d}x}{\sqrt{1-x^2}}$;(2) $\int_{-1}^1 \dfrac{\mathrm{d}x}{x^2}$.

解　(1)$x=1$ 是被积函数的无穷间断点(瑕点),所以

$$\int_0^1 \frac{\mathrm{d}x}{\sqrt{1-x^2}} = \lim_{t\to 1^-}\int_0^t \frac{\mathrm{d}x}{\sqrt{1-x^2}} = \lim_{t\to 1^-}\arcsin x\Big|_0^t = \frac{\pi}{2}.$$

(2)$x=0$ 是被积函数的无穷间断点(瑕点),它是两个瑕积分之和,即

$$\int_{-1}^1 \frac{\mathrm{d}x}{x^2} = \int_{-1}^0 \frac{\mathrm{d}x}{x^2} + \int_0^1 \frac{\mathrm{d}x}{x^2} = \lim_{t\to 0^-}\int_{-1}^t \frac{\mathrm{d}x}{x^2} + \lim_{t\to 0^+}\int_t^1 \frac{\mathrm{d}x}{x^2}$$

$$= \lim_{t\to 0^-}\left[-\frac{1}{x}\right]_{-1}^t + \lim_{t\to 0^+}\left[-\frac{1}{x}\right]_t^1 = \lim_{t\to 0^+}\frac{1}{t} - \lim_{t\to 0^-}\frac{1}{t} = +\infty.$$

本例实际上只要确定其中一个瑕积分发散,则积分发散. 如果没有注意到 $x=0$ 为瑕点,当作定积分计算,会求得其积分值为 -2. 这类反常积分和定积分在形式上没有任何区别,容易疏忽.

习　题　3

1. 用直接积分法求下列不定积分:

(1) $\int x^3\sqrt{x}\,\mathrm{d}x$;

(2) $\int \tan^2 x\,\mathrm{d}x$;

(3) $\int\left(\dfrac{5}{1+x^2} - \dfrac{2}{\sqrt{1-x^2}}\right)\mathrm{d}x$;

(4) $\int \dfrac{\cos 2x}{\cos x - \sin x}$;

(5) $\int \mathrm{e}^x\left(1 - \dfrac{\mathrm{e}^{-x}}{\sqrt{x}}\right)\mathrm{d}x$;

(6) $\int\left(\dfrac{1-x}{x}\right)^2\mathrm{d}x$;

(7) $\int \dfrac{2\cdot 3^x - 5\cdot 2^x}{3^x}\mathrm{d}x$;

(8) $\int \dfrac{1}{x^2-1}\mathrm{d}x$;

(9) $\int \dfrac{1 - 2\sqrt[3]{x^2}}{\sqrt[3]{x}}\mathrm{d}x$;

(10) $\int \dfrac{\mathrm{e}^{3x} + 1}{\mathrm{e}^x + 1}\mathrm{d}x$;

(11) $\int \dfrac{\mathrm{d}x}{x^4(1 + x^2)}$;

(12) $\int \dfrac{1}{\sin^2 x \cos^2 x}\mathrm{d}x$.

2. 用换元法求下列不定积分：

(1) $\int x\mathrm{e}^{-x^2}\mathrm{d}x$;

(2) $\int (3 + 2x)^3 \mathrm{d}x$;

(3) $\int \dfrac{\cos x}{\sqrt{1 + \sin^2 x}}\mathrm{d}x$;

(4) $\int \dfrac{\mathrm{d}x}{\sqrt[3]{3 - 2x}}$;

(5) $\int \dfrac{\cos\sqrt{t}}{\sqrt{t}}\mathrm{d}t$;

(6) $\int \dfrac{2}{(1 - 2x)^2}\mathrm{d}x$;

(7) $\int \dfrac{\sin x}{\cos^3 x}\mathrm{d}x$;

(8) $\int \dfrac{\mathrm{d}x}{(\arcsin x)^2 \sqrt{1 - x^2}}$;

(9) $\int \dfrac{1}{x^2 - 1}\ln \dfrac{x - 1}{x + 1}\mathrm{d}x$;

(10) $\int \dfrac{2x - 3}{x^2 - 3x + 4}\mathrm{d}x$;

(11) $\int \dfrac{\mathrm{d}x}{2 + 3x^2}$;

(12) $\int \dfrac{\mathrm{d}x}{\sqrt{2 - 3x^2}}$;

(13) $\int \cos 2x \sin 4x \mathrm{d}x$;

(14) $\int \cos^2 x \sin^3 x \mathrm{d}x$;

(15) $\int \dfrac{\mathrm{d}x}{A\sin^2 x + B\cos^2 x}$;

(16) $\int \dfrac{\sin 2x}{\sqrt{1 + \sin^2 x}}\mathrm{d}x$;

(17) $\int \dfrac{x}{1 + \sqrt{x}}\mathrm{d}x$;

(18) $\int \dfrac{1}{x + \sqrt{1 - x^2}}\mathrm{d}x$.

3. 用分部积分法求下列不定积分：

(1) $\int \arcsin x \mathrm{d}x$;

(2) $\int \ln(1 + x^2)\mathrm{d}x$;

(3) $\int \sqrt{x}\ln^2 x \mathrm{d}x$;

(4) $\int x^2 \mathrm{e}^{-2x}\mathrm{d}x$;

(5) $\int x\cos nx \mathrm{d}x$;

(6) $\int x^2 \cos 2x \mathrm{d}x$;

(7) $\int x\sin^2 x \mathrm{d}x$;

(8) $\int x^2 \sin 2x \mathrm{d}x$;

(9) $\int \dfrac{\arcsin x}{x^2}\mathrm{d}x$;

(10) $\int x^\alpha \ln x \mathrm{d}x (\alpha \neq -1)$;

(11) $\int (\ln x)^2 \mathrm{d}x$;

(12) $\int \sin(\ln x)\mathrm{d}x$;

(13) $\int \mathrm{e}^{\sqrt[3]{x}}\mathrm{d}x$;

(14) $\int (\arcsin x)^2 \mathrm{d}x$.

4. 求下列不定积分：

(1) $\int \sin^4 x \mathrm{d}x$;

(2) $\int x^2 \mathrm{e}^x \mathrm{d}x$;

(3) $\int \dfrac{x^3}{x+3}\mathrm{d}x$;

(4) $\int \dfrac{\mathrm{d}x}{x(x^2+1)}$;

(5) $\int \dfrac{1}{\sqrt{5+2x}}\mathrm{d}x$;

(6) $\int \dfrac{x}{\sqrt{5+2x}}\mathrm{d}x$;

(7) $\int \dfrac{x+3}{x^2-5x+6}\mathrm{d}x$;

(8) $\int \dfrac{2x+3}{x^2+3x-10}\mathrm{d}x$;

(9) $\int \dfrac{1}{\sin^4 x}\mathrm{d}x$;

(10) $\int \dfrac{\mathrm{d}x}{2+\sin x}$;

(11) $\int \dfrac{x+1}{x^2\sqrt{x^2-1}}\mathrm{d}x$;

(12) $\int \dfrac{\sqrt{x^2-a^2}}{x}\mathrm{d}x$.

(13) $\int xf'(x)\mathrm{d}x$,其中 $f(x)$ 的原函数为 $\dfrac{x}{\sin x}$;

(14) $\int xf'(2x)\mathrm{d}x$,其中 $f(x)$ 的原函数为 $\dfrac{\sin x}{x}$.

5. 由定积分的定义计算 $\int_a^b x\mathrm{d}x$ ($a<b$).

6. 计算下列各题:

(1) $\dfrac{\mathrm{d}}{\mathrm{d}x}(\int_0^{x^2}\sqrt{1+t^2}\mathrm{d}t)$;

(2) $\dfrac{\mathrm{d}}{\mathrm{d}x}(\int_a^b \sin x^2\mathrm{d}x)$;

(3) $\dfrac{\mathrm{d}}{\mathrm{d}a}(\int_a^b \sin x^2\mathrm{d}x)$;

(4) $\dfrac{\mathrm{d}}{\mathrm{d}x}(\int_{x^4}^{x^5}\cos t^2\mathrm{d}t)$;

(5) $\lim\limits_{x\to+\infty}\dfrac{1}{\sqrt{1+x^2}}\int_0^x (\arctan t)^2\mathrm{d}t$;

(6) $\lim\limits_{x\to a}\dfrac{x}{x-a}\int_a^x f(t)\mathrm{d}t$,$f(x)$ 连续.

7. 设 $F(x)=\dfrac{1}{x-a}\int_a^x f(t)\mathrm{d}t$,其中 $f(x)$ 在 $[a,b]$ 上连续,在 (a,b) 内可导,且 $f'(x)\leqslant 0$,证明:在 (a,b) 内有 $F'(x)\leqslant 0$.

8. 设 $f(x)=\begin{cases}x^2,& x\in[0,1),\\ x,& x\in[1,2],\end{cases}$ 求 $\Phi(x)=\int_0^x f(t)\mathrm{d}t$ 在 $[0,2]$ 上的表达式.

9. 计算下列定积分:

(1) $\int_{-1}^8 \sqrt[3]{x}\,\mathrm{d}x$;

(2) $\int_0^{\frac{\pi}{4}} \tan^2\theta\,\mathrm{d}\theta$;

(3) $\int_0^{\frac{\pi}{4}} \sec^4 x\tan x\mathrm{d}x$;

(4) $\int_1^{\mathrm{e}^2} \dfrac{\mathrm{d}x}{x\sqrt{1+\ln x}}$;

(5) $\int_{-1}^1 \dfrac{x\mathrm{d}x}{\sqrt{5-4x}}$;

(6) $\int_0^4 \sqrt{16-x^2}\,\mathrm{d}x$;

(7) $\int_{\frac{1}{2}}^{\frac{3}{2}} \dfrac{\mathrm{d}x}{\sqrt{|x^2-x|}}$;

(8) $\int_{\frac{1}{\mathrm{e}}}^{\mathrm{e}} |\ln x|\mathrm{d}x$;

(9) $\int_0^1 \dfrac{x\mathrm{e}^x}{(1+x)^2}\mathrm{d}x$;

(10) $\int_{-\pi}^{\pi} x^4\sin x\mathrm{d}x$.

10. 证明:

(1) $\int_0^{\frac{\pi}{2}} f(\sin x)\,\mathrm{d}x = \int_0^{\frac{\pi}{2}} f(\cos x)\,\mathrm{d}x$;

(2) $\int_0^1 x^m (1-x)^n\,\mathrm{d}x = \int_0^1 x^n (1-x)^m\,\mathrm{d}x$.

11. 设函数

$$f(x) = \begin{cases} xe^{-x^2}, & x \geqslant 0, \\ \dfrac{1}{1+\cos x}, & x < 0. \end{cases}$$

计算 $\int_1^4 f(x-2)\,\mathrm{d}x$.

12. 求由抛物线 $y = x^2 - 4x + 5$，x 轴及直线 $x = 1$，$x = 2$ 所围成的图形的面积.

13. 求曲线 $y = x^3$ 与直线 $y = 2x$ 所围成的图形的面积.

14. 求曲线 $y = \ln x$ 与直线 $x = e^{-1}$，$x = e^2$ 及 x 轴所围成的图形的面积.

15. 求下列曲线围成的平面图形绕指定轴旋转所成的旋转体的体积:

(1) $y = x^2$，$xy = 1$，$x = 2$，绕 x 轴;　　　(2) $y = x^2$，$x = y^2$，绕 y 轴;

(3) $y = x^2$，$x = 2$，x 轴，绕 y 轴;　　　(4) $x^2 + (y-2R)^2 = R^2$，绕 y 轴

16. 已知某弹簧每拉长 0.02 m 要用 9.8 N 的力，求把该弹簧拉长 0.1 m 所做的功.

17. 用铁锤将一铁钉子击入木板，设木板对铁钉的阻力与铁钉击入木板之深度成正比，每次打击铁钉所做的功相等，第一锤将钉子击入木板 1 cm，第二锤将钉子击入多少 cm？

18. 设快速静脉注射某药后，其血药浓度 C 与时间 t 的关系为 $C = C_0 e^{-kt}$，其中，C_0 为初始浓度，k 为消除速率常数，求从 $t = 0$ 到 $t = T$ 这段时间内的平均血药浓度 $\overline{C}$.

19. 口眼药物必须先被吸收进入血液循环，然后才能在机体及不同部位发挥作用，一种典型的吸收率函为 $f(t) = kt(t-b)^2$，其中 k 和 b 是常数，求药物吸收的总量.

20. 大多数植物的生长率是以若干天为周期的连续函数. 假定一种谷物以 $g(t) = \sin^2(\pi t)$ 的速率生长，其中 t 的单位是天，求在前 10 天内谷物生长的量.

21. 求正弦交流电的电动势 $E = E_0 \sin \omega t$ 在 $\left[0, \dfrac{\pi}{2}\right]$ 中的平均值. 其中 E_0 是电动势的最大值，ω 是圆频率，T 为周期.

22. 求平面曲线 $y = \ln(1-x^2)$ 相应于 $0 \leqslant x \leqslant \dfrac{1}{2}$ 一段的弧长.

23. 讨论下列广义积分的敛散性，若收敛，求其值:

(1) $\int_1^e \dfrac{1}{x\sqrt{1-\ln^2 x}}\,\mathrm{d}x$　　　　　(2) $\int_{-\frac{\pi}{4}}^{\frac{3\pi}{4}} \dfrac{\mathrm{d}x}{\cos^2 x}$;

(3) $\int_0^{+\infty} e^{-pt}\sin \omega t\,\mathrm{d}t\ (p, \omega > 0)$;　　(4) $\int_{-\infty}^{+\infty} \dfrac{\mathrm{d}x}{x^2 + 2x + 2}$;

24. 当 k 为何值时，反常积分 $\int_2^{+\infty} \dfrac{\mathrm{d}x}{x(\ln x)^k}$ 收敛？当 k 为何值时，这广义积分发散？又当 k 为何值时，这广义积分取得最小值？

25. 证明 $\int_1^{+\infty} \dfrac{1}{x^p}\,\mathrm{d}x$ 当 $p > 1$ 时收敛，$p \leqslant 1$ 时发散.

26. 证明 $\int_0^1 \dfrac{1}{x^q}\,\mathrm{d}x$ 当 $q < 1$ 时收敛，$q \geqslant 1$ 时发散.

第4章 微分方程

如果可以知道一个被研究问题的各变量之间的函数表达式,那么可以说了解并利用其中的奥秘并不为过,因此可以说,客观事物的真正含义隐藏在各变量之间的函数关系中.但是,由实验或其他途径得到的结果,通常不能直接确定变量之间的函数关系,但有时却可以根据实际问题的条件,建立起这些变量和导数(或微分)间的关系式.这样,我们就得到了含有未知函数的导数(或微分)的方程,这种方程称为常微分方程.解出以上方程,就可以得到所需要的变量间的函数关系式.本章主要介绍微分方程的基本概念,几种常见的解法及其在医学中的应用.

4.1 微分方程的基本概念

一、引出微分方程的几个实例

下面通过一些具体的例子来介绍常微分方程的基本概念.

例4-1 在理想情况下的某些时期,某杉树的增长速率与它即时高度成正比.试建立该杉树在时刻 t 的高度所应满足的微分方程.

解 设在任意时刻 t,该杉树的高度为 $H(t)$,且已知正比例常数为 k,则可得到微分方程

$$\frac{\mathrm{d}H(t)}{\mathrm{d}t} = kH(t). \tag{4-1}$$

例4-2 设曲线通过点 $(2,16)$,且该曲线上任意点的切线斜率为 $3x^2$,求该曲线方程.

解 设所求曲线的方程为 $y = f(x)$,根据其导数几何意义,可得等式

$$\frac{\mathrm{d}y}{\mathrm{d}x} = 3x^2 \quad \text{或} \quad \mathrm{d}y = 3x^2 \mathrm{d}x, \tag{4-2}$$

对上式两边积分得

$$\int \mathrm{d}y = \int 3x^2 \mathrm{d}x,$$

即

$$y = x^3 + C, \tag{4-3}$$

式中 C 是任意常数,方程(4-3)表示以常数 C 为参数的曲线族.又因为曲线通过点 $(2,16)$,所以曲线还应该满足条件

$$x = 2, \quad y = 16,$$

将以上条件代入方程(4-3)中,得 $C = 8$,于是所求曲线方程为

$$y = x^3 + 8. \tag{4-4}$$

例4-3 质量为 m 的物体从高空自由下落,假定空气的阻力和物体下降的速度大小成正比,求此时下落的距离应满足的微分方程.

解 重力加速度为常数 g,设在时刻 t,下落的高度为 $h(t)$,则这时候物体的即时速度为

$\dfrac{\mathrm{d}h(t)}{\mathrm{d}t}$，根据牛顿第二定律有

$$m\frac{\mathrm{d}^2 h}{\mathrm{d}t^2} = mg - m\frac{\mathrm{d}h}{\mathrm{d}t}. \tag{4-5}$$

二、微分方程的概念

含有自变量、未知函数和未知函数的导数或微分的方程称为常微分方程，简称为微分方程，以上三例所建立的式(4-1)、式(4-2)、式(4-5)都是微分方程，以下介绍方程的两个基本概念．

1. 微分方程的阶

微分方程中所含未知函数的导数或微分的最高阶数，称为微分方程的阶，例如上述式(4-1)和式(4-2)都是一阶微分方程，而式(4-5)则是二阶微分方程．

2. 微分方程的解

把某函数以及它的导数代入微分方程，能使方程成为恒等式，那么这个函数称为微分方程的解．

例如，式(4-3)和(4-4)都是微分方程(4-2)的解．根据解的概念，要验证某函数是否是微分方程的解，只要把该函数代入方程中检验就可以了，容易验证

$$H(t) = Ce^{kt}.$$

是方程(4-1)的解．

微分方程的解又有通解与特解之分．

含有独立的任意常数、且常数的个数与微分方程的阶数相同的解，称为微分方程的通解．式(4-3)是方程(4-2)的通解．

在通解中，利用已知条件(或初始条件)求出任意常数所应取的确定数值，所得的解称为微分方程的特解．式(4-4)是方程(4-2)满足条件 $x=2, y=16$ 的特解．

求微分方程满足初始条件的特解，称为一阶微分方程的初值问题，如

$$\begin{cases} F(x,y,y')=0, \\ y\big|_{x=x_0} = y_0. \end{cases}$$

微分方程的通解图形一般来说是一族曲线，称为微分方程的积分曲线，初值问题就是求微分方程通过点 (x_0, y_0) 的那条曲线．

注　在解微分方程时，一般是先求通解，然后利用已知条件(或初始条件)确定任意常数，求出特解．

4.2　一阶微分方程

一阶微分方程是含有自变量、未知函数和未知函数一阶导数(或一阶微分)的方程，其一般形式通常为

$$F(x,y,y')=0.$$

如果由这个方程可以解出 y'，那么

$$y' = f(x,y). \tag{4-6}$$

下面介绍两种常见的一阶微分方程及其解法.

一、可分离变量的微分方程

如果方程(4-6)式等号右端的函数可分解成 x 的函数与 y 的函数相乘的形式,即

$$\frac{dy}{dx} = f(x) \cdot g(y), \tag{4-7}$$

则称它为可分离变量的微分方程.

这类方程的解法是将(4-7)改写成变量的分离形式

$$\frac{dy}{g(y)} = f(x)\,dx,$$

然后两边积分

$$\int \frac{dy}{g(y)} = \int f(x)\,dx.$$

即得到微分方程的通解.

例 4-4 求微分方程 $\frac{dy}{dx} = 2xy$ 的通解.

解 将原方程改成变量分离形式

$$\frac{dy}{y} = 2x\,dx,$$

两边积分可得

$$\int \frac{dy}{y} = \int 2x\,dx,$$

于是

$$\ln |y| = x^2 + C_1,$$

从而

$$|y| = e^{x^2 + C_1} = e^{C_1} \cdot e^{x^2},$$

即

$$y = \pm e^{C_1} \cdot e^{x^2}.$$

其中 $C = \pm e^{C_1} \neq 0$,仍为任意常数,在求解过程中,用 y 除时,我们失掉了解 $y \equiv 0$,但如果认为 C 也可以取 0,那么这个解就包含在解族中了. 于是最后得到方程的通解为

$$y = Ce^{x^2}(C \text{ 为任意常数}).$$

以后为了运算方便起见,可把 $\ln |y|$ 定成 $\ln y$,只要记住最后得到的任意常数 C 可正可负就行了. 另外,由本例可见,有时为了简化解的表达式,可将积分常数直接定成 $\ln C$,例如上例,将积分结果写为

$$\ln y = x^2 + \ln C.$$

故原方程的通解为

$$y = Ce^{x^2}.$$

例 4-5 求微分方程 $dy = 2(x-1)^2(1+y^2)\,dx$ 的通解.

解 分离变量,得

$$\frac{1}{1+y^2}\mathrm{d}y = 2(x-1)^2\mathrm{d}x,$$

两边积分得

$$\int\frac{1}{1+y^2}\mathrm{d}y = 2\int(x-1)^2\mathrm{d}x,$$

即得通解为

$$\arctan y = \frac{2}{3}(x-1)^3 + C.$$

例 4-6 衰变问题：铀的衰变速度与未衰变原子含量 M 成正比，已知$M|_{t=0}=M_0$，求衰变过程中铀含量 $M(t)$ 随时间 t 变化的规律.

解 由题设条件$\dfrac{\mathrm{d}M}{\mathrm{d}t}=-\lambda M(\lambda>0$ 衰变系数$)$，$\dfrac{\mathrm{d}M}{M}=-\lambda\mathrm{d}t$，得

$$\int\frac{\mathrm{d}M}{M} = \int-\lambda\mathrm{d}t,\ \ln M = -\lambda t + \ln C,$$

即 $M = Ce^{-\lambda t}$，代入$M|_{t=0}=M_0$，得 $M_0 = Ce^0 = C.$

所以

$$M(t) = M_0e^{-\lambda t}.$$

二、一阶线性微分方程

形如

$$y' + P(x)y = Q(x) \tag{4-8}$$

的方程称为一阶线性微分方程. 它是关于未知函数 y 及其导数 y' 的一次方程，$P(x)$ 是未知函数 y 的系数，也可以是一个常数. $Q(x)$ 称为自由项. 当 $Q(x)\equiv 0$ 时，方程

$$y' + P(x)y = 0, \tag{4-9}$$

称为一阶线性齐次微分方程. 当 $Q(x)\neq 0$ 时，式(4-8)称为一阶线性非齐次微分方程.

为求解一阶线性非齐次微分方程，我们先讨论与它对应的齐次方程.

对方程(4-9)分离变量得到

$$\frac{\mathrm{d}y}{y} = -P(x)\mathrm{d}x,$$

两边积分得到

$$\int\frac{\mathrm{d}y}{y} = -\int P(x)\mathrm{d}x$$

即

$$\ln y = -\int P(x)\mathrm{d}x + \ln C,$$
$$y = Ce^{-\int P(x)\mathrm{d}x}. \tag{4-10}$$

式(4-10)就是一阶线性齐次方程(4-9)的通解，其中 C 为任意常数.

下面研究非齐次方程的解法. 仿照上面齐次方程的解法，将式(4-8)写成

$$\frac{\mathrm{d}y}{y} = \frac{Q(x)}{y}\mathrm{d}x - P(x)\mathrm{d}x,$$

两边积分得

$$\int \frac{\mathrm{d}y}{y} = \int \frac{Q(x)}{y}\mathrm{d}x - \int P(x)\mathrm{d}x.$$

上式等号右边的第一个积分中含有未知函数 y，这个积分暂时不能算出，但我们知道 y 是 x 的函数，因此 $\frac{Q(x)}{y}$ 也是 x 的函数，从而 $\int \frac{Q(x)}{y}\mathrm{d}x$ 也是 x 的函数，暂记 $\int \frac{Q(x)}{y}\mathrm{d}x = \mu(x)$，上式就可以写成

$$\ln y = \mu(x) - \int P(x)\mathrm{d}x,$$

$$y = \mathrm{e}^{\mu(x)} \cdot \mathrm{e}^{-\int P(x)\mathrm{d}x}.$$

令 $\mathrm{e}^{\mu(x)} = C(x)$，于是有

$$y = C(x) \cdot \mathrm{e}^{-\int P(x)\mathrm{d}x}, \tag{4-11}$$

这里 $C(x)$ 是待定的函数.

将式（4-11）和（4-10）相比较，可以看出，在齐次方程的通解中将任意常数 C 换成 x 的函数 $C(x)$，便是非齐次方程的解. 这种将方程通解中的任意常数变易为待定函数的方法称为常数变易法. 只是这个 $C(x)$ 究竟怎样确定呢? 现在来确定它.

对式（4-11）两边同时求导

$$y' = C'(x)\mathrm{e}^{-\int P(x)\mathrm{d}x} + C(x)\left[\mathrm{e}^{-\int P(x)\mathrm{d}x}\right]'$$
$$= C'(x)\mathrm{e}^{-\int P(x)\mathrm{d}x} - C(x)P(x)\mathrm{e}^{-\int P(x)\mathrm{d}x}.$$

把 y 及 y' 代入原来的非齐次方程，得到

$$C'(x)\mathrm{e}^{-\int P(x)\mathrm{d}x} - C(x)P(x)\mathrm{e}^{-\int P(x)\mathrm{d}x} + C(x)P(x)\mathrm{e}^{-\int Px)\mathrm{d}x} = Q(x),$$

即

$$C'(x)\mathrm{e}^{-\int Px)\mathrm{d}x} = Q(x),$$

积分得

$$C(x) = \int Q(x)\mathrm{e}^{\int P(x)\mathrm{d}x}\mathrm{d}x + C,$$

于是得到非齐次方程的通解为

$$y = \left[\int Q(x)\mathrm{e}^{\int P(x)\mathrm{d}x}\mathrm{d}x + C\right] \cdot \mathrm{e}^{-\int P(x)\mathrm{d}x}$$
$$= C\mathrm{e}^{-\int P(x)\mathrm{d}x} + \mathrm{e}^{-\int P(x)\mathrm{d}x}\int Q(x)\mathrm{e}^{\int P(x)\mathrm{d}x}\mathrm{d}x. \tag{4-12}$$

由此可见，非齐次方程的通解由两项构成，第一项对应的是齐次方程的通解；第二项是原来非齐次方程的一个特解（在通解中令 $C=0$，也可以推导出这个特解）. 在今后求非齐次方程的通解时，可以直接利用上述通解公式（4-12）.

例 4-7　求方程 $y' - \frac{1}{x}y = x^3$ 的通解

解　这里 $P(x) = -\frac{1}{x}, Q(x) = x^3$.

（1）先求出对应的齐次方程的通解

$$y = C\mathrm{e}^{-\int P(x)\mathrm{d}x} = C\mathrm{e}^{-\int \frac{1}{x}\mathrm{d}x} = C\mathrm{e}^{\ln x},$$

$$y = Cx.$$

（2）将 C 换成 x 的函数 $C(x)$，得到非齐次方程的通解形式

$$y = C(x)x.$$

（3）将 $y = C(x)x$ 及 $y' = C'(x)x + C(x)$ 代入原非齐次方程中，得到

$$C'(x) = x^2,$$

$$C(x) = \frac{1}{3}x^3 + C.$$

从而得到原非齐次方程的通解为

$$y = (\frac{1}{3}x^3 + C)x.$$

三、伯努利(Bernoulli)方程

例 4 – 8　求解伯努利方程$\frac{dy}{dx} + P(x)y = Q(x)y^n$,其中 n 为常数,且 $n \neq 0,1$.

解　伯努利方程并非线性方程,将方程变形为

$$y^{-n}\frac{dy}{dx} + P(x)y^{1-n} = Q(x),$$

作变换

$$z = y^{1-n},$$

得到关于 x,z 的一阶线性微分方程

$$\frac{dz}{dx} + (1-n)P(x)z = (1-n)Q(x),$$

利用通解公式(4 – 12)得

$$y^{1-n} = z = e^{(n-1)\int P(x)dx}\left[\int (1-n)Q(x)e^{(1-n)\int P(x)dx}dx + C\right].$$

4.3　可降阶的高阶微分方程

二阶及二阶以上的微分方程称为高阶微分方程.下面介绍三类容易降阶的高阶微分方程的求解方法.

一、$y^{(n)} = f(x)$ 型的微分方程

方程 $y^{(n)} = f(x)$ 的右边仅含有自变量 x,连续积分 n 次,便可得到该方程的通解.

例 4 – 9　求解微分方程 $y'' = e^{3x} - \sin x$ 的通解.

解　对所给方程连续两次积分

$$y' = \frac{1}{3}e^{3x} + \cos x + C_1,$$

$$y = \frac{1}{9}e^{3x} + \sin x + C_1 x + C_2$$

即为所求通解.

二、$y'' = f(x,y')$ 型的微分方程

与一阶微分方程 $y' = f(x,y)$ 相比,方程 $y'' = f(x,y')$ 右端不显含未知函数 y,引入代换 $y' = p(x)$,则 $y'' = (y')' = p'$,原方程 $y'' = f(x,y')$ 成为 $p' = f(x,p)$,这是关于变量 x 和 p 的一阶微分方程,解此一阶微分方程,便可以得到原方程的通解.

例 4 – 10　求解微分方程 $y'' = e^x - y'$.

解　令 $y' = p$，则 $y'' = p'$，原方程化为
$$p' + p = e^x,$$
这里 $P(x) = 1, Q(x) = e^x$，由通解公式（4 – 12）得
$$y' = p = e^{-x}(\int e^x \cdot e^x dx + C_1) = \frac{1}{2}e^x + C_1 e^{-x},$$
$$y = \frac{1}{2}e^x - C_1 e^{-x} + C_2.$$

三、$y'' = f(y, y')$ 型的微分方程

与一阶微分方程 $y' = f(x, y)$ 比较，方程 $y'' = f(y, y')$ 右边不显含自变量 x，令 $y' = p(y)$，则 $p(y)$ 是以 y 为中间变量的 x 的复合函数，将 y'' 化成对 y 的导数，即
$$y'' = \frac{dp}{dx} = \frac{dp}{dy}\frac{dy}{dx} = p\frac{dp}{dy}.$$

于是原方程成为
$$p\frac{dp}{dy} = f(y, p).$$
这是关于 y, p 的一阶微分方程，假设它的通解为
$$p = \mu(y, C_1),$$
即
$$y' = \mu(y, C_1),$$
分离变量后并积分，我们可以得到原方程的通解
$$\int \frac{dy}{\mu(y, C_1)} = x + C_2.$$

例 4 – 11　求解微分方程 $yy'' - (y')^2 - y' = 0$.

解　令 $y' = p(y)$，则 $y'' = \frac{dp}{dx} = p\frac{dp}{dy}$，代入原方程，得
$$yp\frac{dp}{dy} - p^2 - p = 0.$$

（1）当 $p \neq 0$ 时，有 $y\frac{dp}{dy} - p - 1 = 0$，即
$$\frac{dp}{p+1} = \frac{dy}{y},$$
$$\ln(p+1) = \ln y + \ln C_1,$$
即 $p + 1 = C_1 y$，将 $p = y'$ 代入得
$$y' = C_1 y - 1,$$
分离变量并积分
$$\frac{dy}{C_1 y - 1} = dx,$$
$$\ln(C_1 y - 1) = C_1 x + \ln \widetilde{C}_2,$$
整理得

$$C_1 y - 1 = \tilde{C}_2 e^{C_1 x}, \quad y = \frac{1}{C_1} + \frac{\tilde{C}_2}{C_1} e^{C_1 x} = \frac{1}{C_1} + C_2 e^{C_1 x}.$$

（2）当 $p = 0$ 时，有 $y = C$.

综上所述，原方程的通解是

$$y = \frac{1}{C_1} + C_2 e^{C_1 x}.$$

4.4　二阶常系数线性齐次微分方程

形如

$$A(x) y'' + B(x) y' + C(x) y = f(x)$$

的方程称为二阶线性微分方程，式中 $A(x) \neq 0$，当 $f(x) = 0$ 时，这个方程称为齐次的，否则称为非齐次的．方程的左边各项系数 $A(x)$，$B(x)$，$C(x)$ 均为 x 的函数，当各项系数 $A(x)$，$B(x)$，$C(x)$ 均为常数时称为二阶常系数线性微分方程，其形式如下

$$Ay'' + By' + Cy = f(x).$$

其中 A, B, C 均为常数，且 $A \neq 0$. 我们这里只讨论二阶常系数齐次微分方程，即

$$Ay'' + By' + Cy = 0. \tag{4-13}$$

一、二阶线性微分方程解的结构

定理 4 − 1　若 $y_1(x)$ 和 $y_2(x)$ 是方程（4 − 13）的两个解，则

$$y(x) = C_1 y_1(x) + C_2 y_2(x),$$

也是方程（4 − 13）的解，其中 C_1，C_2 是任意常数．

证　只需代入验证就行了．将

$$y = C_1 y_1 + C_2 y_2, \quad y' = C_1 y'_1 + C_2 y'_2, \quad y'' = C_1 y''_1 + C_2 y''_2$$

代入方程（4 − 13）得

$$\begin{aligned}
\text{左边} &= A(C_1 y''_1 + C_2 y''_2) + B(C_1 y'_1 + C_2 y'_2) + C(C_1 y_1 + C_2 y_2) \\
&= C_1(Ay''_1 + By'_1 + Cy_1) + C_2(Ay''_2 + By'_2 + Cy_2) \\
&= C_1 \cdot 0 + C_2 \cdot 0 = \text{右边}.
\end{aligned}$$

这个性质是线性齐次方程所特有的，称为叠加原理．

于是，由齐次方程（4 − 13）的两个特解 $y_1(x)$、$y_2(x)$，可构造出它的无穷多个解：

$$y = C_1 y_1 + C_2 y_2.$$

这个解是否就是通解呢？不一定！还要看其中的两个任意常数是否是相互独立的，也就是看它们能否合并成一个任意常数，这一点是由 $y_1(x)$ 和 $y_2(x)$ 的关系决定的．

定理 4 − 2　设 $y_1(x)$ 和 $y_2(x)$ 是方程（4 − 13）的两个线性无关的特解，则

$$y(x) = C_1 y_1(x) + C_2 y_2(x),$$

是方程（4 − 13）的通解，其中 C_1，C_2 是任意常数．

$y_1(x)$ 和 $y_2(x)$ 线性无关，是指不存在不全为零的两个常数 k_1，k_2，使得

$$k_1 y_1(x) + k_2 y_2(x) = 0,$$

即

118

$$\frac{y_1(x)}{y_2(x)} \neq 常数,$$

否则 $y_1(x)$ 和 $y_2(x)$ 线性相关,如果 $y_1(x), y_2(x)$ 线性相关,则

$$\frac{y_1(x)}{y_2(x)} = k(常数),$$

于是

$$y = C_1 y_1(x) + C_2 y_2(x) = (C_1 k + C_2) y_2(x) = C y_2(x).$$

上式实际只有一个任意常数,因此它不是方程(4-13)的通解.

二、二阶常系数齐次线性微分方程

根据(4-13)所具有的线性常系数特点,我们来探讨如何求解这类方程.

由于指数函数 $y = e^{\lambda x}$ 和它的各阶导数只相差一个常数因子,我们尝试方程(4-13)有如 $y = e^{\lambda x}$ 形式的解,选择适当的 λ 值,使得 $y = e^{\lambda x}$ 满足方程(4-13).

将 $y' = \lambda e^{\lambda x}, y'' = \lambda^2 e^{\lambda x}$ 代入方程(4-13)得

$$A\lambda^2 e^{\lambda x} + B\lambda e^{\lambda x} + Ce^{\lambda x} = 0,$$
$$e^{\lambda x}(A\lambda^2 + B\lambda + C) = 0,$$

由于 $e^{\lambda x} \neq 0$,所以

$$A\lambda^2 + B\lambda + C = 0. \qquad (4-14)$$

方程(4-14)称为二阶微分方程(4-13)的特征方程,如果将特征方程(4-14)中的常数项 C 看做 λ^0 的系数,那么特征方程的特点是,$\lambda^2, \lambda, \lambda^0$ 的系数恰好与相应的微分方程(4-13)中的 y'', y', y 的系数对应相等.

特征方程(4-14)的根称为微分方程(4-13)的特征根. 因此,找到微分方程(4-13)的一个特征根 λ,也就是找到了它的一个特解 $y = e^{\lambda x}$. 由此可知,求解微分方程(4-13)的解其实就是求解代数方程(4-14)的根.

由代数知识,根据判别式 $B^2 - 4AC$ 的符号,方程(4-14)的特征根有三种不同的情况,下面分别进行讨论.

(1)当 $B^2 - 4AC > 0$ 时

特征方程(4-14)有两个相异的实数根 λ_1, λ_2:

$$\lambda_1 = \frac{-B + \sqrt{B^2 - 4AC}}{2A}, \ \lambda_2 = \frac{-B - \sqrt{B^2 - 4AC}}{2A}.$$

于是 $y_1 = e^{\lambda_1 x}, y_2 = e^{\lambda_2 x}$ 为常微分方程(4-13)的两个特解,且因为

$$\frac{y_2}{y_1} = e^{(\lambda_2 - \lambda_1)x} \neq 常数,$$

即 y_1, y_2 线性无关,方程(4-13)的通解为

$$y = C_1 e^{\lambda_1 x} + C_2 e^{\lambda_2 x}.$$

例 4-12 求常微分方程 $2y'' + 5y' + 2y = 0$.

解 原方程的特征方程为 $2\lambda^2 + 5\lambda + 2 = 0$,它有两个互不相等的实根 $\lambda_1 = -\frac{1}{2}$, $\lambda_2 = -2$,于是,所求通解为

$$y = C_1 e^{-\frac{x}{2}} + C_2 e^{-2x}.$$

（2）当 $B^2 - 4AC = 0$ 时

特征方程（4-14）有两个相同的实根

$$\lambda_1 = \lambda_2 = -\frac{B}{2A}.$$

这样，我们只找到一个特解 $y_1 = e^{-\frac{B}{2A}x}$，为了求得方程（4-13）的通解，我们还需找到另外一个特解 y_2，且 $\dfrac{y_2}{y_1} \neq$ 常数.

假设 $\dfrac{y_2}{y_1} = \mu(x)$，这里的 $\mu(x)$ 是一个待定的函数，因为 y_2 也是原方程的一个解，那么

$$y_2 = y_1 \mu(x), \quad y_2' = \mu'(x)y_1 + y_1'\mu(x), \quad y_2'' = \mu''(x)y_1 + 2y_1'\mu'(x) + \mu(x)y_1'',$$

应该符合原方程，将它们代入（4-13），并整理成关于 $\mu(x)$ 的方程得

$$A\mu''(x)y_1 + (2Ay_1' + By_1)\mu'(x) + (Ay_1'' + By_1' + Cy_1)\mu(x) = 0.$$

由 $y_1 = e^{-\frac{B}{2A}x}$ 得到

$$y'_1 = -\frac{B}{2A}e^{-\frac{B}{2A}x} = -\frac{B}{2A}y_1,$$

所以

$$2Ay_1' + By_1 = 0,$$

由 y_1 是常微分方程（4-13）的一个特解，得到

$$(Ay_1'' + By_1' + Cy_1) = 0,$$

所以

$$A\mu''(x)y_1 = 0.$$

上式中的 $A \neq 0$，$y_1 \neq 0$，那么 $\mu''(x) = 0$，两次积分可得

$$\mu(x) = C_1 x + C_2.$$

由于是特解，我们只需要取一个不等于常数的解，最简单的情况是

$$\mu(x) = x,$$

于是我们找到了另外一个特解

$$y_2 = xe^{-\frac{B}{2A}x}.$$

且 y_1, y_2 线性无关，从而我们就找到了（4-13）的通解

$$y = C_1 e^{-\frac{B}{2A}x} + C_2 xe^{-\frac{B}{2A}x} = (C_1 + C_2 x)e^{-\frac{B}{2A}x}.$$

例 4-13 求解常微分方程 $4y'' + 20y' + 25y = 0$.

解 特征方程为 $4\lambda^2 + 20\lambda + 25 = 0$，解得特征根为 $\lambda_1 = \lambda_2 = -\dfrac{5}{2}$，于是所求通解为

$$y = (C_1 + C_2 x)e^{-\frac{5}{2}x}.$$

（3）当 $B^2 - 4AC < 0$ 时

特征方程（4-14）有一对共轭复数根：

$$\lambda_{1,2} = \frac{-B + i\sqrt{B^2 - 4AC}}{2A} = \alpha \pm i\beta,$$

因此,得到方程(4 - 13)的特解为

$$y_1 = e^{(\alpha + i\beta)x}, \quad y_2 = e^{(\alpha - i\beta)x} \quad (\frac{y_1}{y_2} = e^{2i\beta x} \neq 常数).$$

于是,方程(4 - 13)的通解为

$$y = C_1 e^{\lambda_1 x} + C_2 e^{\lambda_2 x}.$$

但这个解是复值形式,为了得到实值形式的解,利用欧拉公式 $e^{i\theta} = \cos\theta + i\sin\theta$(不证)将 y_1, y_2 改写成如下形式

$$y_1 = e^{(\alpha + i\beta)x} = e^{\alpha x}(\cos\beta x + i\sin\beta x), \quad y_2 = e^{(\alpha - i\beta)x} = e^{\alpha x}(\cos\beta x - i\sin\beta x).$$

y_1, y_2 共轭,进行以下运算得到两个实值函数:

$$\tilde{y}_1 = \frac{1}{2}(y_1 + y_2) = e^{\alpha x}\cos\beta x, \tilde{y}_2 = \frac{1}{2i}(y_1 - y_2) = e^{\alpha x}\sin\beta x.$$

由叠加原理,$\tilde{y}_1, \tilde{y}_2$ 也是方程(4 - 13)的解,且 $\frac{\tilde{y}_2}{\tilde{y}_1} = \tan\beta x \neq 常数$,得实值通解:

$$y = e^{\alpha x}(C_1\cos\beta x + C_2\sin\beta x).$$

例 4 - 14 解常微分方程 $y'' - 6y' + 13y = 0$.

解 特征方程为 $\lambda^2 - 6\lambda + 13 = 0$,解方程得 $\lambda_{1,2} = 3 \pm 2i$,这里 $\alpha = 3, \beta = 2$,于是,所求通解为

$$y = e^{3x}(C_1\cos 2x + C_2\sin 2x).$$

现将求解二阶常系数齐次线性微分方程(4 - 13)的过程归纳如下:

(1)写出微分方程对应的特征方程;

(2)求出特征方程的根;

(3)根据特征方程的根,按下表写出微分方程的通解;

(4)若问题是要求出满足初始条件的特解,再把初始条件代入通解之中,即可确定 C_1 和 C_2,从而获得满足初始条件的特解.

特征方程 $A\lambda^2 + B\lambda + C = 0$ 的根	微分方程 $Ay'' + By' + Cy = 0$ 的通解
不等实根 $\lambda_1 \neq \lambda_2$	$y = C_1 e^{\lambda_1 x} + C_2 e^{\lambda_2 x}$
相等实根 $\lambda_1 = \lambda_2$	$y = C_1 e^{\lambda_1 x} + C_2 x e^{\lambda_1 x}$
共轭复根 $\lambda_1 = \alpha + i\beta, \lambda_2 = \alpha - i\beta$	$y = e^{\alpha x}(C_1\cos\beta x + C_2\sin\beta x)$

4.5 医学数学模型

描述与必然现象有关的各变量之间的数量关系,以数学方程加以表述,这种各变量间的数学方程,称为数学模型.

利用微分方程建立数学模型的基本步骤:

(1)根据已知的规律,建立数学方程(微分方程);

(2)根据已给的条件,找出初始条件;

(3)解微分方程,即求出此方程的通解;

(4)由初始条件,得出特解;

(5)说明特解的实际意义.

一、生物学模型

例 4 – 15 细菌繁殖的速度正比于当时存在的细菌数目. 如果 2 h 后细菌的数目为原有的 2 倍,问多少时间后细菌数将为原有的 3 倍?

解 设 t 时刻细菌数 $N = N(t)$,依题意建立微分方程 $\dfrac{dN}{dt} = kN$,其中 k 为比例系数.

解此微分方程得

$$N(t) = Ce^{kt}.$$

不妨假设细菌原有数目为 N_0,即 $N(0) = N_0 = Ce^0$,即 $C = N_0$,从而有 $N = N_0 e^{kt}$,又由已知条件有

$$2N_0 = N_0 e^{2k},$$

解得 $k = \dfrac{\ln 2}{2}$. 当细菌数为原有的 3 倍时,有

$$3N_0 = N_0 e^{\frac{\ln 2}{2}t}.$$

解得 $t = 2\dfrac{\ln 3}{\ln 2} = 3.17(\text{h})$.

即经过 3.17 h 后. 细菌数将为原有的 3 倍.

例 4 – 16 假设生物膜内因不断补充可维持药物浓度 8%,开始时,膜外的浓度为 0%,其渗透速度正比于它们的浓度差,现测得 2 h 后,膜外的浓度为 2%,求多少小时后膜外的浓度可达 4%?

解 设 t 时刻膜外的浓度 $c = c(t)$,依题意可建立微分方程

$$\frac{dc(t)}{dt} = k[8\% - c(t)],$$

其中 k 为比例系数,解此微分方程得

$$c(t) = 8\% - Ae^{-kt},$$

由已知条件有

$$\begin{cases} c(0) = 0 = 8\% - Ae^0, \\ c(2) = 2\% = 8\% - Ae^{-2k}. \end{cases}$$

解得

$$\begin{cases} A = 8\%, \\ k = \dfrac{1}{2}\ln\dfrac{4}{3}. \end{cases}$$

故

$$c(t) = 8\%\left[1 - e^{-(\frac{1}{2}\ln\frac{4}{3})t}\right].$$

设 t 小时后,膜外浓度可达 4%,即

$$4\% = 8\%\left[1 - e^{-(\frac{1}{2}\ln\frac{4}{3})t}\right].$$

解得

$$t = \frac{2\ln 2}{\ln 4 - \ln 3} \approx 4.82 \quad (\text{h}).$$

即经过 4.82 h 后,膜外浓度为 4%.

例 4 - 17 假设肿瘤生长到 t 时刻时的增长速度与当时的肿瘤大小成正比,比例系数为 k,但 k 不是常数,它随时间 t 的增大而减小,其减小速率与当时 k 的大小成正比,此比例系数 $a > 0$ 为常数,求肿瘤的生长规律.

解 设 $V = V(t)$ 表示肿瘤在 t 时刻的大小,依题意可得

$$\begin{cases} \dfrac{\mathrm{d}V}{\mathrm{d}t} = kV, & (4-15) \\[2mm] \dfrac{\mathrm{d}k}{\mathrm{d}t} = -ak, & (4-16) \\[2mm] k\big|_{t=0} = A, \\[2mm] V\big|_{t=0} = V_0. \end{cases}$$

方程(4 - 16)的解为 $k = A\mathrm{e}^{-at}$,将(4 - 16)代入(4 - 15)中,得

$$\frac{\mathrm{d}V}{\mathrm{d}t} = AV\mathrm{e}^{-at},$$

解得

$$\ln V = -\frac{A}{a}\mathrm{e}^{-at} + C_1.$$

由 $V\big|_{t=0} = V_0$ 可得

$$V = V_0 \mathrm{e}^{\frac{A}{a}(1 - \mathrm{e}^{-at})}.$$

此函数为 Gompertz 的函数.

二、药物动力学模型

药物动力学是一门研究药物、毒物及其代谢物在机体内的吸收、分布、代谢、和排泄过程定量规律的科学. 这里仅以最简单的一室模型为例,说明微分方程在这一方面的应用.

例 4 - 18 假定药物以恒定的速率 k_0 进行静脉滴注,试求体内药量随时间的变化规律.

解 把机体设想为一个同质单元,并假定药物在体内按一级速率过程消除,消除的速率常数为 k_0 这样的一室模型如图 4 - 1 所示.

设静脉滴注时刻 t 体内的药量为 $x(t)$,则有以下数学模型:

$$\frac{\mathrm{d}x}{\mathrm{d}t} = k_0 - kx.$$

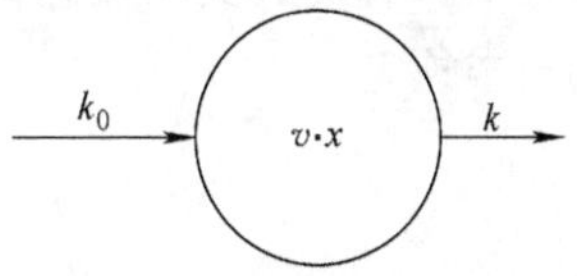

图 4 - 1

这是一个可分离变量的一阶微分方程,在初始条件 $t = 0, x = 0$ 下,求得其解为

$$x(t) = \frac{k_0}{k}(1 - \mathrm{e}^{-kt}).$$

分析上式,可知体内的药量在静脉注射后随时间上升,经相当长的时间后,体内的药量将趋于一个稳定的水平

$$\lim_{t \to \infty} x(t) = \frac{k_0}{k}.$$

而且,静脉滴注的速率越大,最后药量的稳定水平就越高.

三、流行病学模型

这里建立一种最简单流行病模型——无移除流行病模型. 这类流行病假设通过团体内部成员之间的接触而感染,感染者不因死亡、痊愈或者隔离而被移除;团体是封闭式的,即总人数 N,刚开始时可以假设只有一个感染者;团体成员之间接触机会均等,因此未感染者转化为已感染者的变化率与当时的未感染人数和已感染人数的乘积成正比.

现在建立模型,假设 t 时刻未感染的人数为 S,已感染人数为 I,根据上述假设可以得到如下常微分方程:

$$\frac{\mathrm{d}S}{\mathrm{d}t} = -\alpha SI \quad (\alpha \text{ 为常数}),$$

$$S + I = N, \quad I(0) = 1.$$

通过上述方程可以得到初值问题:

$$\begin{cases} \dfrac{\mathrm{d}S}{\mathrm{d}t} = -\alpha S(N-S), \\ S(0) = N-1. \end{cases}$$

$$\int \frac{\mathrm{d}S}{S(N-S)} = -\int \alpha \mathrm{d}t,$$

$$\frac{1}{N}\ln \frac{S}{N-S} = -\alpha t + C.$$

由初始条件解得

$$C = \frac{1}{N}\ln (N-1),$$

将 C 代入上式并整理得

$$S = \frac{N(N-1)}{(N-1) + \mathrm{e}^{\alpha Nt}}. \qquad (4-17)$$

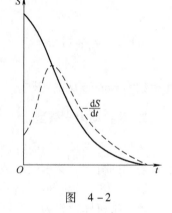

图 4-2

式(4-17)就是描述未感人数随着时间变化的动态关系,其图形如图 4-2 所示. 我们可以看到,当 $t \to \infty$,$S(t) \to 0$,表明所有的成员均被感染. 因而对于无移除的流行病,最终的结果是所有成员均被感染,无一幸免.

习 题 4

1. 判断下列方程中哪些是微分方程,并指出微分方程的阶数:

(1) $y' + 3y - 5 = 2x$;

(2) $y^3 + 7y - 6 = 5x$;

(3) $x''' + x = 9$;

(4) $x^3 (y')^2 + xy'' + 9xy' = 0$;

(5) $x^2 y'' + xy' + 4y = 8$;

(6) $\sin x \mathrm{d}y = \cos y \mathrm{d}x$;

(7) $(xy + y^3)\mathrm{d}x - (x^3 + 2xy)\mathrm{d}y = 0$;

(8) $\mathrm{e}^{x-2}y'' - \mathrm{e}^{x-1}y' + \mathrm{e}^x y = 0$;

(9) $\cos x \sin y \mathrm{d}y = \cos y \sin x \mathrm{d}x$.

2. 解下列微分方程:

(1) $y' - xy = 0$;

(2) $(1-x)y' = a(y^2 - y')$;

(3) $xy' - y\ln y = 0$;

(4) $y' = e^{x+y}$;

(5) $y' = \dfrac{1}{x-y} + 1$. (提示:令 $y - x = u$,原式变换成 $u' = -\dfrac{1}{u}$.)

3. 解下列一阶线性微分方程:

(1) $y' - y\tan x = \sec x$;

(2) $(x+2)y' = 3y + 1$;

(3) $y' + y\cos x = e^{-\sin x}$;

(4) $y' + \dfrac{y}{x} = \dfrac{\sin x}{x}$.

4. 解下列二阶微分方程:

(1) $y'' = e^x + 1$;

(2) $y'' = \dfrac{1}{1+x^2}$;

(3) $y'' - \dfrac{1}{x}y' = x$;

(4) $y'' = 1 + y'^2$.

5. 求下列二阶常系数线性齐次微分方程的解:

(1) $y'' - 3y' - 10y = 0$;

(2) $y'' - 4y' + 4y = 0$;

(3) $y'' - 6y' + 13y = 0$;

(4) $y'' - 4y = 0$;

(5) $y'' + 4y' = 0, y(0) = 0, y'(0) = 10$;

(6) $y'' - 5y' + 6y = 0, y(0) = \dfrac{1}{2}, y'(0) = 1$.

6. 已知颅内压 p 与容积 V 满足微分方程 $\dfrac{dp}{dV} = ap(b-p)$,其中 a, b 为常数,试求解此微分方程.

7. 在呼吸过程中,CO_2 从静脉进入肺泡后排出,肺中 CO_2 的压力 p 符合微分方程的初值问题

$$\begin{cases} \dfrac{dp}{dt} + kp = kp_1, \\ p(0) = p_0, \end{cases}$$

其中 a, p_1 为常数,p_0 是 CO_2 进入肺静脉时的压力,试求此微分方程初值问题的解.

8. 在口服药片的疗效研究中,需要了解药片的溶解度 C 随时间 t 的变化规律 $C = C(t)$. 已知微溶药(如阿司匹林)在时刻 t 的溶解速度与药片的表面积 A 及浓度差 $C_s - C$ 的乘积成正比(C_s 是药溶液的饱和浓度),比例系数为 k_0. 将药片嵌在管内,仅让其一面与溶液接触,则药片的表面积 A 是不变的常数,求药片的溶解度 $C(t)$.

9. 一只游船上有 800 人,一名游客患上了某种传染病,12 h 后有 3 人发病. 由于这种传染病没有早期症状,故传染者不能被及时隔离. 直升机将在发现首例病人后的 $60 \sim 72$ h 将疫苗运到,试估算疫苗运到时患此传染病的人数.

第5章　多元函数微积分

前面所讨论的函数都是只有一个自变量的函数,称为一元函数.在现实世界中还存在多个变量之间相互依存的关系,常常是一个变量依赖于多个变量,从而提出了多元函数及其微分和积分问题.一元函数微积分方法推广到二元函数时,会产生新的问题,但从二元函数到二元以上的多元函数则只是简单的拓广.因此,本章主要以二元函数为主,讨论多元函数的微积分及其应用.

5.1　多 元 函 数

一、空间解析几何简介

平面解析几何是通过坐标法把平面上的一点与一有序实数对建立起了一一对应关系,即将平面图形与二元方程相对应,从而也就可以用代数的方法来研究平面上的几何问题.空间解析几何也是按照类似的思路建立起来的.

1. 空间直角坐标系

在空间内取定一点 O,作三条两两互相垂直的数轴 Ox、Oy、Oz(即将两数轴 Ox 和 Oy 配置在水平面上,则数轴 Oz 就是该水平面上的铅垂线),并且指定其正向符合右手法则,这样的三条数轴 Ox、Oy、Oz 就建立起了一个空间直角坐标系,如图 5-1.

其中:

1)定点 O 称为坐标原点;

2)三条数轴 Ox、Oy、Oz 称为坐标轴,分别称为横轴、纵轴、竖轴;

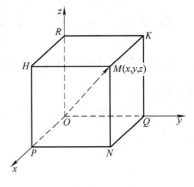

图　5-1

3)如果空间内的一个点 M 到三个坐标轴上的投影数量分别为 x、y、z,则有序数组 (x,y,z) 就表示点 M 的坐标,分别称 x 为横坐标、y 为纵坐标、z 为竖坐标;

4)任意两条坐标轴所确定的平面称为坐标平面,由两条坐标轴 Ox 与 Oy 所确定的坐标平面称为 xOy 平面,由两条坐标轴 Oy 与 Oz 所确定的坐标平面称为 yOz 平面,由两条坐标轴 Oz 与 Ox 所确定的坐标平面称为 zOx 平面;

5)三个坐标平面将空间分为八个部分,每一个部分称为一个卦限.位于三条坐标轴 Ox、Oy、Oz 的正半轴的那个方位的卦限称为第一卦限,在 xOy 坐标平面的上方,并且按照逆时针的方向而依次确定的三个卦限分别称为第二、第三、第四卦限;其第五、第六、第七、第八这四个卦限都在 xOy 坐标平面的下方,其中,第一卦限的下方的那个卦限称为第五卦限,并且按照逆时针的方向而依次确定,这八个卦限分别用罗马字母 Ⅰ、Ⅱ、Ⅲ、Ⅳ、Ⅴ、Ⅵ、Ⅶ、Ⅷ来表示(如图 5-2);

6)坐标原点 O 的坐标为 $(0,0,0)$;坐标轴 Ox 上的点坐标为 $(x,0,0)$;坐标轴 Oy 上的点坐标

为$(0,y,0)$;坐标轴Oz上的点坐标为$(0,0,z)$;

7)xOy坐标平面上的点坐标为$(x,y,0)$;yOz坐标平面上的点坐标为$(0,y,z)$;xOz坐标平面上的点坐标为$(x,0,z)$.

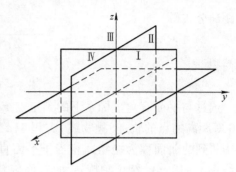

图 5-2

2. 两点间的距离公式

设点$M_1(x_1,y_1,z_1)$和$M_2(x_2,y_2,z_2)$为空间两点,过这两点各作三个分别垂直于三条坐标轴的平面,这六个平面围成一个以M_1M_2为对角线的长方体(如图5-3),于是有

$$|M_1M_2|^2 = |M_1N|^2 + |NM_2|^2 = |M_1P|^2 + |PN|^2 + |NM_2|^2$$
$$= |x_2-x_1|^2 + |y_2-y_1|^2 + |z_2-z_1|^2.$$

所以,空间两点间的距离公式为

$$|M_1M_2| = \sqrt{(x_2-x_1)^2 + (y_2-y_1)^2 + (z_2-z_1)^2}.$$

3. 空间曲面与方程

在日常生活及实际问题中,我们经常会遇到各种曲面. 例如:柱面、锥面、球面等. 与平面几何中曲线与方程的关系一样,空间中曲面和方程之间也有其相对应的关系.

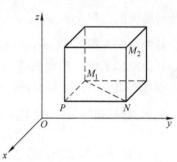

图 5-3

例5-1 一动点$P(x,y,z)$与二动点$M_1(1,-1,0)$和$M_2(2,0,-2)$的距离相等,求动点P的轨迹方程.

解 依题意有

$$|PM_1| = |PM_2|,$$

由两点间距离公式得点P的轨迹方程为

$$\sqrt{(x-1)^2 + (y+1)^2 + z^2} = \sqrt{(x-2)^2 + y^2 + (z+2)^2},$$

化简得
$$x + y - 2z - 3 = 0.$$

显然,动点P的轨迹是线段M_1M_2的垂直平分面,上面所求的方程即该平面的方程.

例5-2 求空间直角坐标系中以点$P_0(x_0,y_0,z_0)$为球心,以R为半径的球面方程.

解 设球面上的动点为$P(x,y,z)$,于是有

$$|PP_0| = R,$$

由距离公式得

$$\sqrt{(x-x_0)^2 + (y-y_0)^2 + (z-z_0)^2} = R,$$

化简得球面方程为

$$(x-x_0)^2 + (y-y_0)^2 + (z-z_0)^2 = R^2.$$

特别地,当球心为原点,即$x_0 = y_0 = z_0 = 0$时,球面的方程为

$$x^2 + y^2 + z^2 = R^2.$$

例5-3 求空间直角坐标系中到定点$F(2,0,0)$和到yOz平面等距离的点的轨迹(旋转抛物面)方程.

解 设动点为$P(x,y,z)$,于是有$|PF| = |x|$.

由距离公式得

$$\sqrt{(x-2)^2 + y^2 + z^2} = |x|,$$

化简得

$$4(x-1) = y^2 + z^2.$$

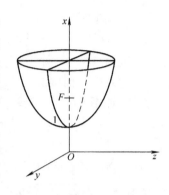

通过与平面直角坐标系下的到定点 $F(2,0)$ 和定直线 $x=0$ 等距离的点的轨迹(抛物线)方程 $4(x-1) = y^2$ 对比,此例中得到的曲面称为抛物面相当于平面直角坐标系下的抛物线 $4(x-1) = y^2$ 绕 x 轴旋转而成,而旋转抛物面的方程就相当于是将直角坐标系下的抛物线方程 $4(x-1) = y^2$ 中的 y^2 代换为 $y^2 + z^2$,即得 $4(x-1) = y^2 + z^2$(如图 5 - 4).

一般规律:将平面上的曲线 $F(x,y) = 0$ 绕 x 轴旋转所得的旋转曲面的方程为 $F(x, \pm\sqrt{y^2+z^2}) = 0$;绕 y 轴旋转所得的旋转曲面的方程为 $F(\pm\sqrt{x^2+z^2}, y) = 0$.

图 5 - 4

其他坐标平面上的曲线绕坐标轴旋转而成的旋转曲面的方程可用类似的代换得出.我们也可以根据这个规律判断方程表示的图形的大致形状.

例如,将椭圆 $\frac{x^2}{a^2} + \frac{y^2}{b^2} = 1$ 绕 x 轴旋转所得的椭球面的方程为 $\frac{x^2}{a^2} + \frac{y^2}{b^2} + \frac{z^2}{b^2} = 1$;方程 $\frac{x^2}{2} - y^2 + \frac{z^2}{2} = 1$ 所表示的曲面可看成是双曲线 $\frac{x^2}{2} - y^2 = 1$ 绕 y 轴旋转而成的曲面称为单叶双曲面;方程 $\frac{x^2}{3} - \frac{y^2}{2} - \frac{z^2}{2} = 1$ 所表示的曲面可看成是双曲线 $\frac{x^2}{3} - \frac{y^2}{2} = 1$ 绕 x 轴旋转而成的曲面称为双叶双曲面;方程 $3z = x^2 + y^2$ 所表示的曲面可看作是 xOz 坐标平面上的抛物线 $3z = x^2$ 绕 z 轴旋转而成的旋转抛物面.

例 5 - 4 试分析方程 $x^2 + y^2 = R^2$ 所表示的曲面形状.

解 方程 $x^2 + y^2 = R^2$ 在 xOy 平面上表示圆心在原点、半径为 R 的圆.在空间直角坐标系中,此方程不含竖坐标 z,即不论空间点的竖坐标 z 怎样,只要它的横坐标 x 和纵坐标 y 能满足这方程,那么这些点就在该曲面上.这就是说,如果空间点 $M(x,y,0)$ 满足方程 $x^2 + y^2 = R^2$,则平行于 z 轴且过点 $M(x,y,0)$ 的直线上的点都满足方程 $x^2 + y^2 = R^2$,即该直线上的点都在曲面上.因此,该曲面可以看成是平行于 z 轴的直线 l 沿 xOy 平面上的圆 $x^2 + y^2 = R^2$ 移动而成的(如图 5 - 5).我们把该曲面称为圆柱面,xOy 平面上的圆 $x^2 + y^2 = R^2$ 称为圆柱面的准线,平行于 z 轴的直线 l 为圆柱面的母线.

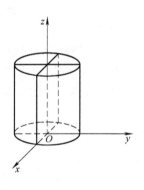

图 5 - 5

一般来说,只含两个变量而缺少一个变量的方程所表示的图形在空间直角坐标系中表示母线平行于所缺少的那个变量对应的坐标轴的柱面.

例如,方程 $F(x,y) = 0$ 在空间直角坐标系中表示母线平行于定 Oz 轴的柱面,其准线是 xOy 坐标平面上的曲线 C:$F(x,y) = 0$;同理,只含两个变量 x、z 而缺少变量 y 的方程 $G(x,z) = 0$ 和只含两个变量 y、z 而缺少变量 x 的方程 $H(y,z) = 0$ 在空间直角坐标系中则分别

表示母线平行于 Oy 轴和 Ox 轴的柱面,其准线分别是 xOz 平面上的曲线 $C:G(x,z)=0$ 和 yOz 平面上的曲线 $C:H(y,z)=0$.

平面是柱面的特例,如平面 $By+Cz+D=0$ 与 x 轴平行;平面 $Ax+D=0$ 既平行于 y 轴,又平行于 z 轴,因而它平行于 yOz 平面.

二、多元函数的概念

在实际问题中,经常会遇到多个变量之间的依赖关系.

例 5 – 5 矩形的面积 A 依赖于两个边长 x、y,它们之间的关系表现为
$$A=xy \ (x>0,y>0).$$

例 5 – 6 长方体的体积 V 取决于三个量长 x、宽 y、高 z,其之间的关系表现为
$$V=xyz(x>0,y>0,z>0).$$

例 5 – 7 病人在进行补液时,补液量 N 与正常血容量 V、正常红细胞比容(单位容积血液中红细胞所占容积百分比)A 及病人红细胞比容 B 之间的关系为
$$N=V\left(1-\frac{A}{B}\right).$$

上述几个例子虽然其问题的属性不同,但是却有着共同的特征,即都体现了因变量与多个自变量之间的变化关系.

定义 5 – 1 设有三个变量 x、y、z,当两个变量 x、y 在一定的范围 D 内取任意的一组值时,按照确定的对应关系 f,变量 z 都有唯一的值与之相对应,则变量 z 称为这两个变量 x、y 的二元函数,记作 $z=f(x,y)$. 其中,变量 x、y 称为自变量,而变量 z 则称为函数(或因变量).自变量 x、y 的取值范围 D 称为函数 $z=f(x,y)$ 的定义域. 而函数 $z=f(x,y)$ 的取值范围称为函数 $z=f(x,y)$ 的值域.

例如,上述例 5 – 5 中面积 A 是长 x 和宽 y 的二元函数.

由于二元函数的定义域和平面上的点的集合相对应,为了方便起见,我们将平面上由有限条直线或曲线所围成部分的点的集合称为区域.

例如矩形、扇形、第一象限内等平面上的点集都构成区域.

若区域延伸到无穷远处,则该区域称为无界区域;否则,它总可以被包围在一个以原点为中心而半径适当大的圆内,这样的区域又称为有界区域. 围成区域的直线或曲线称为区域的边界;连同边界在内的区域称为闭区域;不包括边界的区域称为开区域. 例如:$D_1 = \{(x,y) \mid x+y>0\}$ 是一个无界的开区域(如图 5 – 6(a)),$D_2 = \{(x,y) \mid x^2+y^2 \leqslant 1\}$ 是一个有界的闭区域(如图 5 – 6(b)).

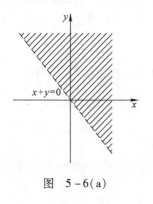

图 5 – 6(a)

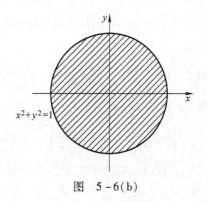

图 5 – 6(b)

与一元函数定义域的求法相同,关于二元函数定义域的确定,当函数的自变量有实际意义时,则应该根据它的实际意义来确定自变量的取值范围;对于那些单纯地由数学解析式所表示的函数而言,使该数学解析式有意义的自变量的取值范围就是该二元函数的定义域.

例 5 - 8 求二元函数 $z = \ln(9 - x^2 - y^2) + \sqrt{x^2 + y^2 - 1}$ 的定义域.

解 要使该二元函数有意义,必须满足

$$\begin{cases} 9 - x^2 - y^2 > 0, \\ x^2 + y^2 - 1 \geqslant 0. \end{cases}$$

即

$$1 \leqslant x^2 + y^2 < 9.$$

故该二元函数的定义域为 $D = \{(x, y) \mid 1 \leqslant x^2 + y^2 < 9\}$. 即点集 D 在 Oxy 坐标平面上的范围是以坐标原点为圆心、半径为 3 的圆与以坐标原点为圆心的单位圆所围成的圆环形区域,但不包括边界曲线的外圆部分 $x^2 + y^2 = 9$(如图 5 - 7).

例 5 - 9 求二元函数 $z = \ln(y - x) + \dfrac{\sqrt{x}}{\sqrt{1 - x^2 - y^2}}$ 的定义域.

解 要使该二元函数有意义,必须满足

$$\begin{cases} y - x > 0, \\ x^2 + y^2 < 1, \\ x \geqslant 0. \end{cases}$$

即该函数的定义域为

$$D = \{(x, y) \mid y - x > 0, x^2 + y^2 < 1, x \geqslant 0\},$$

它所对应的区域是一个扇形(如图 5 - 8).

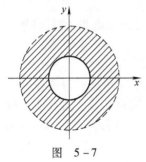

图 5 - 7

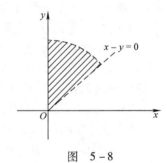

图 5 - 8

对于二元函数 $z = f(x, y)$,当给定两个自变量 x、y 的一组值 (x_0, y_0) 时,就可以根据该函数的关系式 $z = f(x, y)$ 来求出其相应的函数值了,其相应的函数值记作 $f(x_0, y_0)$、或 $z\big|_{\substack{x = x_0 \\ y = y_0}}$、或 $z\big|_{(x_0, y_0)}$.

例 5 - 10 已知二元函数 $f(x, y) = x^2 + 2y^2 - 5x + 3$,求 $f(0, -2)$ 与 $f\left(1, \dfrac{y}{x}\right)$.

解 $f(0, -2) = 0^2 + 2 \times (-2)^2 - 5 \times 0 + 3 = 11.$

$$f\left(1, \frac{y}{x}\right) = 1^2 + 2 \times \left(\frac{y}{x}\right)^2 - 5 \times 1 + 3 = \frac{2y^2}{x^2} - 1.$$

二元函数可以视为是关于三个变量 x、y、z 的三元方程,它对应的函数图形在空间直角

坐标系内表示曲面.

　　例如,函数 $z = Ax + By + D$ 的图形表示平面;函数 $z = x^2 + y^2$ 的图形表示顶点在原点、开口向着 z 轴正方向的旋转抛物曲面(如图 5 – 9);函数 $z = \sqrt{R^2 - x^2 - y^2}$ 的图形表示球心在原点、半径为 R 的半个球面(如图 5 – 10).

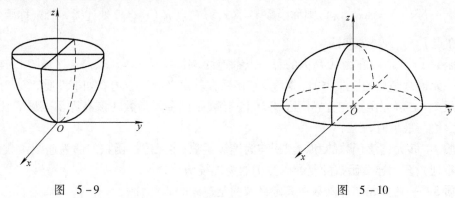

　　图　5 – 9　　　　　　　　　　　　　　　　图　5 – 10

三、二元函数的极限与连续

　　1. 二元函数的极限

　　讨论二元函数 $z = f(x,y)$,当 $x \to x_0,y \to y_0$ 时的极限,也就是讨论当两个自变量 x、y 所对应的点 $P(x,y) \to P_0(x_0,y_0)$ 时的极限. 这里的 $P \to P_0$ 表示点 P 以任意方式趋向于点 P_0,也就是点 P 与点 P_0 之间的距离逐渐地趋向于零.

　　为方便起见,我们把适合不等式 $(x - x_0)^2 + (y - y_0)^2 < \delta^2$ 的所有点 $P(x,y)$ 组成的圆形开区域称为点 P_0 的 δ 邻域. 若该圆形开区域不包括圆心,则称之为点 P_0 的去心 δ 邻域.

　　定义 5 – 2　若函数 $z = f(x,y)$ 在点 $P_0(x_0,y_0)$ 的某一个去心邻域内有定义,当点 $P(x,y)$ 以任意方式趋向于点 $P_0(x_0,y_0)$ 时,函数 $z = f(x,y)$ 的值无限地趋向于一个确定的常数 A,则称常数 A 为函数 $z = f(x,y)$ 当 $x \to x_0,y \to y_0$ 时的极限,记作

$$\lim_{\substack{x \to x_0 \\ y \to y_0}} f(x,y) = A \quad \text{或} \quad \lim_{p \to p_0} f(x,y) = A.$$

　　为了区别于一元函数的极限,二元函数的极限称为二重极限. 同一元函数的极限中自变量的变化路径(过程)相比,二重极限中的自变量的变化路径(过程)要显得复杂得多,但是有些问题仍然可以利用一元函数求极限的方法来解决.

　　例 5 – 11　求二重极限 $\displaystyle\lim_{(x,y) \to (0,0)} (x^2 + y^2) \sin \dfrac{1}{x^2 + y^2}$.

　　解　当 $x \to 0$、$y \to 0$ 时,二元函数 $x^2 + y^2$ 为无穷小量,而二元函数 $\sin \dfrac{1}{x^2 + y^2}$ 为有界函数,因此

$$\lim_{(x,y) \to (0,0)} (x^2 + y^2) \sin \frac{1}{x^2 + y^2} = 0.$$

　　例 5 – 12　求二重极限 $\displaystyle\lim_{(x,y) \to (0,0)} \dfrac{\sqrt{xy + 1} - 1}{xy}$.

解 $\lim\limits_{(x,y)\to(0,0)}\dfrac{\sqrt{xy+1}-1}{xy}=\lim\limits_{(x,y)\to(0,0)}\dfrac{xy+1-1}{xy(\sqrt{xy+1}+1)}=\lim\limits_{(x,y)\to(0,0)}\dfrac{1}{(\sqrt{xy+1}+1)}=\dfrac{1}{2}.$

2. 二元函数的连续性

定义 5-3 设函数 $z=f(x,y)$ 在点 $p_0(x_0,y_0)$ 的某一个邻域内有定义,并且二重极限 $\lim\limits_{(x,y)\to(x_0,y_0)}f(x,y)=f(x_0,y_0)$,则称函数 $z=f(x,y)$ 在点 $p_0(x_0,y_0)$ 处连续. 否则称函数 $z=f(x,y)$ 在点 $p_0(x_0,y_0)$ 处间断.

若函数 $z=f(x,y)$ 在区域 D 内的每一点都连续,则称函数 $z=f(x,y)$ 在区域 D 内连续.

与一元连续函数的性质类似,多元连续函数在其定义域区域内有如下性质.

性质 1 若多元函数在有界闭区域 D 上连续,则该多元函数在该有界闭区域 D 上必能取得最大值与最小值.

性质 2 多元连续函数的和、差、积均为连续函数;多元连续函数的商为连续函数(在分母不为零处);多元连续函数的复合函数仍然为连续函数.

性质 3 一切多元初等函数在其定义域内是连续的.

5.2 偏导数与全微分

与一元函数相类似,对于多元函数而言,当自变量变化时,同样要考虑其相应的函数的变化率(或导数)与函数的微分. 本节以二元函数 $z=f(x,y)$ 为例,讨论当自变量变化时相应函数的变化率及微分.

一、偏导数的概念及计算

对于函数 $z=f(x,y)$,考察当其中一个自变量变化而另一个自变量不变时,相应的函数的变化率情况.

1. 偏导数的定义

定义 5-4 设函数 $z=f(x,y)$ 在点 $P_0(x_0,y_0)$ 的某一个邻域内有定义,当自变量 y 固定在 y_0,而自变量 x 在 x_0 处有增量 Δx 时,函数 $z=f(x,y)$ 相应地也有增量 $f(x_0+\Delta x,y_0)-f(x_0,y_0)$,若极限 $\lim\limits_{\Delta x\to 0}\dfrac{f(x_0+\Delta x,y_0)-f(x_0,y_0)}{\Delta x}$ 存在,则称此极限为函数 $z=f(x,y)$ 在点 $P_0(x_0,y_0)$ 处对自变量 x 的偏导数,记作

$$\frac{\partial z}{\partial x}\Big|_{\substack{x=x_0\\y=y_0}},\quad \frac{\partial f}{\partial x}\Big|_{\substack{x=x_0\\y=y_0}},\quad z'_x\big|_{\substack{x=x_0\\y=y_0}}\text{或}f'_x(x_0,y_0).$$

类似地,当自变量 x 固定在 x_0、而自变量 y 在 y_0 处有增量 Δy 时,若 $\lim\limits_{\Delta y\to 0}\dfrac{f(x_0,y_0+\Delta y)-f(x_0,y_0)}{\Delta y}$ 存在,则称此极限为函数 $z=f(x,y)$ 在点 $P_0(x_0,y_0)$ 处对自变量 y 的偏导数,记作

$$\frac{\partial z}{\partial y}\Big|_{\substack{x=x_0\\y=y_0}},\quad \frac{\partial f}{\partial y}\Big|_{\substack{x=x_0\\y=y_0}},\quad z'_y\big|_{\substack{x=x_0\\y=y_0}}\text{或}f'_y(x_0,y_0).$$

若函数 $z=f(x,y)$ 在区域 D 内的每一个点 $P(x,y)$ 处对自变量 x 的偏导数都存在,则该偏导数仍然是自变量 x 与自变量 y 的函数,称为函数 $z=f(x,y)$ 对自变量 x 的偏导函数,记

为

$$\frac{\partial z}{\partial x}, \quad \frac{\partial f}{\partial x}, \quad z'_x \quad \text{或} \quad f'_x(x,y).$$

类似地,可以定义函数 $z = f(x,y)$ 对自变量 y 的偏导函数,并记为

$$\frac{\partial z}{\partial y}, \quad \frac{\partial f}{\partial y}, \quad z'_y \quad \text{或} f'_y(x,y).$$

今后,在不至于引起混淆的地方,我们将偏导数和偏导函数统称为偏导数. 根据偏导函数的定义可知,二元函数 $z = f(x,y)$ 在点 $P_0(x_0,y_0)$ 处对自变量的偏导数 $f'_x(x_0,y_0)$ 或 $f'_y(x_0,y_0)$ 就是偏导函数 $f'_x(x,y)$ 或 $f'_y(x,y)$ 在点 $P_0(x_0,y_0)$ 处的函数值.

2. 偏导数的几何意义

一元函数 $y = f(x)$ 的导数的几何意义是函数曲线 $y = f(x)$ 在点 $P_0(x_0,y_0)$ 处切线的斜率. 二元函数 $z = f(x,y)$ 在点 $P_0(x_0,y_0)$ 处的偏导数 $f'_x(x_0,y_0)$ 是曲面 $z = f(x,y)$ 与平面 $y = y_0$ 的交线在点 $(x_0,y_0,f(x_0,y_0))$(空间曲线上的点)处的切线对 x 轴的斜率;同理,二元函数 $z = f(x,y)$ 在点 $P_0(x_0,y_0)$ 处的偏导数 $f'_y(x_0,y_0)$ 是曲面 $z = f(x,y)$ 与平面 $x = x_0$ 的交线在点 $(x_0,y_0,f(x_0,y_0))$(空间曲线上的点)处的切线对 y 轴的斜率(图略).

3. 偏导数的求法

根据偏导数的定义可知,求二元函数对某一个自变量的偏导数时,只须将另一个自变量视为常量而直接对该变量求导数即可.

例 5 – 13 求函数 $f(x,y) = x^2 + 3xy + y^2$ 在点 $M(1,2)$ 处的偏导数 $f'_x(1,2)$ 和 $f'_y(1,2)$.

解 将自变量 y 视为常量,对自变量 x 求导,可以得到 $f'_x(x,y) = 2x + 3y$;将自变量 x 视为常量,对自变量 y 求导,可以得到 $f'_y(x,y) = 3x + 2y$. 将点 $M(1,2)$ 分别代入上面的偏导函数,得

$$f'_x(1,2) = 2 \times 1 + 3 \times 2 = 8; \quad f'_y(1,2) = 3 \times 1 + 2 \times 2 = 7.$$

例 5 – 14 设函数 $z = (x^2 + y^2)\ln(x^2 + y^2)$,求 $\frac{\partial z}{\partial x}, \frac{\partial z}{\partial y}$.

解 $\frac{\partial z}{\partial x} = (x^2 + y^2)'_x \ln(x^2 + y^2) + (x^2 + y^2)[\ln(x^2 + y^2)]'_x$

$$= 2x\ln(x^2 + y^2) + (x^2 + y^2)\frac{2x}{x^2 + y^2} = 2x[\ln(x^2 + y^2) + 1];$$

同理,

$$\frac{\partial z}{\partial y} = (x^2 + y^2)'_y \ln(x^2 + y^2) + (x^2 + y^2)[\ln(x^2 + y^2)]'_y = 2y[\ln(x^2 + y^2) + 1].$$

当然,二元函数偏导数的定义和求法可以推广到二元以上的函数.

例 5 – 15 求函数 $u = \sqrt{x^2 + y^2} + \frac{xy}{z}$ 的三个偏导数 $\frac{\partial u}{\partial x}, \frac{\partial u}{\partial y}, \frac{\partial u}{\partial z}$.

解 将两个自变量 y、z 视为常量,函数 u 对自变量 x 求导,可得

$$\frac{\partial u}{\partial x} = \frac{2x}{2\sqrt{x^2 + y^2}} + \frac{y}{z} = \frac{x}{\sqrt{x^2 + y^2}} + \frac{y}{z}.$$

同理,将两个自变量 x、z 视为常量,函数 u 对自变量 y 求导,可得

$$\frac{\partial u}{\partial y} = \frac{2y}{2\sqrt{x^2+y^2}} + \frac{x}{z} = \frac{y}{\sqrt{x^2+y^2}} + \frac{x}{z}.$$

类似地,

$$\frac{\partial u}{\partial z} = -\frac{xy}{z^2}.$$

二、全微分

和一元函数的微分定义方法类似,对于二元函数,我们考察当自变量变化时相应函数增量的近似值.

例 5-16 如图 5-11 所示,设矩形的两个边长分别为 x、y,则矩形的面积 $S = xy$. 若两个边长 x、y 分别取得增量 Δx、Δy,则面积 S 的改变量

$$\Delta S = (x+\Delta x)(y+\Delta y) - xy = y\Delta x + x\Delta y + \Delta x\Delta y.$$

上式右端中的 $y\Delta x + x\Delta y$ 是关于两个自变量 x、y 的增量 Δx、Δy 的线性函数,当 $\rho = \sqrt{(\Delta x)^2+(\Delta y)^2} \to 0$ 时,$\Delta x\Delta y$ 是比 ρ 高阶的无穷小量,故可以略去不计,而用 $y\Delta x + x\Delta y$ 来近似地代替 S 的改变量(全增量)ΔS. 称 $y\Delta x + x\Delta y$ 为二元函数 $S = xy$ 的全微分.

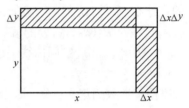

图 5-11

定义 5-5 如果函数 $z = f(x,y)$ 在点 $P(x,y)$ 处的全增量 $\Delta z = f(x+\Delta x, y+\Delta y) - f(x,y)$ 可以表示为 $\Delta z = A\Delta x + B\Delta y + o(\rho)$ 的形式,其中两个常数 A、B 不依赖于两个自变量的增量 Δx、Δy 而改变,仅与两个自变量 x、y 有关,$o(\rho)$ 是比 ρ 高阶的无穷小量($\rho = \sqrt{(\Delta x)^2+(\Delta y)^2}$),则称函数 $z = f(x,y)$ 在点 $P(x,y)$ 处可微分(或可微),并称 $A\Delta x + B\Delta y$ 为函数 $z = f(x,y)$ 在点 $P(x,y)$ 处的全微分,记作 $\mathrm{d}z$,即

$$\mathrm{d}z = A\Delta x + B\Delta y.$$

可以证明,若函数 $z = f(x,y)$ 在点 $P(x,y)$ 的某个邻域内的两个偏导数 $f'_x(x,y)$、$f'_y(x,y)$ 连续,则该函数在点 $P(x,y)$ 处可微,并且全微分为

$$\mathrm{d}z = f'_x(x,y)\Delta x + f'_y(x,y)\Delta y.$$

若函数 $z = f(x,y)$ 在区域 D 内的各点处处都可微,则称函数 $z = f(x,y)$ 在该区域 D 内可微.

与一元函数相类似,由于两个自变量 x、y 的增量 Δx、Δy 就是两个自变量 x、y 的微分 $\mathrm{d}x$、$\mathrm{d}y$,因此函数 $z = f(x,y)$ 的全微分 $\mathrm{d}z$ 又可以记作

$$\mathrm{d}z = \frac{\partial z}{\partial x}\mathrm{d}x + \frac{\partial z}{\partial y}\mathrm{d}y.$$

其中 $\frac{\partial z}{\partial x}\mathrm{d}x$,$\frac{\partial z}{\partial y}\mathrm{d}y$ 分别称为函数 $z = f(x,y)$ 对两个自变量 x,y 的偏微分. 根据 $\mathrm{d}z = \frac{\partial z}{\partial x}\mathrm{d}x + \frac{\partial z}{\partial y}\mathrm{d}y$ 可知,全微分等于各偏微分的和,这就是所谓的叠加原理.

例 5-17 求函数 $z = x^2 y^2$ 在点 $(2, -1)$ 处,当 $\Delta x = 0.02$、$\Delta y = -0.01$ 时的全增量与全微分.

解 全增量为

$$\Delta z = (2+0.02)^2 \times (-1-0.01)^2 - 2^2 \times (-1)^2 = 0.1624.$$

由于函数 $z = x^2 y^2$ 的两个偏导数分别为 $\frac{\partial z}{\partial x} = 2xy^2$，$\frac{\partial z}{\partial y} = 2x^2 y$，并且都连续，因此全微分存在，于是所求点 $(2, -1)$ 处的全微分为

$$
\begin{aligned}
\mathrm{d}z &= \frac{\partial z}{\partial x}\bigg|_{(2,-1)} \Delta x + \frac{\partial z}{\partial y}\bigg|_{(2,-1)} \Delta y \\
&= 2 \times 2 \times (-1)^2 \times 0.02 + 2 \times 2^2 \times (-1) \times (-0.01) = 0.16.
\end{aligned}
$$

例 5 – 18　求函数 $z = \mathrm{e}^x \sin\,(x + y)$ 的全微分.

解　函数 $z = \mathrm{e}^x \sin\,(x + y)$ 的两个偏导数分别为

$$
\frac{\partial z}{\partial x} = \mathrm{e}^x \sin\,(x + y) + \mathrm{e}^x \cos\,(x + y), \quad \frac{\partial z}{\partial y} = \mathrm{e}^x \cos\,(x + y),
$$

故所求的全微分为

$$
\mathrm{d}z = \frac{\partial z}{\partial x}\mathrm{d}x + \frac{\partial z}{\partial y}\mathrm{d}y = \mathrm{e}^x [\sin\,(x + y) + \cos\,(x + y)]\mathrm{d}x + \mathrm{e}^x \cos\,(x + y)\mathrm{d}y.
$$

例 5 – 19　测得某成人体内镇静药的药量 x 为 20 mg，血液浓度 c 为 4 mg/L，若改变量 $\Delta x = 0.2$ mg，$\Delta c = 0.1$ mg/L，求表观分布容积 $V = f(x, c) = \dfrac{x}{c}$ 的全增量和全微分.

解　$\Delta V = f(x + \Delta x, c + \Delta c) - f(x, c) = \dfrac{x + \Delta x}{c + \Delta c} - \dfrac{x}{c} = \dfrac{c \Delta x - x \Delta c}{c(c + \Delta c)}.$

$$
\mathrm{d}V = \frac{\partial V}{\partial x}\mathrm{d}x + \frac{\partial V}{\partial c}\mathrm{d}c = \frac{1}{c}\mathrm{d}x + \left(-\frac{x}{c^2}\right)\mathrm{d}c.
$$

将 $x = 20, c = 4, \mathrm{d}x = \Delta x = 0.2, \mathrm{d}c = \Delta c = 0.1$ 代入得

$$
\Delta V \approx -0.07317(L), \quad \mathrm{d}V = -0.075(L).
$$

三、高阶偏导数

设函数 $z = f(x, y)$ 在区域 D 内具有偏导数 $\frac{\partial z}{\partial x} = f'_x(x, y)$ 与 $\frac{\partial z}{\partial y} = f'_y(x, y)$，则在区域 D 内这两个偏导数 $f'_x(x, y)$、$f'_y(x, y)$ 仍然是两个自变量 x、y 的函数. 若这两个函数 $f'_x(x, y)$、$f'_y(x, y)$ 的偏导数仍然存在，称它们为函数 $z = f(x, y)$ 的二阶偏导数. 二元函数依照对两个自变量 x、y 进行求导次序的不同有以下四个二阶偏导数：

$$
\begin{cases}
\dfrac{\partial}{\partial x}\left(\dfrac{\partial z}{\partial x}\right) = \dfrac{\partial^2 z}{\partial x^2} = f''_{xx}(x, y), \\[2mm]
\dfrac{\partial}{\partial y}\left(\dfrac{\partial z}{\partial x}\right) = \dfrac{\partial^2 z}{\partial x \partial y} = f''_{xy}(x, y), \\[2mm]
\dfrac{\partial}{\partial x}\left(\dfrac{\partial z}{\partial y}\right) = \dfrac{\partial^2 z}{\partial y \partial x} = f''_{yx}(x, y), \\[2mm]
\dfrac{\partial}{\partial y}\left(\dfrac{\partial z}{\partial y}\right) = \dfrac{\partial^2 z}{\partial y^2} = f''_{yy}(x, y).
\end{cases}
$$

其中，两个二阶偏导数 $f''_{xy}(x, y)$、$f''_{yx}(x, y)$ 称为二阶混合偏导数.

类似地，可以定义三阶、四阶甚至更高阶的偏导数. 二阶及二阶以上的偏导数统称为高阶偏导数.

例 5 – 20 已知函数 $z = x^3 y - 3x^2 y^3$，求它的所有二阶偏导数．

解 先求出两个一阶偏导数，

$$\frac{\partial z}{\partial x} = 3x^2 y - 6xy^3, \frac{\partial z}{\partial y} = x^3 - 9x^2 y^2,$$

再求二阶偏导数：

$$\frac{\partial^2 z}{\partial x^2} = \frac{\partial}{\partial x}\left(\frac{\partial z}{\partial x}\right) = 6xy - 6y^3, \qquad \frac{\partial^2 z}{\partial x \partial y} = \frac{\partial}{\partial y}\left(\frac{\partial z}{\partial x}\right) = 3x^2 - 18xy^2,$$

$$\frac{\partial^2 z}{\partial y \partial x} = \frac{\partial}{\partial x}\left(\frac{\partial z}{\partial y}\right) = 3x^2 - 18xy^2, \frac{\partial^2 z}{\partial y^2} = \frac{\partial}{\partial y}\left(\frac{\partial z}{\partial y}\right) = -18x^2 y.$$

上例中两个二阶混合偏导数是相等的，即 $\frac{\partial^2 z}{\partial x \partial y} = \frac{\partial^2 z}{\partial y \partial x}$．这不是偶然地现象，事实上，有如下的定理．

定理 5 – 1 若二元函数 $z = f(x, y)$ 的两个二阶混合偏导数 $\frac{\partial^2 z}{\partial x \partial y}$、$\frac{\partial^2 z}{\partial y \partial x}$ 在区域 D 内连续，则在区域 D 内这两个二阶混合偏导数相等．即

$$\frac{\partial^2 z}{\partial x \partial y} = \frac{\partial^2 z}{\partial y \partial x}.$$

这个定理说明，只要两个混合偏导数连续，那么它们与求导的次序无关．此定理的证明从略．

5.3 多元复合函数的偏导数

一、复合函数的求导法则

我们可以将多元复合函数视为是一元复合函数的推广，因此，求多元复合函数的偏导数的方法与一元复合函数的求导数的方法类似．利用多元函数全微分的叠加原理，可以推导出多元复合函数的偏导数法则．

定理 5 – 2 若函数 $u = \varphi(t)$ 及 $v = \psi(t)$ 都在点 t 处可导，并且二元函数 $z = f(u, v)$ 在相对应的点 (u, v) 处具有连续的偏导数，则复合函数 $z = f[\varphi(t), \psi(t)]$ 在点 t 处可导，并且其导数可用下列公式计算：

$$\frac{\mathrm{d}z}{\mathrm{d}t} = \frac{\partial z}{\partial u}\frac{\mathrm{d}u}{\mathrm{d}t} + \frac{\partial z}{\partial v}\frac{\mathrm{d}v}{\mathrm{d}t}.$$

此复合函数各变量间的关系如图 5 – 12 所示，函数与自变量间的路径数与求导数公式中的项数相对应，而每条路径反映的又是函数与自变量之间的复合关系．

例 5 – 21 已知 $z = u^v, u = \sin x, v = \mathrm{e}^x$，求 $\frac{\mathrm{d}z}{\mathrm{d}x}$．

解 $\frac{\partial z}{\partial u} = (u^v)'_u = vu^{v-1}, \qquad \frac{\partial z}{\partial v}(u^v)'_v = u^v \ln u,$

$\frac{\mathrm{d}u}{\mathrm{d}x} = (\sin x)'_x = \cos x, \qquad \frac{\mathrm{d}v}{\mathrm{d}x} = (\mathrm{e}^x)'_x = \mathrm{e}^x.$

所以有

$$\frac{\mathrm{d}z}{\mathrm{d}x} = \frac{\partial z}{\partial u}\frac{\mathrm{d}u}{\mathrm{d}x} + \frac{\partial z}{\partial v}\frac{\mathrm{d}v}{\mathrm{d}x} = vu^{v-1}\cos x + u^{v}\mathrm{e}^{x}\ln u$$

$$= \mathrm{e}^{x}\,(\sin x)^{\mathrm{e}^{x}-1}\cos x + (\sin x)^{\mathrm{e}^{x}}\mathrm{e}^{x}\ln \sin x.$$

定理 5 - 2 中,如果中间变量 u,v 是二元函数,不妨设 $u = \varphi(x,y)$, $v = \psi(x,y)$,则函数 z 对自变量的偏导数求法有如下法则.

定理 5 - 3　若两个二元函数 $u = \varphi(x,y)$, $v = \psi(x,y)$ 在点 (x,y) 处的偏导数 $\dfrac{\partial u}{\partial x}, \dfrac{\partial u}{\partial y}, \dfrac{\partial v}{\partial x}$, $\dfrac{\partial v}{\partial y}$ 都存在,并且在对应的点 (u,v) 处,二元函数 $z = f(u,v)$ 具有连续的偏导数,则复合函数 $z = f[\varphi(x,y),\psi(x,y)]$ 在点 (x,y) 处对两个自变量 x,y 的偏导数存在,并且其导数可用下列公式计算:

$$\frac{\partial z}{\partial x} = \frac{\partial z}{\partial u}\frac{\partial u}{\partial x} + \frac{\partial z}{\partial v}\frac{\partial v}{\partial x}; \quad \frac{\partial z}{\partial y} = \frac{\partial z}{\partial u}\frac{\partial u}{\partial y} + \frac{\partial z}{\partial v}\frac{\partial v}{\partial y}.$$

此复合函数的各变量间的关系如图 5 - 13 所示.

图　5 - 12　　　　　　　　　　　　　图　5 - 13

例 5 - 22　设三个二元函数 $z = \mathrm{e}^{u}\sin v$, $u = xy$, $v = x + y$,求 $\dfrac{\partial z}{\partial x}$ 和 $\dfrac{\partial z}{\partial y}$.

解　$\dfrac{\partial z}{\partial x} = \dfrac{\partial z}{\partial u}\dfrac{\partial u}{\partial x} + \dfrac{\partial z}{\partial v}\dfrac{\partial v}{\partial x} = \mathrm{e}^{u}\sin v \times y + \mathrm{e}^{u}\cos v \times 1$

$$= \mathrm{e}^{u}(y\sin v + \cos v) = \mathrm{e}^{xy}[y\sin(x+y) + \cos(x+y)];$$

$$\frac{\partial z}{\partial y} = \frac{\partial z}{\partial u}\frac{\partial u}{\partial y} + \frac{\partial z}{\partial v}\frac{\partial v}{\partial y} = \mathrm{e}^{u}\sin v \times x + \mathrm{e}^{u}\cos v \times 1$$

$$= \mathrm{e}^{u}(x\sin v + \cos v) = \mathrm{e}^{xy}[x\sin(x+y) + \cos(x+y)].$$

对于比较复杂的幂指型函数,我们可以通过变量代换而将其转化为多元复合函数来求导数.

例 5 - 23　设函数 $z = (x^{2} - 2y)^{xy}$,求 $\dfrac{\partial z}{\partial x}$ 和 $\dfrac{\partial z}{\partial y}$.

解　设 $u = x^{2} - 2y$, $v = xy$,则函数 $z = u^{v}$. 有

$$\frac{\partial z}{\partial x} = \frac{\partial z}{\partial u}\frac{\partial u}{\partial x} + \frac{\partial z}{\partial v}\frac{\partial v}{\partial x} = vu^{v-1} \times 2x + u^{v}\ln u \times y$$

$$= 2x^{2}y\,(x^{2} - 2y)^{xy-1} + y\,(x^{2} - 2y)^{xy}\ln(x^{2} - 2y);$$

$$\frac{\partial z}{\partial y} = \frac{\partial z}{\partial u}\frac{\partial u}{\partial y} + \frac{\partial z}{\partial v}\frac{\partial v}{\partial y} = vu^{v-1} \times (-2) + u^{v}\ln u \times x$$

$$= -2xy\,(x^{2} - 2y)^{xy-1} + x\,(x^{2} - 2y)^{xy}\ln(x^{2} - 2y).$$

对于多元复合函数来说,如果各函数关系比较简单,也可以将中间变量直接代入自变量的表达式而对自变量直接求偏导数.

例 5 – 24 设函数 $z = \mathrm{e}^{x-2y}$,而 $x = \sin t, y = t^3$,求 $\dfrac{\mathrm{d}z}{\mathrm{d}t}$.

解 将中间变量 $x = \sin t, y = t^3$ 代入函数 $z = \mathrm{e}^{x-2y}$,得 $z = \mathrm{e}^{\sin x - 2t^3}$,应用一元复合函数求导数方法得

$$\frac{\mathrm{d}z}{\mathrm{d}t} = (\mathrm{e}^{\sin t - 2t^3})'_t = \mathrm{e}^{\sin t - 2t^3}(\sin t - 2t^3)'_t = \mathrm{e}^{\sin t - 2t^3}(\cos t - 6t^2).$$

例 5 – 25 已知 $z = f(x,y) = x^2 + \ln y$,而 $y = \sin x$,求 $\dfrac{\mathrm{d}z}{\mathrm{d}x}$.

解 将中间变量 $y = \sin x$ 代入函数 $z = x^2 + \ln y$,得 $z = x^2 + \ln \sin x$,于是

$$\frac{\mathrm{d}z}{\mathrm{d}x} = (x^2 + \ln \sin x)'_x = 2x + \frac{\cos x}{\sin x} = 2x + \cot x.$$

例 5 – 26 设 $u = f(x,y,z) = \mathrm{e}^{2x+3y-z}$,而 $z = x\sin y$,求 $\dfrac{\partial u}{\partial x}, \dfrac{\partial u}{\partial y}$.

解 将中间变量 $z = x\sin y$ 代入函数 $u = \mathrm{e}^{2x+3y-z}$,得 $u = \mathrm{e}^{2x+3y-x\sin y}$,于是

$$\frac{\partial u}{\partial x} = (\mathrm{e}^{2x+3y-x\sin y})'_x = \mathrm{e}^{2x+3y-x\sin y}(2x+3y-x\sin y)'_x$$

$$= \mathrm{e}^{2x+3y-x\sin y}(2 - \sin y);$$

$$\frac{\partial u}{\partial y} = (\mathrm{e}^{2x+3y-x\sin y})'_y = \mathrm{e}^{2x+3y-x\sin y}(2x+3y-x\sin y)'_y$$

$$= \mathrm{e}^{2x+3y-x\sin y}(3 - x\cos y).$$

二、隐函数的求导法则

在一元函数中已经介绍过用复合函数的求导法则来求由方程 $F(x,y) = 0$ 所确定的隐函数 $y = f(x)$ 的导数,这里通过多元函数求偏导数的方法给出隐函数的求导公式.

若将 $F(x,y)$ 看成 x、y 的二元函数,而 y 又是 x 的函数 $y = f(x)$,于是 $F(x,y) = 0$ 就成为

$$F[x, f(x)] = 0.$$

将上式两边对 x 求导,有

$$\frac{\partial F}{\partial x} + \frac{\partial F}{\partial y}\frac{\mathrm{d}y}{\mathrm{d}x} = 0,$$

即

$$\frac{\mathrm{d}y}{\mathrm{d}x} = -\frac{\dfrac{\partial F}{\partial x}}{\dfrac{\partial F}{\partial y}} = -\frac{F_x}{F_y} \quad \left(\frac{\partial F}{\partial y} \neq 0\right).$$

对于三元方程 $F(x,y,z) = 0$ 所确定的隐函数 $z = f(x,y)$,用同样的方法可以得到

$$\frac{\partial z}{\partial x} = -\frac{F_x}{F_z}, \quad \frac{\partial z}{\partial y} = -\frac{F_y}{F_z}.$$

例 5 – 27 求由方程 $z = \mathrm{e}^{xy} + \mathrm{e}^z$ 所确定的隐函数 $z = f(x,y)$ 的偏导数.

解 令 $F(x,y,z) = \mathrm{e}^{xy} - z + \mathrm{e}^z = 0$,则

$$\frac{\partial F}{\partial x} = y\mathrm{e}^{xy}, \quad \frac{\partial F}{\partial y} = x\mathrm{e}^{xy}, \quad \frac{\partial F}{\partial z} = -1 + \mathrm{e}^z,$$

故

$$\frac{\partial z}{\partial x} = -\frac{F_x}{F_z} = \frac{y\mathrm{e}^{xy}}{1-\mathrm{e}^z}; \quad \frac{\partial z}{\partial y} = -\frac{F_y}{F_z} = \frac{x\mathrm{e}^{xy}}{1-\mathrm{e}^z}.$$

例 5 – 28　设 $x^2+y^2=1$，求 $\dfrac{\mathrm{d}y}{\mathrm{d}x},\dfrac{\mathrm{d}^2y}{\mathrm{d}x^2}$ 以及它们在点 $(0,1)$ 的值.

解　令 $F(x,y)=x^2+y^2-1$，则

$$\frac{\mathrm{d}y}{\mathrm{d}x} = -\frac{F_x}{F_y} = -\frac{x}{y},$$

则

$$\frac{\mathrm{d}y}{\mathrm{d}x}\bigg|_{\substack{x=0\\y=1}} = 0;$$

$$\frac{\mathrm{d}^2y}{\mathrm{d}x^2} = -\frac{y-xy'}{y^2} = -\frac{y-x\left(-\dfrac{x}{y}\right)}{y^2} = -\frac{y^2+x^2}{y^3} = -\frac{1}{y^3},$$

故

$$\frac{\mathrm{d}^2y}{\mathrm{d}x^2}\bigg|_{\substack{x=0\\y=1}} = -1.$$

5.4　多元函数的极值

一、二元函数极值的定义

在实际的问题中，往往会遇到多元函数的极值与最值问题. 与一元函数相类似，多元函数的最大值、最小值与极大值、极小值也有着密切地联系，下面以二元函数为例来讨论其极值问题.

和一元函数极值的定义类似，我们通过比较自变量在局部范围内函数值的大小来定义极值.

定义 5 – 6　设函数 $z=f(x,y)$ 在点 $P_0(x_0,y_0)$ 的某邻域内有定义，对于该邻域内异于 $P_0(x_0,y_0)$ 的一切点 $P(x,y)$，若不等式 $f(x,y)<f(x_0,y_0)$ 都成立，则称函数 $z=f(x,y)$ 在点 $P_0(x_0,y_0)$ 处有极大值 $f(x_0,y_0)$；若不等式 $f(x,y)>f(x_0,y_0)$ 成立，则称该二元函数 $z=f(x,y)$ 在点 $P_0(x_0,y_0)$ 处有极小值 $f(x_0,y_0)$.

极大值与极小值统称为极值. 使函数 $z=f(x,y)$ 取得极值的点 $P_0(x_0,y_0)$ 称为极值点.

例如，函数 $z=\sqrt{x^2+y^2}$ 在点 $M(0,0)$ 处有极小值 0，因为在点 $M(0,0)$ 处，函数 $z=\sqrt{x^2+y^2}$ 的值为零，而在其他点处，函数 $z=\sqrt{x^2+y^2}$ 的值均大于零；函数 $f(x,y)=\sqrt{1-x^2-y^2}$ 在点 $M(0,0)$ 处有极大值 1，因为在点 $M(0,0)$ 附近的任意点 $P(x,y)$ 处都有 $f(x,y)=\sqrt{1-x^2-y^2}<1=f(0,0)$.

二、二元函数的极值定理

一元函数的可能极值点是一阶导数不存在的点或驻点. 二元函数的极值也有类似的结论.

定理 5 – 4（必要条件）　若函数 $z=f(x,y)$ 在点 $P_0(x_0,y_0)$ 处有极值，并且两个偏导数都存在，则有

$$\begin{cases} f'_x(x_0,y_0) = 0, \\ f'_y(x_0,y_0) = 0. \end{cases}$$

这里,满足 $\begin{cases} f'_x(x,y) = 0, \\ f'_y(x,y) = 0 \end{cases}$ 的点 $P_0(x_0,y_0)$ 称为函数 $z = f(x,y)$ 的驻点. 与一元函数相类似,驻点不一定是极值点.

例如,点 $M(0,0)$ 是二元函数 $z = xy$ 的驻点,但是二元函数 $z = xy$ 在该点并不取得极值.

定理 5 -5(充分条件) 设函数 $z = f(x,y)$ 在点 $P_0(x_0,y_0)$ 的某邻域内连续并且具有二阶连续的偏导数,$P_0(x_0,y_0)$ 是其驻点. 令 $f''_{xx}(x_0,y_0) = A$,$f''_{xy}(x_0,y_0) = B$,$f''_{yy}(x_0,y_0) = C$,则函数 $f(x,y)$ 在点 $P_0(x_0,y_0)$ 处是否取得极值的判定如下:

(1)当 $AC - B^2 > 0$ 时有极值,并且当 $A < 0$ 时有极大值,当 $A > 0$ 时有极小值;

(2)当 $AC - B^2 < 0$ 时无极值;

(3)当 $AC - B^2 = 0$ 时可能有极值,也可能无极值,需另作讨论.

利用定理 5 -4 和定理 5 -5,可将具有二阶连续偏导数的二元函数 $z = f(x,y)$ 的极值求解步骤归纳如下:

1)解方程组 $\begin{cases} f'_x(x,y) = 0, \\ f'_y(x,y) = 0, \end{cases}$ 求出所有的驻点 $P_i(x_i,y_i)$;

2)对每一个驻点 $P_i(x_i,y_i)$,求出其二阶偏导数 A、B、C 的值;

3)根据 $AC - B^2$ 的符号,确定该驻点 (x_i,y_i) 是否为极值点,并由 A 的符号判定 $f(x_i,y_i)$ 是极大值还是极小值.

例 5 -29 求二元函数 $f(x,y) = x^3 - y^3 + 3x^2 + 3y^2 - 9x$ 的极值.

解 先解方程组

$$\begin{cases} f'_x(x,y) = 3x^2 + 6x - 9 = 0, \\ f'_y(x,y) = -3y^2 + 6y = 0, \end{cases}$$

求得驻点分别为 $P_1(1,0)$,$P_2(1,2)$,$P_3(-3,0)$,$P_4(-3,2)$.

二阶偏导数分别为

$$f''_{xx}(x,y) = 6x + 6, \quad f''_{xy}(x,y) = 0, \quad f''_{yy}(x,y) = -6y + 6.$$

在点 $P_1(1,0)$ 处,由于 $AC - B^2 = 12 \times 6 > 0$,并且 $A = 12 > 0$,因此该二元函数在点 $P_1(1,0)$ 处有极小值 $f(1,0) = -5$;

在点 $P_2(1,2)$ 处,由于 $AC - B^2 = 12 \times (-6) < 0$,因此该二元函数在点 $P_2(1,2)$ 处无极值;

在点 $P_3(-3,0)$ 处,由于 $AC - B^2 = -12 \times 6 < 0$,因此该二元函数在点 $P_3(-3,0)$ 处无极值;

在点 $P_4(-3,2)$ 处,由于 $AC - B^2 = -12 \times (-6) > 0$,并且 $A = -12 < 0$,因此该二元函数在点 $P_4(-3,2)$ 处有极大值 $f(-3,2) = 31$.

和一元函数可能的极值点情况类似,二元函数的一阶偏导数不存在的点也可能是极值点.

例如,函数 $z = \sqrt{x^2 + y^2}$ 在点 $(0,0)$ 处的一阶偏导数不存在,但是函数在该点处却有极小值 0.

与一元函数相类似,我们可以利用函数的极值来求函数的最值. 对于闭区域 D 上连续的函数 $z = f(x, y)$,一定有最大值和最小值. 使函数 $z = f(x, y)$ 取得最大值或最小值的点既可能在区域 D 的内部,也可能是在区域 D 的边界上. 若使函数 $z = f(x, y)$ 取得最大值或最小值的点在区域 D 的内部取得,则该点一定是函数 $z = f(x, y)$ 的极值点;若使函数 $z = f(x, y)$ 取得最大值或最小值的点是在区域 D 的边界上,则该点一定是函数 $z = f(x, y)$ 在边界上的最大值或最小值. 因此,在求函数 $z = f(x, y)$ 的最值时,只需将区域 D 内部可能的极值点所对应的函数值与区域 D 边界上的函数的最大值与最小值进行比较即可,其中最大者就是闭区域 D 上连续的二元函数 $z = f(x, y)$ 的最大值,最小者就是闭区域 D 上连续的二元函数 $z = f(x, y)$ 的最小值.

而对于实际问题中的最值问题,若根据问题的属性能够判断其函数的最大值或最小值在区域的内部取得,且函数在该区域内部只有一个驻点,则该驻点处的函数值就是函数在该区域内的最大值或最小值. 因此,求实际问题中的最大值或最小值的步骤如下:

1)根据实际的问题建立函数关系,并且确定其函数的定义域;

2)求出唯一的驻点;

3)结合实际问题的属性求出其最大值或最小值.

例 5 – 30　某厂需用铁板做成一个体积为 $2\ \mathrm{m}^3$ 的有盖长方体水箱,问:当长、宽、高分别取多少时,才能使所用的材料最省?

解　设水箱的长、宽、高分别为 x、y、z,表面积为 S,则
$$S = 2(xy + yz + xz).$$

由于 $xyz = 2$,即 $z = \dfrac{2}{xy}$,因此

$$S = 2\left(xy + \frac{2}{x} + \frac{2}{y}\right).$$

显然表面积 S 是一个二元函数,其定义域为 $D = \{(x, y) \mid x > 0, y > 0\}$.

解方程组

$$
\begin{cases}
\dfrac{\partial S}{\partial x} = 2\left(y - \dfrac{2}{x^2}\right) = 0, \\[3mm]
\dfrac{\partial S}{\partial y} = 2\left(x - \dfrac{2}{y^2}\right) = 0,
\end{cases}
$$

得驻点为 $(\sqrt[3]{2}, \sqrt[3]{2})$. 根据题意可知,水箱所用材料的最小值一定存在,并且在区域 D 的内部取得. 又因为函数 $S = 2\left(xy + \dfrac{2}{x} + \dfrac{2}{y}\right)$ 在区域 D 的内部只有唯一的驻点 $(\sqrt[3]{2}, \sqrt[3]{2})$,因此可以判定当 $x = \sqrt[3]{2}$、$y = \sqrt[3]{2}$ 时,其表面积 S 为最小值,此时的高 $z = \dfrac{2}{xy} = \sqrt[3]{2}$. 即体积一定的长方体中,正方体的表面积最小,即,当长、宽、高均为 $\sqrt[3]{2}$ m 时,所用的材料最省.

三、条件极值

上面给出的求二元函数 $f(x, y)$ 极值的方法中,自变量 x、y 是相互独立的,即自变量除了定义域的限制外,不受其他条件的约束,这类极值称为无条件极值. 反之,若求极值时,自变量还有附加的约束条件 $g(x, y) = 0$,则这类极值称为条件极值.

例如上面的例 5 - 30,若将表面积 S 看成是 x、y、z 的三元函数,则自变量有约束条件 $V = xyz$,这是条件极值,通过约束条件消去 z,此时 S 变成 x、y 的二元函数,而 x、y 是相互独立的,这是无条件极值.

但不是所有问题都像例 5 - 30 那样,条件极值轻易地就转化成了无条件极值. 在很多情况下,从一个方程(或方程组)中解出一个(或多个)变量往往比较困难,甚至是不可能的,这就需要我们寻找其他方法求解条件极值问题,下面介绍的拉格朗日乘数法就是一种被广泛应用的方法.

拉格朗日乘数法 求函数 $z = f(x, y)$ 在附加条件 $g(x, y) = 0$ 下的可能的极值点,可以通过如下步骤:

1)作拉格朗日函数

$$L(x, y) = f(x, y) + \lambda g(x, y),$$

其中 λ 为常数,称为拉格朗日常数;

2)求函数 $L(x, y)$ 对 x、y 的偏导数,并令其为零,再与 $g(x, y) = 0$ 联立,得

$$\begin{cases} L'_x = f'_x(x, y) + \lambda g'_x(x, y) = 0, \\ L'_y = f'_y(x, y) + \lambda g'_y(x, y) = 0, \\ g(x, y) = 0. \end{cases}$$

由方程组解出 x、y、λ,得到函数 $f(x, y)$ 在条件 $g(x, y) = 0$ 下的可能的极值点.

至于如何确定所求得的点是否为极值点,则只能由实际问题本身的性质来判定.

例 5 - 31 求表面积为 a^2,而体积为最大的长方体的体积.

解 设长方体的棱分别为 x, y, z,则问题就是在约束条件

$$g(x, y, z) = 2xy + 2yz + 2xz - a^2 = 0$$

下,求函数

$$V = xyz \quad (x > 0, y > 0, z > 0)$$

的最大值. 作拉格朗日函数

$$L(x, y, z) = xyz + \lambda(2xy + 2yz + 2xz - a^2).$$

对 $L(x, y, z)$ 求 x, y, z 的偏导数,并使之为零,再与 $g(x, y, z) = 0$ 联立,得

$$\begin{cases} yz + 2\lambda(y + z) = 0, \\ xz + 2\lambda(x + z) = 0, \\ xy + 2\lambda(y + x) = 0, \\ 2xy + 2yz + 2xz - a^2 = 0. \end{cases}$$

因 x, y, z 都不为零,由方程组的前三式得

$$\frac{x}{y} = \frac{x + z}{y + z}, \quad \frac{y}{z} = \frac{x + y}{x + z}.$$

解之得

$$x = y = z.$$

代入方程组的第四式得

$$x = y = z = \frac{\sqrt{6}}{6}a.$$

根据问题本身的性质,可以肯定,最大的体积为

$$V = \left(\frac{\sqrt{6}}{6}a\right)^3 = \frac{\sqrt{6}}{36}a^3.$$

例 5 - 32　设有一圆板占有平面区域 $\{(x,y) \mid x^2 + y^2 \leq 1\}$，该圆板被加热，已知在点 (x,y) 的温度 $T(x,y) = x^2 + 2y^2 - x$，求该圆板的最热点与最冷点.

分析　这是一个条件极值与无条件极值综合的问题，最热或最冷点可能在圆板的边界，这时 x,y 的约束条件为 $x^2 + y^2 = 1$，是条件极值；最热或最冷点也可能在圆板的内部，这时 $x^2 + y^2 < 1$，这只是对 x,y 定义域的限制，x,y 之间并无约束.

解　求函数 $T(x,y) = x^2 + 2y^2 - x$ 在 $D = \{(x,y) \mid x^2 + y^2 \leq 1\}$ 内的最大、最小值.

首先，在区域 D 的内部 $\{(x,y) \mid x^2 + y^2 < 1\}$，求 $T(x,y)$ 的无条件极值，则由

$$T_x = 2x - 1 = 0, \quad T_y = 4y = 0$$

得可疑极值点 $\left(\frac{1}{2}, 0\right)$（该点在区域 D 的内部）；

在区域 D 的边界 $\{(x,y) \mid x^2 + y^2 = 1\}$ 上，求 $T(x,y)$ 的条件极值，则

$$L(x,y) = x^2 + 2y^2 - x + \lambda(x^2 + y^2 - 1).$$

上式对 x、y 求导并约束条件 $x^2 + y^2 = 1$ 得

$$\begin{cases} L_x = 2x - 1 + 2\lambda x = 0, \\ L_y = 4y + 2\lambda y = 0, \\ x^2 + y^2 - 1 = 0. \end{cases}$$

解上面方程组得可疑极值点为 $(\pm 1, 0)$，$\left(-\frac{1}{2}, \pm\frac{\sqrt{3}}{2}\right)$；

最后比较各可疑极值点的函数值：

$$T\left(\frac{1}{2}, 0\right) = -\frac{1}{4}, \quad T(-1.0) = 2, \quad T(1,0) = 0, \quad T\left(-\frac{1}{2}, \pm\frac{\sqrt{3}}{2}\right) = \frac{9}{4}.$$

问题本身最热、最冷的点肯定存在，因此圆板的最冷点是 $\left(\frac{1}{2}, 0\right)$，最热点是 $\left(-\frac{1}{2}, \pm\frac{\sqrt{3}}{2}\right)$.

5.5　二重积分的概念和性质

如果将一元函数定积分的思想方法推广到多元函数，便得到多元函数的积分. 本章以二元函数为例介绍多元函数的积分.

引例（曲顶柱体的体积）

设有一个立体，它的底是 xOy 坐标平面上的有界闭区域 D，它的侧面是以 D 的边界曲线为准线而母线平行于坐标轴 Oz 的柱面，它的顶是曲面 $z = f(x,y)$，这里 $f(x,y) \geq 0$，并且在 D 上连续（如图 5 - 14）. 这种立体称为曲顶柱体.

下面我们来求这个曲顶柱体的体积 V.

平顶柱体的体积可以用底面积乘以高

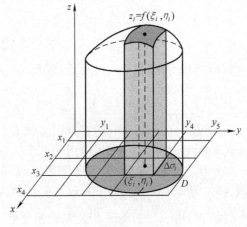

图　5 - 14

来计算. 但曲顶柱体的高 $f(x,y)$ 是不断变化着的,我们可以借鉴一元函数的定积分中求曲边梯形面积的思想来帮助解决曲顶柱体的体积计算问题.

1)把区域 D 分割成 n 个小闭区域 $\sigma_1,\sigma_2,\cdots,\sigma_n$,它们所对应的直径分别为 $d_1,d_2,\cdots,d_n$,各小闭区域的面积分别为 $\Delta\sigma_1,\Delta\sigma_2,\cdots,\Delta\sigma_n$,于是曲顶柱体就被分割成了 n 个小曲顶柱体;

2)由于 $f(x,y)$ 连续,在每一个小闭区域 $\sigma_i(i=1,2,\cdots,n)$ 上高 $f(x,y)$ 变化很小,故任取一个点 $P_i(\xi_i,\eta_i)\in\sigma_i$,以该点所对应的函数值 $f(\xi_i,\eta_i)$ 来近似地代替小曲顶柱体的高,则每一个小曲顶柱体体积的近似值为 $f(\xi_i,\eta_i)\Delta\sigma_i(i=1,2,\cdots,n)$;

3)对这 n 个小曲顶柱体的体积求和,得到整个曲顶柱体体积 V 的近似值为

$$\sum_{i=1}^{n} f(\xi_i,\eta_i)\Delta\sigma_i;$$

4)当分割无限地细密时,小闭区域的数量就越来越多,小闭区域 σ_i 的面积 $\Delta\sigma_i$ 也就越来越小;当这 n 个小闭区域中最大的直径 $d=\max\{d_1,d_2,\cdots,d_n\}$ 趋向于零时,上述和式 $\sum_{i=1}^{n} f(\xi_i,\eta_i)\Delta\sigma_i$ 的极限就是该曲顶柱体的体积 V,即

$$V=\lim_{d\to 0}\sum_{i=1}^{n} f(\xi_i,\eta_i)\Delta\sigma_i.$$

这样,求曲顶柱体的体积问题就归结为求上述和式的极限. 事实上,实际应用中的许多量反映在图象上与上述问题类似. 例如,非均匀分布的平面薄片的质量,在图形上反映为以薄片为底,以密度函数 $\rho(x,y)(\rho(x,y)\geq 0)$ 为顶的曲顶柱体的体积.

一、二重积分的概念

1. 二重积分的定义

定义 5-7 设函数 $z=f(x,y)$ 在有界闭区域 D 上有定义,将 D 任意分割成 n 个小闭区域 $\sigma_1,\sigma_2,\cdots,\sigma_n$,它们所对应的直径分别为 $d_1,d_2,\cdots,d_n$,各小闭区域的面积分别为 $\Delta\sigma_1$,$\Delta\sigma_2,\cdots,\Delta\sigma_n$. 在每一个小闭区域 $\sigma_i(i=1,2,\cdots,n)$ 上任取一个点 $P_i(x_i,y_i)\in\sigma_i$,当小闭区域中的最大直径 $d\to 0$ 时,若极限 $\lim\limits_{d\to 0}\sum\limits_{i=1}^{n} f(x_i,y_i)\Delta\sigma_i$ 存在,则称此极限值为函数 $z=f(x,y)$ 在 D 上的二重积分,记作 $\iint\limits_{D} f(x,y)\mathrm{d}\sigma$,即

$$\iint\limits_{D} f(x,y)\mathrm{d}\sigma=\lim_{d\to 0}\sum_{i=1}^{n} f(x_i,y_i)\Delta\sigma_i.$$

其中 D 称为积分区域,$f(x,y)$ 称为被积函数,$f(x,y)\mathrm{d}\sigma$ 称为被积表达式,两个自变量 x、y 称为积分变量,$\mathrm{d}\sigma$ 称为面积元素,$\sum\limits_{i=1}^{n} f(x_i,y_i)\Delta\sigma_i$ 称为积分和.

在二重积分的定义中,对有界闭区域 D 的划分是任意的,为了使问题的解决得以简化,在直角坐标系 xOy 中,我们可以用平行于坐标轴的直线网来分割 D,因此,除了包含边界点的一些小闭区域(求极限时,这些小闭区域可以忽略不计)外,其余的小闭区域都是矩形闭区域,在 x 与 $x+\Delta x$ 和 y 与 $y+\Delta y$ 之间的闭区域面积为 $\Delta\sigma=\Delta x\Delta y$(如图 5-15),为了方便起见,我们将 $\mathrm{d}\sigma$ 写成 $\mathrm{d}x\mathrm{d}y$. 于是二重积分也可以记为 $\iint\limits_{D} f(x,y)\mathrm{d}x\mathrm{d}y$.

与一元函数定积分的存在性一样,在有界闭区域上连续的二元函数的二重积分一定存在.

根据二重积分的定义可知,曲顶柱体的体积和平面非均匀薄片的质量分别可以表示为二重积分的形式如下

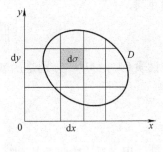

$$V = \iint\limits_{D} f(x,y)\,\mathrm{d}\sigma\,;\quad M = \iint\limits_{D} \rho(x,y)\,\mathrm{d}\sigma.$$

2. 二重积分的几何意义

若被积函数 $f(x,y) \geqslant 0$,二重积分 $\iint\limits_{D} f(x,y)\,\mathrm{d}\sigma$ 在数

图　5－15

量上表示以有界闭区域 D 为底,以函数 $z = f(x,y)$ 为曲顶面的曲顶柱体的体积;

若被积函数 $f(x,y) \leqslant 0$,则该曲顶柱体分布在空间直角坐标系中 xOy 平面下方(z 轴负方向),由二重积分的定义可知,和式中的各项在数量上等于小柱体体积的负值,故该二重积分在数量上等于曲顶柱体体积的负值.

若被积函数 $f(x,y)$ 在 D 的若干部分区域上是正的,而在 D 的其他部分区域上是负的,则被积函数 $f(x,y)$ 在 D 上的二重积分就等于 xOy 坐标平面上方部分的曲顶柱体体积与下方部分的曲顶柱体体积的差.

二、二重积分的性质

由二重积分的定义可知,它与定积分有如下类似的性质(下面给出的性质中,假设所给出的函数都可积).

性质 1　被积函数中的常数因子可以提到二重积分的记号外面,即

$$\iint\limits_{D} kf(x,y)\,\mathrm{d}\sigma = k\iint\limits_{D} f(x,y)\,\mathrm{d}\sigma \quad (k \text{ 为常数}).$$

性质 2　两个函数的和(或差)的二重积分等于各个函数的二重积分的和(或差),即

$$\iint\limits_{D} [f(x,y) \pm g(x,y)]\,\mathrm{d}\sigma = \iint\limits_{D} f(x,y)\,\mathrm{d}\sigma \pm \iint\limits_{D} g(x,y)\,\mathrm{d}\sigma.$$

性质 3　若有界闭区域 D 被分割为有限个小闭区域,则在 D 上的二重积分等于各小闭区域上的二重积分的和.

例如,有界闭区域 D 被分割为两个小闭区域 D_1、D_2,则

$$\iint\limits_{D} f(x,y)\,\mathrm{d}\sigma = \iint\limits_{D_1} f(x,y)\,\mathrm{d}\sigma + \iint\limits_{D_2} f(x,y)\,\mathrm{d}\sigma.$$

该性质表示二重积分对于积分区域具有可加性.

性质 4　若在有界闭区域 D 上函数 $f(x,y) = 1$,σ 为 D 的面积,则

$$\sigma = \iint\limits_{D} 1\mathrm{d}\sigma = \iint\limits_{D} \mathrm{d}\sigma.$$

该性质的几何意义是指:高为 1 的平顶柱体的体积在数值上就等于其底面积.

性质 5　若在有界闭区域 D 上 $f(x,y) \leqslant g(x,y)$,则有

$$\iint\limits_{D} f(x,y)\,\mathrm{d}\sigma \leqslant \iint\limits_{D} g(x,y)\,\mathrm{d}\sigma.$$

特别地,有

$$\left|\iint\limits_{D} f(x,y)\,\mathrm{d}\sigma\right| \leqslant \iint\limits_{D} |f(x,y)|\,\mathrm{d}\sigma.$$

性质 6 设 M、m 分别是函数 $f(x,y)$ 在有界闭区域 D 上的最大值和最小值,σ 为 D 的面积,则

$$m\sigma \leqslant \iint\limits_{D} f(x,y)\,\mathrm{d}\sigma \leqslant M\sigma.$$

证 由 $m \leqslant f(x,y) \leqslant M$ 和性质 5 可知

$$\iint\limits_{D} m\,\mathrm{d}\sigma \leqslant \iint\limits_{D} f(x,y)\,\mathrm{d}\sigma \leqslant \iint\limits_{D} M\,\mathrm{d}\sigma.$$

又由性质 1 和性质 4 可知

$$\iint\limits_{D} m\,\mathrm{d}\sigma = m\sigma, \quad \iint\limits_{D} M\,\mathrm{d}\sigma = M\sigma.$$

即得所证.

性质 7(二重积分的中值定理) 设函数 $f(x,y)$ 在有界闭区域 D 上连续,σ 为 D 的面积,则在 D 上至少存在一点 (ξ,η),使得下式成立:

$$\iint\limits_{D} f(x,y)\,\mathrm{d}\sigma = f(\xi,\eta)\sigma.$$

二重积分中值定理的几何意义是:对于任意一个曲顶柱体,必定存在一个与它体积相等的平顶柱体,该平顶柱体以曲顶柱体的底为底,底面上某点处的高为高.

5.6 二重积分的计算

通过对二重积分概念的建立,我们将一些函数作非均匀变化时所对应的量归结为二重积分问题. 但是,若仅仅依赖于二重积分的定义或几何意义来计算二重积分,并不是一种切实可行的办法. 事实上,可以借助一元函数的定积分来解决二重积分的计算问题. 为了便于问题的直观分析,仅考察 $f(x,y) \geqslant 0$ 时,二重积分 $\iint\limits_{D} f(x,y)\,\mathrm{d}\sigma$ 的计算.

一、在直角坐标系下二重积分的计算

设曲顶柱体的底是有界闭区域 D,其中 D 是由直线 $x=a$,$x=b$ 和曲线 $y=\varphi_1(x)$,$y=\varphi_2(x)$ 所围成(如图 5–16),即 $D: a \leqslant x \leqslant b$,$\varphi_1(x) \leqslant y \leqslant \varphi_2(x)$;曲顶柱体的曲顶面所对应的方程为 $z=f(x,y)$.

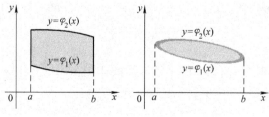

图 5–16

我们可以采用定积分中的微元法来计算该曲顶柱体的体积(如图 5 - 17).

(1)先计算截面面积

在闭区间 $[a,b]$ 上点 x_0 处用垂直于坐标轴 Ox 的平面 $x = x_0$ 去截该曲顶柱体,可以得到一个截面,该截面是一个以闭区间 $[\varphi_1(x_0),\varphi_2(x_0)]$ 为底,曲线 $z = f(x_0,y)$ 为曲边的曲边梯形(如图 5 - 17 的阴影部分),故该截面的面积为 $A(x_0) = \int_{\varphi_1(x_0)}^{\varphi_2(x_0)} f(x_0,y)\mathrm{d}y$. 于是对于闭区间 $[a,b]$ 上的任意点 x 处的截面面积为

$$A(x) = \int_{\varphi_1(x)}^{\varphi_2(x)} f(x,y)\mathrm{d}y.$$

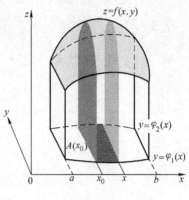

图　5 - 17

(2)计算体积元

对于闭区间 $[a,b]$ 上的任意点 x,考察 $[x, x + \mathrm{d}x]$ 上的体积元素(体积的近似值),得

$$\mathrm{d}V = A(x)\mathrm{d}x.$$

(3)求体积(体积元的积分)

$$V = \int_a^b \mathrm{d}V = \int_a^b A(x)\mathrm{d}x = \int_a^b \Big[\int_{\varphi_1(x)}^{\varphi_2(x)} f(x,y)\mathrm{d}y \Big] \mathrm{d}x.$$

此积分的顺序是,先求定积分 $\int_{\varphi_1(x)}^{\varphi_2(x)} f(x,y)\mathrm{d}y$,得到一个关于 x 的函数,再将该函数在区间 $[a,b]$ 上对 x 求定积分. 即将问题转化为求两次定积分,故也称为二次积分或累次积分.

由二重积分的定义,曲顶柱体的体积 V 可以表示为底部区域上曲顶所代表的函数的二次积分,即

$$V = \iint\limits_D f(x,y)\mathrm{d}\sigma = \int_a^b \Big[\int_{\varphi_1(x)}^{\varphi_2(x)} f(x,y)\mathrm{d}y \Big] \mathrm{d}x,$$

或

$$\iint\limits_D f(x,y)\mathrm{d}\sigma = \int_a^b \mathrm{d}x \int_{\varphi_1(x)}^{\varphi_2(x)} f(x,y)\mathrm{d}y.$$

由此可见,二重积分可以转化为累次积分. 事实上,以上讨论的二重积分的计算方法对于 $f(x,y) \leqslant 0$ 时同样成立.

需要注意的是,在求积分 $\int_{\varphi_1(x)}^{\varphi_2(x)} f(x,y)\mathrm{d}y$ 的过程中,应将 x 当作常量.

这里,我们所分析的曲顶柱体的积分区域中,自变量 x 在常量之间变化,而自变量 y 在变量之间变化,我们所采取的措施是先对 y、后对 x 求二次积分;如图 5 - 17 所示,若自变量 y 在常量 c 和 d 之间变化,而另一个自变量 x 在变量 $\psi_1(y)$ 和 $\psi_2(y)$ 之间变化时,则积分区域 $D: \psi_1(y) \leqslant x \leqslant \psi_2(y), c \leqslant y \leqslant d$,如图 5 - 18,有

$$\iint\limits_D f(x,y)\mathrm{d}\sigma = \int_c^d \Big[\int_{\psi_1(y)}^{\psi_2(y)} f(x,y)\mathrm{d}x \Big] \mathrm{d}y = \int_c^d \mathrm{d}y \int_{\psi_1(y)}^{\psi_2(y)} f(x,y)\mathrm{d}x.$$

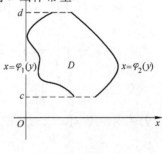

图　5 - 18

因此,将二重积分转化为二次积分有两种形式,而具体选择哪一种形式的二次积分,关键是要考虑积分区域和被积函数的特点.

例 5 – 33 计算二重积分 $\iint\limits_{D} xy\mathrm{d}\sigma$,其中积分区域 D 是由直线 $y=1,x=2,y=x$ 所围成.

解 由于积分区域为(如图 5 – 19)$D:1\leqslant x\leqslant 2,1\leqslant y\leqslant x$,因此可先对 y、后对 x 求二次积分,即

$$\iint\limits_{D} xy\mathrm{d}\sigma = \int_1^2 \left[\int_1^x xy\mathrm{d}y\right]\mathrm{d}x = \int_1^2 \left[x\cdot\frac{y^2}{2}\right]_1^x \mathrm{d}x$$

$$= \int_1^2 \left(\frac{x^3}{2}-\frac{x}{2}\right)\mathrm{d}x = \left[\frac{x^4}{8}-\frac{x^2}{4}\right]_1^2 = \frac{9}{8}.$$

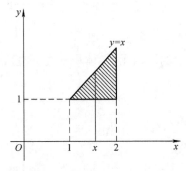

图 5 – 19   图 5 – 20

也可以考虑为 $D:1\leqslant y\leqslant 2,y\leqslant x\leqslant 2$(如图 5 – 20),先对 x,后对 y 求二次积分,即

$$\iint\limits_{D} xy\mathrm{d}\sigma = \int_1^2 \left[\int_y^2 xy\mathrm{d}x\right]\mathrm{d}y = \int_1^2 \left[y\cdot\frac{x^2}{2}\right]_y^2 \mathrm{d}y$$

$$= \int_1^2 \left(2y-\frac{y^3}{2}\right)\mathrm{d}y = \left[y^2-\frac{y^4}{8}\right]_1^2 = \frac{9}{8}.$$

例 5 – 34 计算二重积分 $\iint\limits_{D} xy\mathrm{d}\sigma$,其中积分区域 D 是由抛物线 $y^2=x$ 及直线 $y=x-2$ 所围成.

解 积分区域如图 5 – 21 所示,若先对 x、后对 y 求二次积分,则积分区域为 $D:-1\leqslant y\leqslant 2,y^2\leqslant x\leqslant y+2$,于是

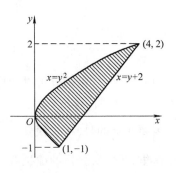

图 5 – 21

$$\iint\limits_{D} xy\mathrm{d}\sigma = \int_{-1}^2 \left[\int_{y^2}^{y+2} xy\mathrm{d}x\right]\mathrm{d}y = \int_{-1}^2 \left[\frac{x^2}{2}y\right]_{y^2}^{y+2} \mathrm{d}y$$

$$= \frac{1}{2}\int_{-1}^2 \left[y(y+2)^2-y^5\right]\mathrm{d}y$$

$$= \frac{1}{2}\left[\frac{y^4}{4}+\frac{4}{3}y^3+2y^2-\frac{y^6}{6}\right]_{-1}^2 = \frac{45}{8}.$$

若先对 y、后对 x 求二次积分,则当 $0\leqslant x\leqslant 4$ 时,$\varphi_1(x)\leqslant y\leqslant \varphi_2(x)$,其中

$$\varphi_1(x)=\begin{cases}-\sqrt{x}, & 0\leqslant x\leqslant 1,\\ x-2, & 1<x\leqslant 4,\end{cases} \quad \varphi_2(x)=\sqrt{x}.$$

则必须将区域 D 分割为 D_1 和 D_2 两部分,如图 5 – 22 所示,其中

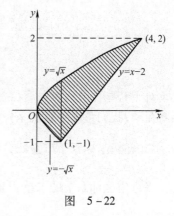

$$D_1 = \{(x,y) \mid -\sqrt{x} \leqslant y \leqslant \sqrt{x}, 0 \leqslant x \leqslant 1\}$$
$$D_2 = \{(x,y) \mid x - 2 \leqslant y \leqslant \sqrt{x}, 1 \leqslant x \leqslant 4\}.$$

根据二重积分的性质 3,有

$$\iint\limits_{D} xy\mathrm{d}\sigma = \iint\limits_{D_1} xy\mathrm{d}\sigma + \iint\limits_{D_2} xy\mathrm{d}\sigma$$

$$= \int_0^1 \left[\int_{-\sqrt{x}}^{\sqrt{x}} xy\mathrm{d}y\right]\mathrm{d}x + \int_1^4 \left[\int_{x-2}^{\sqrt{x}} xy\mathrm{d}y\right]\mathrm{d}x = \frac{45}{8}.$$

图 5 – 22

例 5 – 35 设积分区域是由直线 $y = x$ 与曲线 $y = x^2$ 所围成,将二重积分 $\iint\limits_{D} f(x,y)\mathrm{d}\sigma$ 表示为两种不同次序的二次积分.

解 积分区域如图 5 – 23 所示. 若先对 y 求积分则积分区域可表示为

$$0 \leqslant x \leqslant 1, \ x^2 \leqslant y \leqslant x.$$

二次积分可表示为

$$\iint\limits_{D} f(x,y)\mathrm{d}\sigma = \int_0^1 \mathrm{d}x \int_{x^2}^{x} f(x,y)\mathrm{d}y.$$

若先对 x 求积分,则积分区域可表示为 $0 \leqslant y \leqslant 1, y \leqslant x \leqslant \sqrt{y}$,如图 5 – 24 所示,二次积分可表示为

$$\iint\limits_{D} f(x,y)\mathrm{d}\sigma = \int_0^1 \mathrm{d}y \int_{y}^{\sqrt{y}} f(x,y)\mathrm{d}x.$$

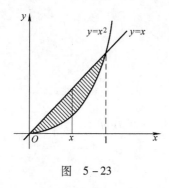

图 5 – 23

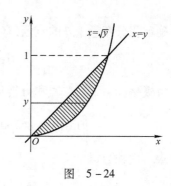

图 5 – 24

例 5 – 36 计算 $\int_0^1 \mathrm{d}y \int_y^1 \mathrm{e}^{x^2} \mathrm{d}x$.

分析 如果直接先对 x 求积分,则被积函数 e^{x^2} 的原函数不易求出,在这种情况下,可以考虑先对 y 求积分,即交换积分次序.

解 积分区域为 $0 \leqslant y \leqslant 1, y \leqslant x \leqslant 1$. 将积分区域改写成自变量的另一种条件关系,即 x 在常量之间,$0 \leqslant x \leqslant 1$,此时,$0 \leqslant y \leqslant x$.

交换积分次序并求出该区域上的二次积分,有

$$\int_0^1 \mathrm{d}y \int_y^1 \mathrm{e}^{x^2} \mathrm{d}x = \iint\limits_{D} \mathrm{e}^{x^2} \mathrm{d}x \mathrm{d}y = \int_0^1 \mathrm{d}x \int_0^x \mathrm{e}^{x^2} \mathrm{d}y = \int_0^1 \mathrm{e}^{x^2} [y]_0^x \mathrm{d}x$$

$$= \int_0^1 \mathrm{e}^{x^2} x \mathrm{d}x = \frac{1}{2} \int_0^1 \mathrm{e}^{x^2} \mathrm{d}x^2 = \frac{1}{2} [\mathrm{e}^{x^2}]_0^1 = \frac{1}{2}(\mathrm{e} - 1).$$

对于有些积分区域而言,在直角坐标系下表示比较复杂,而该区域在极坐标系下表示却相对简单,我们可以考察极坐标系下的二重积分.

二、在极坐标系下二重积分的计算

将直角坐标系下的二重积分 $\iint\limits_{D} f(x,y) \mathrm{d}x \mathrm{d}y$ 转化为极坐标系下的二重积分,需要将被积表达式代换成极坐标系下的被积表达式. 关键是要将直角坐标系下的面积元素代换成极坐标系下的面积元素(图 5 - 25 中的阴影部分),即

$$\mathrm{d}x \mathrm{d}y = \mathrm{d}\sigma = \rho \mathrm{d}\rho \mathrm{d}\theta.$$

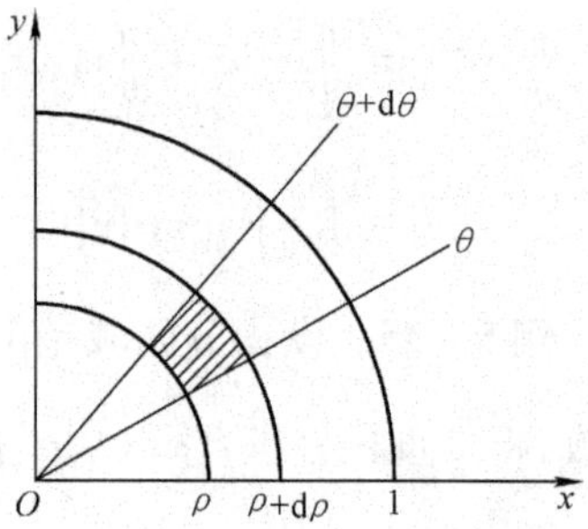

图 5 - 25

例 5 - 37 求 $\iint\limits_{D} \ln(1 + x^2 + y^2) \mathrm{d}\sigma$,其中积分区域 D 为单位圆在第一象限内的部分.

分析 如果被积函数直接对 x 或直接对 y 求积分,都不易直接求原函数,因此可考虑转化为极坐标系下的积分.

解 根据直角坐标与极坐标的关系 $\begin{cases} x = \rho\cos\theta, \\ y = \rho\sin\theta, \end{cases}$ 以及二重积分转化为二次积分的方法,此问题可分为如下几个步骤:

(1)将直角坐标系下的被积表达式转化为极坐标系下的被积表达式,即

$$\iint\limits_{D} \ln(1 + x^2 + y^2) \mathrm{d}\sigma = \iint\limits_{D} \ln(1 + \rho^2) \rho \mathrm{d}\rho \mathrm{d}\theta;$$

(2)确定积分变量 ρ、θ 的范围,有

$$0 \leqslant \theta \leqslant \frac{\pi}{2}, \ 0 \leqslant \rho \leqslant 1;$$

(3)将极坐标系下的二重积分转化为二次积分

$$\iint\limits_{D} \ln(1 + \rho^2) \rho \mathrm{d}\rho \mathrm{d}\theta = \int_0^{\frac{\pi}{2}} \mathrm{d}\theta \int_0^1 \ln(1 + \rho^2) \rho \mathrm{d}\rho;$$

(4)求二次积分得

$$\int_0^{\frac{\pi}{2}} \mathrm{d}\theta \int_0^1 \ln(1 + \rho^2) \rho \mathrm{d}\rho$$

$$= \frac{1}{2} \int_0^{\frac{\pi}{2}} \mathrm{d}\theta \int_0^1 \ln(1 + \rho^2) \mathrm{d}(1 + \rho^2)$$

$$= \frac{1}{2} \int_0^{\frac{\pi}{2}} [(1 + \rho^2)\ln(1 + \rho^2) - (1 + \rho^2)]_0^1 \mathrm{d}\theta$$

$$= \frac{1}{4}(2\ln 2 - 1)\pi.$$

例 5 - 38　计算二重积分 $\iint\limits_{D}\sqrt{x^2+y^2}\mathrm{d}x\mathrm{d}y$，其中区域 D 是由圆 $:x^2+y^2=2x$ 所围成.

解　在极坐标系下，积分区域 D（如图 5 - 26）可以表示为

$$-\frac{\pi}{2}\leqslant\theta\leqslant\frac{\pi}{2},\ 0\leqslant\rho\leqslant2\cos\theta.$$

于是

$$\iint\limits_{D}\sqrt{x^2+y^2}\mathrm{d}x\mathrm{d}y=\iint\limits_{D}\rho\cdot\rho\mathrm{d}\rho\mathrm{d}\theta=\int_{-\frac{\pi}{2}}^{\frac{\pi}{2}}\mathrm{d}\theta\int_{0}^{2\cos\theta}\rho^2\mathrm{d}\rho$$

$$=\int_{-\frac{\pi}{2}}^{\frac{\pi}{2}}\Big[\frac{1}{3}\rho^3\Big]_{0}^{2\cos\theta}\mathrm{d}\theta=\int_{-\frac{\pi}{2}}^{\frac{\pi}{2}}\frac{8}{3}\cos^3\theta\mathrm{d}\theta$$

$$=\frac{16}{3}\int_{0}^{\frac{\pi}{2}}\cos^3\theta\mathrm{d}\theta=\frac{32}{9}.$$

例 5 - 39　计算二重积分 $\iint\limits_{D}\mathrm{e}^{-x^2-y^2}\mathrm{d}x\mathrm{d}y$，其中 $D:x^2+y^2\leqslant R^2$.

分析　由于被积函数的积分不能用初等函数表示，因此，可考虑将其转化为极坐标系下的二重积分.

解　由于 $\begin{cases}x=\rho\cos\theta,\\y=\rho\sin\theta,\end{cases}$ 且 $\mathrm{d}x\mathrm{d}y=\rho\mathrm{d}\rho\mathrm{d}\theta$，根据图 5 - 27 可知，区域 D_1 在极坐标系下的条件为

$$0\leqslant\theta\leqslant\frac{\pi}{2},0\leqslant\rho\leqslant1,$$

于是

$$\iint\limits_{D}\mathrm{e}^{-x^2-y^2}\mathrm{d}x\mathrm{d}y=4\iint\limits_{D_1}\mathrm{e}^{-\rho^2}\rho\mathrm{d}\rho\mathrm{d}\theta=4\int_{0}^{\frac{\pi}{2}}\mathrm{d}\theta\int_{0}^{1}\mathrm{e}^{-\rho^2}\rho\mathrm{d}\rho$$

$$=4\int_{0}^{\frac{\pi}{2}}\Big[-\frac{1}{2}\mathrm{e}^{-\rho^2}\Big]_{0}^{R}\mathrm{d}\theta=2\pi\Big[\frac{1}{2}(1-\mathrm{e}^{-R^2})\Big]=\pi(1-\mathrm{e}^{-R^2}).$$

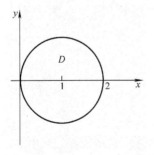

图　5 - 26

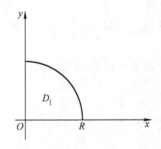

图　5 - 27

特别地，当 $R\to+\infty$ 时，积分区域为整个 xOy 平面，有

$$\int_{-\infty}^{+\infty}\int_{-\infty}^{+\infty}\mathrm{e}^{-x^2-y^2}\mathrm{d}x\mathrm{d}y=\lim_{R\to+\infty}\iint\limits_{D}\mathrm{e}^{-x^2-y^2}\mathrm{d}x\mathrm{d}y=\lim_{R\to+\infty}\pi(1-\mathrm{e}^{-R^2})=\pi.$$

而

$$\int_{-\infty}^{+\infty}\int_{-\infty}^{+\infty} e^{-x^2-y^2}\mathrm{d}x\mathrm{d}y = \int_{-\infty}^{+\infty} e^{-x^2}\mathrm{d}x \int_{-\infty}^{+\infty} e^{-y^2}\mathrm{d}y = \left(\int_{-\infty}^{+\infty} e^{-x^2}\mathrm{d}x\right)^2.$$

于是有

$$\int_{-\infty}^{+\infty} e^{-x^2}\mathrm{d}x = \sqrt{\pi} \ \text{或} \int_{0}^{+\infty} e^{-x^2}\mathrm{d}x = \frac{\sqrt{\pi}}{2}.$$

一般情况下,如果积分区域与圆有关系,或被积函数为 $f(x^2+y^2)$ 的形式,则在极坐标系下计算二重积分比较方便.

习 题 5

1. 求点 $P_0(x_0,y_0,z_0)$ 关于(1)各坐标轴;(2)各坐标面;(3)坐标原点的对称点的坐标.

2. 一动点到坐标原点的距离等于到点 $(3,2,-5)$ 的距离的三倍,求此动点轨迹的方程.

3. 下列方程各表示怎样的空间曲面?

(1) $(x-a)^2+y^2=a^2$;   (2) $x^2+y^2-2x=0$;

(3) $x^2+z^2=0$;   (4) $z=2-x^2$.

4. 求下列函数的定义域:

(1) $z=\sqrt{xy}$;   (2) $z=\ln(-x-y)+\arcsin\dfrac{y}{x}$;

(3) $z=xy+\sqrt{x-\sqrt{y}}$;   (4) $z=\dfrac{\sqrt{4x-y^2}}{\ln(1-x^2-y^2)}$.

5. 设 $f\left(x+y,\dfrac{y}{x}\right)=x^2-y^2$,求 $f(x,y)$.

6. 求下列函数的极限:

(1) $\lim\limits_{\substack{x\to 1\\ y\to 0}}\dfrac{x-y}{x^2+y^2}$;   (2) $\lim\limits_{\substack{x\to\infty\\ y\to\infty}}\dfrac{1}{x^2+y^2}$;

(3) $\lim\limits_{\substack{x\to 0\\ y\to 0}}\dfrac{xy}{2-\sqrt{xy+4}}$;   (4) $\lim\limits_{\substack{x\to 0\\ y\to 0}}\dfrac{\sin(xy)}{y}$.

7. 试验证极限 $\lim\limits_{\substack{x\to 0\\ y\to 0}}\dfrac{x+y}{x-y}$ 不存在.

8. 找出下列函数的间断点:

(1) $z=\dfrac{1}{x-y}$;   (2) $z=\sin\dfrac{1}{x^2+y^2-1}$.

9. 求下列函数的一阶偏导数:

(1) $z=xy+\dfrac{y}{x}$;   (2) $z=\arctan\dfrac{y}{x}$;

(3) $u=\ln(x^2+y^2+z^2)$;   (4) $z=\sin(xy)+\cos\dfrac{y}{x}$;

(5) $z=e^{xy}\cos\dfrac{x}{y}$;   (6) $z=(1+xy)^y$;

(7) $u=\ln(e^x-e^{-y}+z)$;   (8) $u=x^{yz}$.

10. 求下列函数在指定点的偏导数：

$(1) z = \sin (2x + 4y)$ 在点 $\left(\dfrac{\pi}{2}, \dfrac{\pi}{4}\right)$；

$(2) f(x, y) = 5x^2 y - 3xy^2$ 在点 $(1, 2)$；

$(3) f(x, y) = y^x$ 在点 $(-2, 2)$.

11. 求下列函数的二阶偏导数：

$(1) z = x^4 + y^4 - 4x^2 y^2$；　　　　　　$(2) z = \arctan \dfrac{x}{y}$；

$(3) z = \ln (x^2 + y^2)$；　　　　　　　　$(4) z = x^y$.

12. 设 $z = x^2 \mathrm{e}^y + x^3 y - xy + 2$，求 $\dfrac{\partial^2 z}{\partial x^2}, \dfrac{\partial^2 z}{\partial x \partial y}, \dfrac{\partial^2 z}{\partial y \partial x}, \dfrac{\partial^2 z}{\partial y^2}$ 及 $\dfrac{\partial^3 z}{\partial x^3}$.

13. 求下列函数的全微分：

$(1) z = xy + \dfrac{x}{y}$；　　　　　　　　$(2) z = \mathrm{e}^{\frac{y}{x}}$；

$(3) u = x^{y \cdot z}$；　　　　　　　　　　$(4) z = \dfrac{x + y}{x - y}$.

14. 求函数 $z = \dfrac{y}{x}$ 当 $x = 2, y = 1, \Delta x = 0.1, \Delta y = -0.2$ 时的全增量和全微分.

15. 求下列复合函数的偏导数或导数

$(1) z = u^2 \ln v$，而 $u = \dfrac{x}{y}, v = 3x - 2y$；

$(2) z = \arcsin (x - y)$，而 $x = 3t, y = 4t^3$；

$(3) u = \dfrac{\mathrm{e}^{ax}(y - z)}{a^2 + 1}$，而 $y = a \sin x, z = \cos x$；

$(4) z = \operatorname{arccot} (xy)$，而 $y = \mathrm{e}^x$.

16. 求下列函数的一阶偏导数（其中 f 具有一阶连续偏导数）：
$(1) u = f(x, xy, xyz)$；　　　　　　$(2) u = f(x^2 - y^2, \mathrm{e}^{xy})$.

17. 求下列隐函数的导数：

$(1) xy + \ln x + \ln y = 0$，求 $\dfrac{\mathrm{d}y}{\mathrm{d}x}$；　　$(2) \ln (x^2 + yz) = x$，求 $\dfrac{\partial z}{\partial y}$；

$(3) x + y - z = \mathrm{e}^z$，求 $\dfrac{\partial z}{\partial x}\bigg|_{(1,0)}$；　　$(4) \dfrac{x}{z} = \ln \dfrac{z}{y}$，求 $\dfrac{\partial z}{\partial x}$ 及 $\dfrac{\partial z}{\partial y}$；

$(5) x + 2y + z = 2\sqrt{xyz}$，求 $\dfrac{\partial z}{\partial x}$ 及 $\dfrac{\partial z}{\partial y}$；　　$(6) \mathrm{e}^z = xyz$，求 $\dfrac{\partial^2 z}{\partial x^2}$.

18. 若 $u(x, y) = y^2 F(3x + 2y)$，且 F 为可微函数，求 $3y \dfrac{\partial u}{\partial y} - 2y \dfrac{\partial u}{\partial x}$.

19. 已知方程 $x^2 + y^2 + z^2 = xf\left(\dfrac{y}{x}\right)$ 确定了函数 $z = \varphi(x, y)$，其中 f 可微，求 $\dfrac{\partial z}{\partial x}$ 及 $\dfrac{\partial z}{\partial y}$.

20. 设函数 $z = z(x, y)$ 由方程 $F\left(x + \dfrac{z}{y}, y + \dfrac{z}{x}\right) = 0$ 确定，F 为可微函数，试证明：

$$x\frac{\partial z}{\partial x}+y\frac{\partial z}{\partial y}=z-xy.$$

21. 求下列函数的极值:

(1)$f(x,y)=4(x-y)-x^2-y^2$;　　　　(2)$f(x,y)=x^3+y^3-3(x^2+y^2)$;

(3)$f(x,y)=e^{2x}(x+2y+y^2)$.

22. 已知 x 单位的某种注射剂,在注射 t h 后的效应可按照下式计算:

$$y=f(x,t)=x^2(a-x)te^{-t}(x>0,t>0),$$

其中 a 为某一常数,试确定 x 和 t 的值,使 y 达到最大值.

23. 某制药公司生产两类药品,根据经验,欲使产量分别增加 x 单位和 y 单位,需分别增加 $\sqrt{x}$ 单位和 $\sqrt{y}$ 单位的投资,这时销售总收入将增加 $3x+4y$ 单位. 现用 a 单位的投资生产这两类药品,问如何分配投资,才能使销售总收入增量最大?

24. 有两种药 A、B 联合使用治疗某病的疗效由以下公式评估:

$$R=x^2y^2(a-2x-y),$$

其中 x、y 分别为药 A、B 的剂量,a 为常数,问 x、y 取何值时疗效 R 最大.

25. 更换下列二次积分的积分次序:

(1)$\int_0^1 dy\int_0^{\sqrt{1-y}}f(x,y)dx$;　　　　(2)$\int_{-1}^1 dx\int_0^{\sqrt{1-x^2}}f(x,y)dy$;

(3)$\int_0^1 dy\int_0^{y^2}f(x,y)dx+\int_1^2 dy\int_0^{\sqrt{2y-y^2}}f(x,y)dx$.

26. 将直角坐标系下的二次积分 $\int_{-a}^a dx\int_{a-\sqrt{a^2-x^2}}^{a+\sqrt{a^2-x^2}}f(x,y)dy$ 化为极坐标系下的二次积分.

27. 将极坐标系下的二次积分 $\int_0^{\frac{\pi}{4}}d\theta\int_0^1 f(r\cos\theta,r\sin\theta)rdr$ 化为直角坐标系下的二次积分.

28. 计算下列二重积分:

(1)$\iint_D x^2y\cos(xy^2)d\sigma$,其中 $D:0\leqslant x\leqslant\frac{\pi}{2},0\leqslant y\leqslant 2$;

(2)$\iint_D xyd\sigma$,其中 $D=\{(x,y)\mid x^2+y^2\leqslant 1,x\geqslant 0,y\geqslant 0\}$;

(3)$\iint_D 2x^2\sin(xy)d\sigma$,其中 D 为顶点分别为 $(0,0)(\pi,0)(\pi,\pi)$ 的三角形闭区域;

(4)$\iint_D \frac{x^2}{y^2}d\sigma$,其中 D 是由直线 $x=2,y=x$ 及曲线 $xy=1$ 轴所围成的闭区域;

(5)$\iint_D \sqrt{x^2+y^2}d\sigma$,其中 D 是圆环形闭区域 $\{(x,y)\mid a^2\leqslant x^2+y^2\leqslant b^2\}$;

(6)$\iint_D \frac{1}{\sqrt{a^2-x^2-y^2}}d\sigma$,其中 $D=\{(x,y)\mid x^2+y^2\leqslant ax\}$.

第6章 概率论初步

在自然界和人类社会中存在着两类现象:在一定条件下某种现象必定发生或必定不会发生,称为确定性现象;在一定条件下,某种现象可能发生也可能不发生,称为随机现象. 概率论是认识、刻画、分析各种随机现象的入门课. 随机现象,或者说不确定性,是自然界和现实生活中普遍存在的一种现象. 无论是股市涨跌,还是发生某类事故,但凡捉摸不定、需要用"运气"来解释的事件,都可用概率模型进行定量分析. 不确定性既给人们许多麻烦,同时又常常是解决问题的一种有效手段甚至唯一手段. 例如,"抓阄"就是运用不确定性来进行公平分配的常用办法.

6.1 随机事件

定义 6-1 对随机现象,在基本相同的条件下,重复进行试验或观察,可能出现各种不同的结果;试验共有哪些结果事前是知道的,但每次试验出现哪一种结果却是无法预见的,这种试验称为随机试验. 随机试验以后简称为试验,并常记为 E.

例如,E_1:掷一骰子,观察出现的点数;E_2:上抛硬币两次,观察正反面出现的情况;E_3:观察某电话交换台在某段时间内接到的呼唤次数. 这些都是典型的随机试验.

定义 6-2 随机试验的某一可能结果称为随机事件,简称事件. 随机事件通常用英文大写字母 $A, B, C \cdots$ 表示.

例如,在 E_1 中,A 表示"掷出 2 点",B 表示"掷出偶数点",均为随机事件.

每次试验必然发生的事情称为必然事件,记为 Ω;每次试验都不可能发生的事情称为不可能事件,记为 $\varnothing$.

例如,在 E_1 中,"掷出不大于 6 点"的事件是必然事件,而"掷出大于 6 点"的事件是不可能事件. 随机事件、必然事件和不可能事件统称为事件.

投掷一颗骰子,虽无法预卜其结果如何,但总不外乎是"出现 1 点",…,"出现 6 点"这 6 个基本的可能结果之一. 随机试验中直接观察到的最基本的结果称为基本事件.

例如,在 E_1 中,"掷出 1 点","掷出 2 点",……,"掷出 6 点"均为此试验的基本事件.

由基本事件构成的事件称为复合事件,例如,在 E_1 中"掷出偶数点"便是复合事件.

一次试验中,某事件 A 可能发生,也可能不发生,发生的可能性有大有小. 这一可能性大小的数量指标就是我们所要研究的事件的概率,概率究竟应该怎么定义呢? 让我们先从概率的统计定义说起.

在 n 次重复试验中,设事件 A 出现了 n_A 次,则称 $f_n(A) = \dfrac{n_A}{n}$ 为事件 A 的频率. 频率具有一定的稳定性.

例 6-1 抛掷一枚硬币,可能出现正面,也可能出现反面. 记 $A = \{$出现正面$\}$,当硬币均匀时,在大量试验中出现正面的频率应接近 1/2. 历史上有不少统计学家作过试验,结果如下:

试验者	抛币次数 n	正面出现次数 n_A	$f_n(A) = \dfrac{n_A}{n}$
德·摩尔根	2048	1061	0.5180
浦丰	4040	2048	0.5069
皮尔逊	12000	6019	0.5016
皮尔逊	24000	12012	0.5005
维尼	30000	14994	0.4998

从抛币试验中可以看出,频率一般与试验次数 n 有关,并且在 n 固定时,作若干组 n 次试验,各组频率一般也不相同. 但当 n 很大时,频率却呈现某种稳定性,即 $f_n(A)$ 在某个常数附近摆动;且当 n 无限增大时,一般说来,频率会"趋向"这个常数. 这种规律称为随机现象的统计规律.

定义 6 – 3　在相同条件下,将试验重复 n 次,如果随着 n 的增大,事件 A 的频率 $f_n(A)$ 越来越稳定地在某一常数 p 附近摆动,则用这个常数 p 表示事件 A 在一次试验中发生的可能性的大小,称作概率,记为 $P(A)$. 概率的这种定义称为统计定义.

6.2　古典概型

定义 6 – 4　随机试验的每一基本结果称为样本点,常记作 ω. 样本点的全体称为样本空间,常记作 Ω. 在掷骰子试验中,若记 ω_i = "出现 i 点",那么 $\Omega = \{\omega_1, \omega_2, \cdots, \omega_6\}$.

下面我们看一个最简单的随机试验模型,它具有以下两个特征:

1)样本空间是有限的,即 $\Omega = \{\omega_1, \omega_2, \cdots, \omega_n\}$,其中 $\omega_i, i = 1, 2, \cdots, n$ 是基本事件;

2)各基本事件的出现是等可能的,即它们发生的概率相同.

满足上述两个条件的试验模型称为古典概型. 在"等可能性"概念的基础上,很自然地引进如下的古典概率定义.

定义 6 – 5　在古典概型中,设其样本空间 Ω 所含的样本点总数为 n,而事件 A 所含的样本点数为 n_A,则事件 A 的概率定义为

$$P(A) = \frac{n_A}{n} = \frac{\text{事件 } A \text{ 包含基本事件个数}}{\text{基本事件总数}}.$$

例 6 – 2　将一枚质地均匀的硬币一抛三次,求恰有一次正面向上的概率.

解　用 H 表示正面,T 表示反面,则该试验的样本空间为
$$\Omega = \{(H,H,H)(H,H,T)(H,T,H)(T,H,H)(H,T,T)(T,H,T)(T,T,H)(T,T,T)\}.$$
样本点总数 $n = 8$,令 $A = \{$恰有一次出现正面$\}$,则 $A = \{(H,T,T)(T,H,T)(T,T,H)\}$.

由此可知 A 所包含的样本点个数 $n_A = 3$,故 $P(A) = \dfrac{n_A}{n} = \dfrac{3}{8}$.

例 6 – 3(摸球问题)　袋中有 5 个白球,3 个黑球,分别按下列三种取法在袋中取球.

(1)有放回地取球:从袋中取三次球,每次取一个,看后放回袋中,再取下一个球;

(2)无放回地取球:从袋中取三次球,每次取一个,看后不再放回袋中,再取下一个球;

(3)一次取球:从袋中任取 3 个球.

在以上三种取法中均求 $A = \{$恰好取得 2 个白球$\}$ 的概率.

解　（1）有放回地取球

样本点总数

$$n = 8^3 = 512, \quad n_A = C_3^2 \cdot 5 \times 5 \times 3 = 225.$$

（袋中 8 个球，不论什么颜色，取到每个球的概率相等. 先从 3 个球里取两个白球，第一次取白球有 5 种情况，第二次取白球还有 5 种情况，第三次取黑球只有 3 种情况）

$$P(A) = \frac{n_A}{n} = \frac{225}{512} = 0.44.$$

（2）无放回地取球

样本点总数

$$n = A_8^3 = 8 \times 7 \times 6 = 336, \quad n_A = C_3^2 \cdot A_5^2 \cdot A_3^1 = 180.$$

从而

$$P(A) = \frac{n_A}{n} = \frac{180}{336} = 0.54.$$

（3）一次取球

样本点总数

$$n = C_8^3 = 56, \quad n_A = C_5^2 \cdot C_3^1 = 30.$$

从而

$$P(A) = \frac{n_A}{n} = \frac{30}{56} = 0.54.$$

概率的统计定义和古典概型的概率都反映了部分客观实际. 后者克服了前者描述性定义的缺点，便于计算，但仍有不足之处. 例如古典概型建立在"等可能性"的基础上，但是一般的随机试验不一定完全具备这种性质. 现代的概率论体系则是直接将统计概率、古典概率等的性质抽象化，把其中最基本的因素作为规定（公理），其他性质则可由它们导出.

定义 6−6（概率的公理化定义）　设某试验的样本空间为 Ω，对其中每个事件 A 定义一个实数 $P(A)$，如果它满足下列三条公理：

（1）$P(A) \geq 0$（非负性），

（2）$P(\Omega) = 1$（规范性），

（3）若 $A_1, A_2, \cdots, A_n \cdots$ 两两互不相容，则 $P\left(\sum\limits_{n=1}^{\infty} A_n\right) = \sum\limits_{n=1}^{\infty} P(A_n)$（可列可加性），

则称 $P(A)$ 为 A 的概率.

6.3　概率的基本性质

如果把样本空间看成讨论问题的全集，样本点是全集中的元素，那么事件可以定义为样本空间中的某种子集，或者说是样本点的某种集合. 把事件看做样本点的集合，这种观点使我们能用集合论的方法来研究事件，特别是可用集合之间的关系和运算来研究事件之间的关系和运算.

一、事件的关系和运算

如果一次试验中某样本点 ω 出现,而 $\omega \in A$,则称事件 A 发生. 样本空间 Ω 自然也可看做一个事件. 因为在每次试验中必然出现 Ω 中的一个样本点,也即 Ω 必然发生,所以 Ω 就是必然事件. 类似地,把空集 $\varnothing$ 作为一个事件,它在每次试验中必定不发生,所以 $\varnothing$ 就是不可能事件. 这样一来,我们找到了集合与随机事件的一一对应关系,下面只需要将集合论中的概念赋予新的概率含义即可.

1. 事件的包含关系

若事件 A 的发生必然导致事件 B 的发生,则称事件 B 包含事件 A,或称事件 A 包含于事件 B 中,记作

$$B \supset A \text{ 或 } A \subset B.$$

对应于集合论的观点,如图 6－1,表示集合 A 包含于集合 B.

2. 事件的相等

若两事件 A 与 B 中任一事件的发生必然导致另一事件的发生,即事件 B 包含事件 A,且事件 A 包含事件 B,则称事件 A 与 B 相等,记作

$$A = B.$$

对应于集合论的观点,如图 6－2,表示集合 A 等于集合 B.

3. 和事件

事件 A 与 B 至少有一事件发生,称为事件 A 与事件 B 的和,记作

$$A + B \text{ 或 } A \cup B.$$

对应于集合论的观点,如图 6－3,表示 A 与 B 的并集.

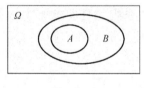 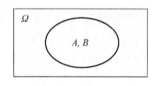 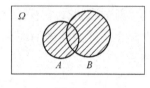

图 6－1 图 6－2 图 6－3

两个事件的和可以推广到多个事件的和. n 个事件 $A_1, A_2, \cdots, A_n$ 中至少有一件发生,称为事件 $A_1, A_2, \cdots, A_n$ 的和,记作

$$A_1 + A_2 + \cdots + A_n \text{ 或 } A_1 \cup A_2 \cup \cdots \cup A_n.$$

4. 积事件

事件 A 与 B 都发生,称为事件 A 与事件 B 的积,记作

$$AB \text{ 或 } A \cap B.$$

对应于集合论的观点,如图 6－4,事件 AB 表示 A 与 B 的交集.

两个事件的积可以推广到多个事件的积. n 个事件 $A_1, A_2, \cdots, A_n$ 都发生,称为事件 $A_1, A_2, \cdots, A_n$ 的积,记作

$$A_1 A_2 \cdots A_n \text{ 或 } A_1 \cap A_2 \cap \cdots \cap A_n.$$

5. 差事件

事件 A 发生 B 不发生,称为 A 与 B 的差事件,记作

$$A-B.$$

对应于集合论的观点,如图 6-5,事件 $A-B$ 表示从 A 集合中挖掉 B 集合的元素.

6. 互不相容事件(互斥事件)

若事件 A 与 B 不可能同时发生,即 $AB=\varnothing$,则称事件 A 与事件 B 是互不相容的(亦称互斥的).

对应于集合论的观点,如图 6-6,事件 A 与 B 互不相容表示 A 与 B 的交集为空集.

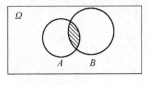 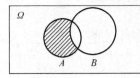 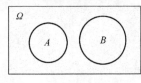

图 6-4　　　　　　图 6-5　　　　　　图 6-6

如果 n 个事件 $A_1,A_2,\cdots,A_n$ 中任意二事件不可能同时发生,即 $A_iA_j=\varnothing(1\leqslant i<j\leqslant n)$,则称这 n 个事件是互不相容的.

7. 对立事件

如果两事件 A 与 B 有且仅有一个事件发生,即 $A+B=\Omega$ 且 $AB=\varnothing$,则称事件 A 与 B 是对立的(或称互逆的).通常记 A 的对立事件为 $\bar{A}$,如图 6-7. B、A 互为对立事件,记作 $B=\bar{A}$ 或 $A=\bar{B}$.

例如,一射手在一次射击中,$A=$"目标被击中",则事件"目标没有被击中"是事件 A 的对立事件,记为 $\bar{A}$.

8. 完备事件组

如果 n 个事件 $A_1,A_2,\cdots,A_n$ 两两互不相容,且它们的和事件是必然事件,则称这 n 个事件构成完备事件组.

对应于集合论的观点,如图 6-8 所示,$A_1+A_2+\cdots+A_n=\Omega$,且 $A_iA_j=\varnothing(1\leqslant i<j\leqslant n)$.

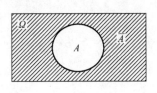 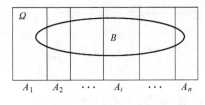

图 6-7　　　　　　图 6-8

事件的关系与运算满足集合论中有关集合运算的一切性质,例如:

交换律　$A\cup B=B\cup A,AB=BA$;

结合律　$(A\cup B)\cup C=A\cup(B\cup C),(AB)C=A(BC)$;

分配律　$(A\cup B)\cap C=AC\cup BC,(A\cap B)\cup C=(A\cup C)\cap(B\cup C)$;

德摩根律　$\overline{A\cup B}=\bar{A}\cap\bar{B},\overline{A\cap B}=\bar{A}\cup\bar{B}$.

二、概率基本公式

用集合论的观点解释随机事件,会带来一系列的好处,下面我们先来看看它在概率运算上带来的便利.

定理6－1（互不相容事件的加法公式） 如果事件 A 与 B 互不相容,则 A 与 B 和的概率等于 A 与 B 的概率之和

$$P(A+B)=P(A)+P(B).$$

证 设试验的所有可能结果是 N 个基本事件构成的完备事件组.随机事件 A 包含了其中 M_1 个基本事件,随机事件 B 包含了其中 M_2 个基本事件.已知事件 A 与 B 互不相容,因此它们所包含的基本事件是完全不同的,$A+B$ 所包含的基本事件共有 M_1+M_2 个,于是得到

$$P(A+B)=\frac{M_1+M_2}{N}=\frac{M_1}{N}+\frac{M_2}{N}=P(A)+P(B),$$

即

$$P(A+B)=P(A)+P(B).$$

由这条性质,容易得知 $P(\varnothing)=0$.需要说明的是,这里我们只给出了古典概型下的证明,本节所有的性质对一般概率模型都是适用的,但证明超出本书范围,故省略.

推论2 若事件 $A_1,A_2,\cdots,A_n$ 两两互不相容,则有
$$P(A_1+A_2+\cdots+A_n)=P(A_1)+P(A_2)+\cdots+P(A_n).$$

推论3 若事件 $A_1,A_2,\cdots,A_n$ 构成一个完备事件组,则有
$$P(A_1+A_2+\cdots+A_n)=1.$$

推论4 对立事件概率和等于1,即
$$P(A)+P(\overline{A})=1.$$

对于一般的随机事件,我们可以得到更为广泛的加法公式.

定理6－2（加法公式） 对任意事件 A 和 B,有
$$P(A+B)=P(A)+P(B)-P(AB).$$

显然,如果事件 A 与 B 互不相容时,则 $AB=\varnothing$,有 $P(A+B)=P(A)+P(B)$,该定理的就变成定理1了.

推论 对任意有限个事件 $A_1,A_2,\cdots,A_n$,有
$$P(A_1+A_2+\cdots+A_n)=\sum_{i=1}^{n}P(A_i)-\sum_{1\leqslant i\leqslant j\leqslant n}P(A_iA_j)+\sum_{1\leqslant i\leqslant j\leqslant k\leqslant n}P(A_iA_jA_K)-\cdots$$
$$+(-1)^{n-1}P(A_1A_2\cdots A_n).$$

例如,事件 A_1,A_2,A_3 和的概率
$$P(A_1+A_2+A_3)=P(A_1)+P(A_2)+P(A_3)$$
$$-P(A_1A_2)-P(A_1A_3)-P(A_2A_3)+P(A_1A_2A_3).$$

例6－4 一批针剂共50支,其中45支是合格品,5支是次品,从这批针剂中任取3支,求其中有次品的概率.

解 "取出的3支针剂中有次品"这一事件记为 A,而有1支、2支、3支次品的事件分别记为 A_1、A_2、A_3.显然,A_1、A_2、A_3 是互不相容的,且 $A=A_1+A_2+A_3$.

基本事件的总数为 C_{50}^3,有利于 A_1 的基本事件数为 $C_5^1\cdot C_{45}^2$,所以
$$P(A_1)=\frac{C_5^1\cdot C_{45}^2}{C_{50}^3}=0.2525,$$

同理

$$P(A_2) = \frac{C_5^2 \cdot C_{45}^1}{C_{50}^3} = 0.023\ 0,\ P(A_3) = \frac{C_5^3}{C_{50}^3} = 0.000\ 5.$$

由概率加法定理得

$$P(A) = P(A_1) + P(A_2) + P(A_3) = 0.276\ 0.$$

另解,事件 A 的对立事件 $\overline{A} =$ "取出 3 支针剂全部是合格品",所以

$$P(\overline{A}) = \frac{C_{45}^3}{C_{50}^3} = 0.724\ 0,$$

$$P(A) = 1 - P(\overline{A}) = 1 - 0.724\ 0 = 0.276\ 0.$$

例 6 - 5　甲,乙两城市在某季节内下雨的概率分别为 0.4 和 0.35,而同时下雨的概率为 0.15,问在此季节内甲、乙两城市中至少有一个城市下雨的概率.

解　令 $A = \{$甲城下雨$\}$,$B = \{$乙城下雨$\}$,按题意所要求的则得

$$P(A + B) = P(A) + P(B) - P(AB) = 0.4 + 0.35 - 0.15 = 0.6.$$

例 6 - 6　设 A, B, C 为三个事件,已知 $P(A) = P(B) = P(C) = 0.25, P(AB) = 0, P(AC) = 0, P(BC) = 0.125$,求 A, B, C 至少有一个发生的概率.

解　由于 $ABC \subset AB$,故

$$0 \leqslant P(ABC) \leqslant P(AB) = 0,$$

从而 $P(ABC) = 0. A, B, C$ 至少有一个发生的概率

$$P(A + B + C) = P(A) + P(B) + P(C) - P(AB) - P(AC) - P(BC) + P(ABC)$$

$$= \frac{1}{4} + \frac{1}{4} + \frac{1}{4} - 0 - \frac{1}{8} + 0 = \frac{5}{8}.$$

任一个随机试验都是在某些基本条件下进行的,在这些基本条件下某个事件 A 的发生具有某种概率. 但如果除了这些基本条件外还有附加条件,所得概率就可能不同. 这些附加条件可以看成是另外某个事件 B 发生. 一般地,在已知另一事件 B 发生的前提下,事件 A 发生的可能性大小不一定再是 $P(A)$.

定义 6 - 7(条件概率)　设 A, B 为两事件,如果 $P(B) > 0$,已知事件 B 发生条件下事件 A 发生的概率称为事件 A 关于事件 B 的条件概率,记作 $P(A|B)$,其取值定义为

$$P(A|B) = \frac{P(AB)}{P(B)}.$$

定理 6 - 3(乘法公式)　对任意事件 A 和 B,积事件的概率

$$P(AB) = P(A)P(B|A) = P(B)P(A|B).$$

推论　对任意有限个事件 $A_1, A_2, \cdots, A_n$,有

$$P(A_1 A_2 \cdots A_n) = P(A_1)P(A_2|A_1)P(A_3|A_1 A_2) \cdots P(A_n|A_1 A_2 \cdots A_{n-1}).$$

例 6 - 7　在美国某大学高血压研究中心就诊的 306 名有末端器官损害的高血压病人,按严重程度和有无心绞痛分类. 各组病人数如下表:

	轻型至中型	重型	合计
有心绞痛	18	7	25
无心绞痛	243	38	281
合计	261	45	306

如果已经知道一名病人是重型,则他无心绞痛史的概率是多少?

解 以 A 表示任选一名高血压病人是重型患者,以 B 表示病人无心绞痛史,由题可知

$$P(A) = \frac{45}{306}, \quad P(B) = \frac{281}{306}, \quad P(AB) = \frac{38}{306}.$$

则所求事件的概率为

$$P(B \mid A) = \frac{P(AB)}{P(A)} = \frac{38}{306} \cdot \frac{306}{45} = 38/45.$$

例 6 - 8 甲乙两市位于长江下游,根据一百多年的记录知道,一年中雨天的比例,甲为 20%,乙为 18%,两市同时下雨的天数占 12%. 求:

(1)乙市下雨时甲市也下雨的概率;(2)甲乙两市至少一市下雨的概率.

解 分别用 A, B 记事件"甲下雨"和"乙下雨". 按题意有

$$P(A) = 20\%, \quad P(B) = 20\%, \quad P(AB) = 12\%.$$

(1)乙市下雨时甲市也下雨的概率

$$P(A \mid B) = \frac{P(AB)}{P(B)} = \frac{12}{18} = \frac{2}{3}.$$

(2)甲乙两市至少一市下雨的概率

$$P(A + B) = P(A) + P(B) - P(AB) = 20\% + 18\% - 12\% = 26\%.$$

定义 6 - 8(随机事件的独立性) 如果事件 B 的发生不影响事件 A 的概率,即 $P(A \mid B) = P(A)$,则称事件 A 对事件 B 是独立的.

定理 6 - 4 如果事件 A 与 B 相互独立,则 $P(AB) = P(A)P(B)$.

推论 1 有限个相互独立的事件的积的概率等于这些事件概率的积:

$$P(A_1 A_2 \cdots A_n) = P(A_1) P(A_2) \cdots P(A_n).$$

推论 2 若事件 A 与 B 相互独立,则 A 与 $\overline{B}, \overline{A}$ 与 $B, \overline{A}$ 与 $\overline{B}$ 都相互独立.

例 6 - 9 甲、乙二射手同时向一个目标进行射击. 甲命中率为 0.6,乙命中率为 0.5,求目标被击中的概率.

解 设事件 A = "甲击中目标",事件 B = "乙击中目标",事件 C = "目标被击中",则

$$P(C) = P(A + B) = P(A) + P(B) - P(AB) = 0.6 + 0.5 - 0.6 \times 0.5 = 0.8.$$

该题还可以这样解:设 $\overline{C}$ = "目标没有被击中",则

$$P(\overline{C}) = P(\overline{A}\overline{B}) = P(\overline{A})P(\overline{B}) = (1 - 0.6)(1 - 0.5) = 0.2.$$

所以

$$P(C) = 1 - P(\overline{C}) = 1 - 0.2 = 0.8.$$

例 6 - 10 某药厂的针剂车间灌装一批注射液,需经过四道工序,从长期生产经验知道,由于割锯时掉入玻璃屑而成废品的概率是 0.4%,由于灌装时污染剂液而成废品的概率为 0.1%,由于洗涤不洁而成废品的概率为 0.2%,由于封口不严而成废品的概率为 0.6%,求四道工序全部合格的概率.

解 这个问题中,每道工序结果的好坏与另外工序无关,即造成废品的四个因素是相互独立的,所求概率为

$$P = (1 - 0.4\%)(1 - 0.1\%)(1 - 0.2\%)(1 - 0.6\%) = 98.71\%.$$

例 6 – 11 有一种治疗流行性感冒的新药,在 500 名流行病人中,有的服了这种药(A),有的没有服这种药,经 5 天后,有的痊愈(B),有的未痊愈,各种情况的人数见下表,其中 170 人表示服药后痊愈(AB)的人数,其余类似. 试判断这种新药对流感是否有效?

疗效	服药	未服药	合计
痊愈	170	230	400
未愈	40	60	100
合计	210	290	500

解 由题可知

$$P(B|A) = \frac{170}{210} = 0.81, \ P(B) = \frac{400}{500} = 0.8.$$

因为 $P(B)$ 与 $P(B|A)$ 几乎相等,故认为 A 与 B 相互独立. 表明服药和不服药对疗效影响不大,新药对流感没有意义.

定理 6 – 5(全概率公式) 若事件 $A_1, A_2, \cdots, A_n$ 构成完备事件组,则有

$$P(B) = \sum_{i=1}^{n} P(A_i)P(B \mid A_i).$$

例 6 – 12 设某医院仓库中有 10 盒同样规格的 X 光片,已知其中有 5 盒、3 盒、2 盒依次是甲厂、乙厂、丙厂生产的. 且甲、乙、丙三厂生产该种 X 光片的次品率依次为 $\frac{1}{10}$、$\frac{1}{15}$、$\frac{1}{20}$,从这 10 盒中任取一盒,再从这盒中任取一张 X 光片,求取得合格品的概率.

解 依次为 A_1, A_2, A_3 表示取得这盒 X 光片是甲厂、乙厂、丙厂生产的. 设 B = "取得的 X 光片为合格品". 于是

$$P(A_1) = \frac{5}{10}, \ P(A_2) = \frac{3}{10}, \ P(A_3) = \frac{2}{10},$$

$$P(B|A_1) = \frac{9}{10}, \ P(B|A_2) = \frac{14}{15}, \ P(B|A_3) = \frac{19}{20},$$

按全概率公式,有

$$P(B) = P(A_1)P(B|A_1) + P(A_2)P(B|A_2) + P(A_3)P(B|A_3)$$

$$= \frac{5}{10} \cdot \frac{9}{10} + \frac{3}{10} \cdot \frac{14}{15} + \frac{2}{10} \cdot \frac{19}{20} = 0.92.$$

例 6 – 13 某药厂生产一批针剂,每 100 支为一批,在进行质量检验时,从每批中任取 10 支检查. 如果发现其中有次品,则认为这批产品不合格,假定每批针剂中的次品数量最多不超过 4 个,并且具有如下概率分布:

一批针剂中次品数	0	1	2	3	4
概率	0.1	0.2	0.4	0.2	0.1

求各批针剂通过检查的概率.

解 设事件 A_i = "一批针剂中有 i 个次品"($i = 0, 1, 2, 3, 4$),则

$$P(A_0) = 0.1, \ P(A_1) = 0.2, \ P(A_2) = 0.4, P(A_3) = 0.2, \ P(A_4) = 0.1$$

设事件 B = "这批产品通过检查",即抽得检查的 10 支针剂全是合格品,于是

$$P(B|A_0) = 1, \qquad P(B|A_1) = \frac{C_{99}^{10}}{C_{100}^{10}} = 0.900.$$

$$P(B|A_2) = \frac{C_{98}^{10}}{C_{100}^{10}} = 0.809, \qquad P(B|A_3) = \frac{C_{97}^{10}}{C_{100}^{10}} = 0.727,$$

$$P(B|A_4) = \frac{C_{96}^{10}}{C_{100}^{10}} = 0.652.$$

所以,按全概率公式,即得所求的概率

$$P(B) = \sum_{i=0}^{4} P(A_i)P(B|A_i) = 0.814\ 2.$$

定理 6-6(贝叶斯公式) 设 $A_1, A_2, \cdots, A_n$ 是一个完备事件组,则有

$$P(A_i \mid B) = \frac{P(A_i)P(B \mid A_i)}{\sum\limits_{j=1}^{n} P(A_j)P(B \mid A_j)}.$$

$P(A_i)$ 是在没有进一步的信息(不知 B 是否发生)的情况下人们对 A_i 发生可能性大小的认识,称为先验概率;现在有了新的信息(知道 B 发生),人们对 A_i 发生的可能性大小有了新的估计,得到条件概率 $P(A_i|B)$,称为后验概率.

如果把 B 看成"结果",$A_i(i=1,\cdots,n)$ 看成导致这一结果的可能的"原因".则全概率公式可以看成为"由原因推结果",而贝叶斯公式正好相反,可以看成是"由结果推原因".现在一个结果 B 发生了,那么导致这一结果的各种不同的原因的可能性大小就可由贝叶斯公式求得.

例 6-14 用血清甲胎蛋白法诊断肝癌,用 C 表示被检验者确实患有肝癌的事件,A 表示判断被检验者患肝癌的事件,已知

$$P(A|C) = 0.95, \ P(\overline{A}|\overline{C}) = 0.90, \ P(C) = 0.000\ 4.$$

现若有一人被此法诊断患有肝癌,求此人真正患肝癌的概率.

解 所求概率为

$$P(C|A) = \frac{P(C) \cdot P(A|C)}{P(C) \cdot P(A|C) + P(\overline{C}) \cdot P(A|\overline{C})}.$$

因为

$$P(\overline{C}) = 1 - P(C) = 0.999\ 6,$$
$$P(A|\overline{C}) = 1 - P(\overline{A}|\overline{C}) = 0.10,$$

将这些数值与已知值代入上式,得

$$P(C|A) = 0.003\ 8.$$

条件中 $P(A|C)$ 表示确实患肝癌的人被确诊有肝癌的概率,$P(A|C) = 0.95$,及 $P(\overline{A}|\overline{C})$ 两式表明这检验法还是相当可靠的.但若有一人被诊断患肝癌,而实际上他真患肝癌的概率 $P(C|A)$ 并不大.如果在分析问题时不运用概率论的思想,是很难理解这一结论的.事实上因为人群中真正患肝癌的人很少 $P(C) = 0.0004$,由于检验方法并不完全准确,在大批健康人中还会有一定数量的人被误诊为肝癌.另一方面,真正肝癌患者在全人口中占很小比例,即使全部被检出,在这两部分被检验为患肝癌的总人数中也只是小部分.

例 6 - 15　经大量临床应用知道,某种诊断肝癌的试验有下述结果,若记事件 B = "试验反应为阳性",A = "被诊断者患肝癌",则真阳性率为 $P(B|A) = 0.94$,真阴性率为 $P(\overline{B}|\overline{A}) = 0.96$,现对一群人进行肝癌普查,假设被试验的人中患肝癌的概率估计为 0.003,今有一人经试验反应为阳性,求此人患肝癌的概率.

解　该问题是求在试验反应为阳性的条件下此人患肝癌的概率,即 $P(A|B)$.

由逆概率公式可得

$$P(A|B) = \frac{P(A)P(B|A)}{P(A)P(B|A) + P(\overline{A})P(B|\overline{A})}.$$

其中

$P(A) = 0.003$,$P(B|A) = 0.94$,$P(\overline{A}) = 1 - P(A) = 0.997$,$P(B|\overline{A}) = 1 - P(\overline{B}|\overline{A}) = 0.04$,代入上式,所求的概率为

$$P(A|B) = \frac{0.003 \times 0.94}{0.003 \times 0.94 \times 0.997 \times 0.04} = 0.066.$$

由此可见,试验的结果为阳性的人确实患肝癌的可能性并不大,仅为 6.6%.

例 6 - 16　为探讨乳腺肿块的鉴别诊断,调查了 186 个病例,根据病理报告,其中乳癌 (A_1) 29 例,纤维腺瘤 (A_2) 92 例,乳腺病 (A_3) 65 例,由此可得各病的概率如下:$P(A_1) = 29/186 = 0.1559$,$P(A_2) = 92/186 = 0.4946$,$P(A_3) = 65/186 = 0.3495$. 在各种并发病的条件下,有关重要症候出现的概率的经验估计如下表:

症候表现		乳腺(29 例)		纤维腺瘤(92 例)		乳腺病(65 例)	
		例数	条件概率	例数	条件概率	例数	条件概率
年龄(岁)	$B_{11} < 40$	4	0.137 9	74	0.804 3	54	0.830 8
	$B_{12} \geqslant 40$	25	0.862 1	18	0.195 7	11	0.169 2
肿块表面	B_{21} 整齐	2	0.069 0	45	0.489 1	30	0.461 5
	B_{22} 不齐	27	0.931 0	47	0.519 0	35	0.538 5
硬度	B_{31} 中	4	0.137 9	6	0.065 2	12	0.184 6
	B_{32} 偏硬	16	0.551 7	77	0.837 0	49	0.758 8
	B_{33} 硬	9	0.310 4	9	0.097 8	4	0.061 6
增大速度	B_{41} 慢	3	0.103 4	4	0.043 5	16	0.246 2
	B_{42} 中	16	0.551 7	79	0.858 7	46	0.707 7
	B_{43} 快	10	0.344 8	9	0.097 8	3	0.046 1
边界	B_{51} 清楚	1	0.034 5	51	0.554 3	19	0.293 2
	B_{52} 欠清楚	24	0.827 6	38	0.413 0	36	0.553 8
	B_{53} 不清楚	4	0.137 9	3	0.032 7	10	0.153 9
肿块长度(cm)	$B_{61} < 2.75$	6	0.206 9	69	0.750 0	56	0.861 5
	$B_{62} \geqslant 2.75$	23	0.793 1	23	0.250 0	9	0.138 5

解 该病例所出现的有关症候表现的具体组合可用符号表示为：$B = B_{11}B_{21}B_{32}B_{41}B_{53}B_{61}$，假设各症候表现的出现与否彼此独立，则根据独立事件概率可得

$$P(B) = P(B_{11})P(B_{21})P(B_{32})P(B_{41})P(B_{53})P(B_{61}).$$

在 A_1 发生的条件下，B 出现的概率

$$\begin{aligned}P(B|A_1) &= P(B_{11}|A_1)P(B_{21}|A_1)P(B_{32}|A_1)P(B_{41}|A_1)P(B_{53}|A_1)P(B_{61}|A_1)\\ &= 0.137\,9 \times 0.069\,0 \times 0.551\,7 \times 0.103\,4 \times 0.137\,9 \times 0.206\,9\\ &= 1.548\,7 \times 10^{-5}.\end{aligned}$$

同理

$$P(B|A_2) = 3.501\,9 \times 10^{-4}, \quad P(B|A_3) = 9.428\,1 \times 10^{-3}.$$

6.4　分布理论

在古典概型中，我们总是先确定一个样本空间，然后用集合表示随机事件，通过集合与集合间的关系和集合的大小来刻画概率．这样做很有局限：其一，它通常要求样本空间有限；其二，样本点具有等可能性．当随机试验不满足这样的条件时，概率的古典定义将遭遇无法适用的困难．显然，概率的古典定义不具有普适性，我们迫切需要找到更具抽象性和整体性的概率定义，它不依赖于样本空间的特殊性，同时希望微积分这样的工具能够在其中发挥作用．而微积分的研究对象是函数，这给我们一点启示：必须把随机事件数量化．

一、随机变量和分布函数

在随机现象中，有一部分问题与实数之间存在着某种客观的联系．例如，在掷骰子试验中，我们关心的是点数；在电话问题中关心的是某一段时间内的话务量等．对于这类随机现象，其试验结果显然可以用数值来描述，并且随着试验的结果不同而取不同的数值．然而，有些初看起来与数值无关的随机现象，也常常能联系数值来描述．比如，在投硬币问题中，每次实验出现的结果为正面或反面，与数值没有联系，但我们可以通过指定数"1"代表正面，"0"代表反面，为了计算 n 次投掷中出现的正面就只需计算其中"1"出现的次数了，从而使这一随机试验的结果与数值发生联系．这就说明了，不管随机试验的结果是否具有数量的性质，我们都可以建立一个样本空间和实数空间的对应关系，使之与数值发生联系．因此对于任一随机现象所对应的试验，我们都可以引进一个变量，用该变量的不同取值来表达其不同结果，换句话说，即用这个变量的不同取值来对应试验的样本空间的各个样本点，便得到随机变量的概念．

定义 6-9 设随机试验 E 的样本空间为 Ω，$\xi = \xi(\omega)$ 是定义在 Ω 上的单值实函数，若对任意实数 x，集合 $\{\omega : \xi(\omega) \leq x\}$ 是随机事件，则称 $\xi = \xi(\omega)$ 为随机变量．随机变量通常用希腊字母 $\xi, \eta, \zeta, \cdots$ 来表示（或用大写拉丁字母 $X, Y, Z, \cdots$ 来表示）．

从随机变量的取值情况来看，若随机变量的可能取值是有限个或可数个，则该随机变量为离散型随机变量，不是离散型随机变量统称为非离散型随机变量，若随机变量的取值是连续的，称为连续型随机变量，它是非离散型随机变量的特殊情形．

例 6-17 在毒性试验中，给大白鼠注射一定剂量的药物后可能死亡，也可能存活．用 0 表示死亡，用 1 表示存活，则大白鼠用药后的状态是一个随机变量，它的取值为 0 或 1.

对于随机变量来讲,我们不仅关心它取哪些值,更关心它以多大的概率取那些值,但至今我们并没有给出概率的一般定义.接下来,需要解决这个问题.

根据前面的讨论,若 ξ 是随机变量,则对 $\forall x \in \mathbf{R}$,$\{\xi \leq x\}$ 是随机事件,所以 $P\{\xi \leq x\}$ 有意义.当实数 $a < b$ 时,有 $P\{a < \xi \leq b\} = P\{\xi \leq b\} - P\{\xi \leq a\}$.这给我们提供一个线索,能不能对一切实数 x 给出概率 $P\{\xi \leq x\}$,从而得到任何事件的概率呢?

定义 6-10(分布函数)　设 ξ 是 Ω 上的随机变量,对 $\forall x \in \mathbf{R}$,称 $F(x) = P\{\xi \leq x\}$ 为 ξ 的分布函数,通常简写为 $\xi \sim F(x)$.

设 $F(x)$ 是随机变量 ξ 的分布函数,则 $F(x)$ 具有如下性质.

(1)单调非降性:即对 $\forall x_1 < x_2 \in \mathbf{R}$,$F(x_1) \leq F(x_2)$.

证明　对 $\forall x_1 < x_2$,有 $\{\xi \leq x_1\} \subset \{\xi \leq x_2\}$,则

$$F(x_1) = P\{\xi \leq x_1\} \leq P\{\xi \leq x_2\} = F(x_2).$$

(2)规范性:$F(-\infty) = \lim\limits_{x \to -\infty} F(x) = 0, F(+\infty) = \lim\limits_{x \to +\infty} F(x) = 1.$

(3)右连续性:对 $\forall x_0 \in \mathbf{R}$,有 $\lim\limits_{x \to x_0+} F(x) = F(x_0)$.

反之可证明:对于任意一个函数,若满足上述三条性质,则它一定是某随机变量的分布函数.分布函数的意义在于利用它可以求随机事件的概率,以后要计算 ξ 取值的概率可以通过其分布函数来实现.

若 $a < b \in \mathbf{R}$,$\xi \sim F(x)$,则有

$P\{a < \xi \leq b\} = F(b) - F(a)$;

$P\{\xi < a\} = \lim\limits_{x \to a-} F(x) = F(a-0)$;

$P\{\xi = a\} = P\{\xi \leq a\} - P\{\xi < a\} = F(a) - F(a-0)$;

$P\{\xi > a\} = 1 - F(a)$;

$P\{\xi \geq a\} = 1 - F(a-0)$;

$P\{a \leq \xi \leq b\} = F(b) - F(a-0)$;

$P\{a \leq \xi < b\} = F(b-0) - F(a-0)$;

$P\{a < \xi < b\} = F(b-0) - F(a)$.

从而 $P\{\xi \leq x\}$,$x \in \mathbf{R}$ 完全刻画了随机变量 ξ 的统计规律,并决定了随机变量 ξ 的一切概率特征.

二、离散型随机变量

定义 6-11　给定样本空间 Ω,取值于实数域 $\mathbf{R}$,且只取有限个或可数个值的变量 $\xi = \xi(\omega)$ 称为一维(实值)离散型随机变量,简称离散型随机变量.

讨论离散型随机变量主要需掌握两个方面:一是随机变量 ξ 的一切可能取值;二是取得这些值的概率.

定义 6-12　设 ξ 是一个离散随机变量,如果 ξ 的所有可能取值是 $x_1, x_2, \cdots x_n \cdots$,则称 ξ 取 x_i 的概率

$$p_i = p(x_i) = P(\xi = x_i), \quad i = 1, 2, \cdots, n, \cdots$$

为 ξ 的概率分布列或简称为分布律.

随机变量 ξ 的分布律通常可以用表格形式来表示：

ξ	x_1	x_2	$\cdots$	x_n	$\cdots$
$P(\xi=x_i)$	$p(x_1)$	$P(x_2)$	$\cdots$	$P(x_n)$	$\cdots$

显然，分布列具有如下性质.

（1）非负性：$p(x_i)\geq0, i=1,2,\cdots$；

（2）正则性：$\sum\limits_{i=1}^{+\infty} p(x_i)=1$.

例 6-18 一袋中有 1 个白球和 4 个红球，每次从中任取一个球，直至取得白球为止，求取球次数的概率分布，假定：

（1）每次取出的红球不再放回去；

（2）每次取出的红球仍放回去.

解 （1）设随机变量 ξ 是直到取得白球的取球次数，由于每次取出的红球不再放回去，所以 ξ 的可能值是 $1,2,3,4,5$. 且

$$P(\xi=1)=\frac{1}{5}=0.2 ; \quad P(\xi=2)=\frac{4}{5}\cdot\frac{1}{4}=0.2 ; \quad P(\xi=3)=\frac{4}{5}\cdot\frac{3}{4}\cdot\frac{1}{3}=0.2 ;$$

$$P(\xi=4)=\frac{4}{5}\cdot\frac{3}{4}\cdot\frac{2}{3}\cdot\frac{1}{2}=0.2 ; \quad P(\xi=5)=\frac{4}{5}\cdot\frac{3}{4}\cdot\frac{2}{3}\cdot\frac{1}{2}\cdot 1=0.2 .$$

概率分布为

ξ	1	2	3	4	5
$P(\xi=x_i)$	0.2	0.2	0.2	0.2	0.2

（2）随机变量 η 是直到取得白球的次数，由于每次取得红球仍放回，因此 η 的可能值是一切正数，即

$$P(\eta=x_i)=\left(\frac{4}{5}\right)^{i-1}\left(\frac{1}{5}\right)=0.2\times(0.8)^{i-1} \quad (i=1,2,\cdots).$$

概率分布表为

η	1	2	$\cdots$	n	$\cdots$
$P(\xi=x_i)$	0.2	0.2×0.8	$\cdots$	$0.2\times0.8^{n-1}$	$\cdots$

$$F(x)=P(\xi\leqslant x)=\sum_{x_i\leqslant x}p(\xi=x_i)=\sum_{x_i\leqslant x}p(x_i).$$

一般说来，离散型随机变量的分布函数是间断的分段函数，呈阶梯形（如图 6-9）.

例 6-19 某药检所从送检的 10 件药品抽检 3 件，若送检的药品有 2 件失效，试列出检得失效药品件数 X 的概率分布，求出分布函数.

解 检得失效药品件数 X 是离散变量，由古典概率可得

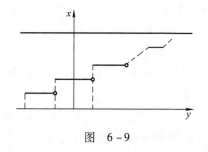

图 6-9

$$P(X=0)=\frac{C_2^0 C_8^3}{C_{10}^3}=0.466\,7,\ P(X=1)=\frac{C_2^1 C_8^2}{C_{10}^3}=0.466\,7,\ P(X=2)=\frac{C_2^2 C_8^1}{C_{10}^3}=0.066\,6.$$

写出概率分布律如下：

X	0	1	2
P	0.466 7	0.466 7	0.066 6

从而得到分布函数为

$$F(x)=\begin{cases}0, & x<0,\\ 0.466\,7, & 0\leqslant x<1,\\ 0.933\,4, & 1\leqslant x<2,\\ 1, & 2\leqslant x.\end{cases}$$

三、常见的离散型概率分布

1. 两点分布

如果随机变量 ξ 只可能取 0,1 两个值,概率分布为

ξ	0	1
$P(\xi=x_i)$	q	p

其中 $0<p<1,q=1-p$,则称 ξ 服从参数为 p 的 $(0-1)$ 分布,也叫二点分布.

该分布很简单,如果试验只有两个相互独立的结果 A 与 $\overline{A}$,就构成一个 $(0-1)$ 分布,如人的性别,产品的合格与不合格等事件.

2. 二项分布

如果随机变量 ξ 的概率分布为

$$p(\xi=m)=C_m^n p^m q^{n-m}\quad (m=0,1,2,\cdots n),$$

其中 $0<p<1,p+q=1$,则称 ξ 服从参数为 n、p 的二项分布,记作 $\xi\sim B(n,p)$. 显然 $n=1$ 时,二项分布就是二点分布.

二项分布的概率解释是:在相同的条件下进行 n 次重复试验,每次试验中,随机事件 A 只有两种可能结果:事件 A 发生或者不发生. 假设每次试验是相互独立的,且事件 A 发生的概率 $P(A)=p$ 在整个序列试验中始终保持不变,则服从二项分布的随机变量 ξ 刚好刻画了事件 A 发生的次数. 这 n 次重复试验称为 n 重伯努利试验或独立试验序列.

分布函数 $F(x)=P(\xi\leqslant x)=\sum\limits_{m=0}^{x}C_m^n p^m q^{n-m}$ 表示 n 次独立重复试验下,事件 A 出现的次数不大于 x 的概率.

二项分布是概率论中最重要的分布之一,应用很广,举例如下.

(1)检查一人是否患某种非流行性疾病是一次伯努利试验. 各人是否生这病可认为相互独立,并可近似认为患病的概率 p 相等. 因此考察某地 n 个人是否患此病可作为 n 重伯努利试验,其中患病的人数 ξ 服从二项分布.

(2)保险公司对某种灾害(自行车被盗,火灾,…)保险,各人发生此种灾害与否可认为相互独立,并假定概率相等.设一年间一人发生此种灾害的概率为 p ,则在参加此种保险的 n 人中发生此种灾害的人数 η 服从二项分布.

3. 泊松分布

如果随机变量 ξ 的概率分布为 $p(\xi=m)=\dfrac{\lambda^m}{m!}e^{-\lambda}(\lambda>0,m=0,1,2,\cdots)$,则称 ξ 服从参数为 λ 的泊松分布,记作 $\xi\sim p(\lambda)$.

在二项分布中当 n 很大, p 很小时求概率一般用泊松公式近似地代替.

定理 6 - 7 设随机变量 ξ 服从二项分布,概率分布 $p(\xi=m)=C_m^np^mq^{n-m}(m=0,1,2,\cdots,n)$,则有

$$\lim_{n\to\infty}p(\xi=m)=\frac{\lambda^m}{m!}e^{-\lambda},$$

其中 $\lambda=np>0$ 为常数.

也就是说二项分布,当 $n\to\infty$ 时的极限就是泊松分布,当 n 很大时,一般 $n\geq30,p\leq0.1$ 时,就可以用泊松公式近似代替二项分布公式计算.

例 6 - 20 已知某中疾病的发病率为 1/1 000,某单位共有 5 000 人,问该单位患有这种疾病的人数超过 5 的概率为多大?

解:设该单位患这种疾病的人数为 ξ ,则 $\xi\sim B(5\,000,1/1\,000)$.

$$P(\xi>5)=\sum_{k=6}^{5\,000}P(\xi=k)=\sum_{k=6}^{5\,000}b(k;5\,000,1/1\,000),$$

其中

$$b(k;5\,000,1/1\,000)=C_{5\,000}^k(\frac{1}{1\,000})^k(1-\frac{1}{1\,000})^{5\,000-k}.$$

这时如果直接计算 $P\{\xi>5\}$ 计算量较大.由于 n 很大, p 较小,而 $np=5$ 不很大.可以利用泊松定理 6 - 7 得

$$P\{\xi>5\}=1-P\{\xi\leq5\}\approx1-\sum_{k=0}^5\frac{5^k}{k!}e^{-5},$$

查泊松分布表得

$$\sum_{k=0}^5\frac{5^k}{k!}e^{-5}\approx0.616.$$

于是

$$P\{\xi>5\}\approx1-0.061\,6=0.384$$

例 6 - 21 设一人每次射击的命中率为 0.001,他射击了 5 000 次,求命中不少于两次的概率是多大.

解 用 ξ 表示射击 5 000 次命中的次数,则 ξ 服从二项分布,即

$$P(\xi=m)=C_{5\,000}^m(0.001)^m(1-0.001)^{5\,000-m}.$$
$$P(\xi\geq2)=1-P(\xi<2)=1-[P(\xi=0)+P(\xi=1)]$$
$$=1-[C_{5\,000}^0(0.001)^0(0.999)^{5\,000}+C_{5\,000}^1(0.001)^1(0.999)^{4\,999}].$$

由于 n 很大, p 很小,用二项分布公式计算很麻烦,现在用泊松公式计算, $\lambda=np=5\,000\times0.001=5$,查附表 1, $\lambda=5$, $m=0$, $p=0.006\,738$; $m=1$, $p=0.033\,690$,所以

$$P(\xi \geqslant 2) = 1 - \big[P(\xi = 0) + P(\xi = 1) \big]$$
$$= 1 - 0.006\,738 - 0.033\,690 \approx 0.959\,6.$$

四、连续型随机变量

定义 6-13　如果对随机变量 ξ 的分布函数 $F(x)$，存在非负可积函数 $f(x)$，使得对于任意实数 x 有

$$F(x) = \int_{-\infty}^{x} f(t)\,\mathrm{d}t ,$$

则称 ξ 为连续型随机变量，称 $f(x)$ 为 X 的**概率密度函数**，简称为**概率密度**或**密度函数**.

由分布函数的性质，可验证任一连续型随机变量的密度函数 $f(x)$ 必具备下列性质.

(1) 非负性：$f(x) \geqslant 0$.

(2) 正则性：$\displaystyle\int_{-\infty}^{+\infty} f(x)\,\mathrm{d}x = 1$.

(3) $F'(x) = f(x)$.

(4) 设 ξ 为连续型随机变量，则对任意实数 x，有 $P\{\xi = x\} = F(x) - F(x-0) = 0$.

这表明连续型随机变量取单点值的概率为 0，这与离散型随机变量有本质的区别，顺便指出 $P\{\xi = x\} = 0$ 并不意味着 $\{\xi = x\}$ 是不可能事件.

(5) 对任意 $x_1 < x_2$，则

$$P(x_1 \leqslant \xi < x_2) = P(x_1 < \xi \leqslant x_2) = P(x_1 \leqslant \xi \leqslant x_2) = P(x_1 < \xi < x_2)$$
$$= F(x_2) - F(x_1) = \int_{x_1}^{x_2} f(x)\,\mathrm{d}x.$$

几何解释（如图 6-10）

(1) $f(x) \geqslant 0$，表明密度曲线 $y = f(x)$ 在 x 轴上方；

(2) $\displaystyle\int_{-\infty}^{+\infty} f(x)\,\mathrm{d}x = 1$ 表明密度曲线 $y = f(x)$ 与 x 轴所夹图形的面积为 1；

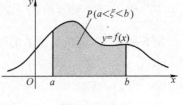

图　6-10

(3) $p\{a < \xi < b\} = \displaystyle\int_a^b f(x)\,\mathrm{d}x$ 表明 ξ 落在区间 (a, b) 内的概率等于以区间 (a, b) 为底，以密度曲线 $y = f(x)$ 为顶的曲边梯形面积.

例 6-22　已知随机变量的概率密度为 $f(x)$，求其分布函数 $F(x)$.

$$f(x) = \begin{cases} x, & 0 \leqslant x < 1, \\ 2 - x, & 1 \leqslant x < 2, \\ 0, & \text{其他}. \end{cases}$$

解　当 $x < 0$ 时，

$$F(x) = \int_{-\infty}^{x} f(x)\,\mathrm{d}x = 0 .$$

当 $0 \leqslant x < 1$ 时，

$$F(x) = \int_{-\infty}^{x} f(x)\,\mathrm{d}x = \int_{-\infty}^{0} f(x)\,\mathrm{d}x + \int_{0}^{x} f(x)\,\mathrm{d}x$$
$$= \int_{0}^{x} x\,\mathrm{d}x = \frac{1}{2}x^2.$$

当 $1 \leqslant x < 2$ 时,

$$
\begin{aligned}
F(x) &= \int_{-\infty}^{x} f(x)\,\mathrm{d}x = \int_{-\infty}^{0} f(x)\,\mathrm{d}x + \int_{0}^{1} f(x)\,\mathrm{d}x + \int_{1}^{x} f(x)\,\mathrm{d}x \\
&= 0 + \int_{0}^{1} x\,\mathrm{d}x + \int_{1}^{x}(2-x)\,\mathrm{d}x = 1 - \frac{1}{2}(2-x)^2 = -\frac{x^2}{2} + 2x - 1.
\end{aligned}
$$

当 $x \geqslant 2$ 时,

$$
F(x) = = \int_{-\infty}^{x} f(x)\,\mathrm{d}x = 1.
$$

于是分布函数为

$$
F(x) = \begin{cases} 0, & x < 0, \\ \dfrac{1}{2}x^2, & 0 \leqslant x < 1, \\ -\dfrac{1}{2}x^2 + 2x - 1, & 1 \leqslant x < 2, \\ 1, & 2 \leqslant x. \end{cases}
$$

例 6 – 23　随机变量 ξ 的分布函数

$$
F(x) = \begin{cases} 1 - \mathrm{e}^{-\lambda x}, & x \geqslant 0, \\ 0, & x < 0. \end{cases}
$$

求概率密度及 ξ 落在区间 $(2,3)$ 内的概率.

解　$f(x) = F'(x) = \begin{cases} \lambda \mathrm{e}^{\lambda x}, & x \geqslant 0, \\ 0, & x < 0. \end{cases}$

$$
P(2 < \xi < 3) = F(3) - F(2) = (1 - \mathrm{e}^{-3\lambda}) - (1 - \mathrm{e}^{-2\lambda}) = \frac{1}{\mathrm{e}^{2\lambda}} - \frac{1}{\mathrm{e}^{3\lambda}}.
$$

例 6 – 24　设随机变量 ξ 的密度函数为

$$
f(x) = \begin{cases} 0, & x \leqslant 0, \\ c\mathrm{e}^{-\lambda x}, & x > 0, \end{cases} \quad \lambda > 0.
$$

试求 (1) 常数 c;(2) 分布函数 $F(x)$;$(3)P(\xi \geqslant 1)$.

解　(1) 由密度函数的性质 $c \geqslant 0$,

$$
\int_{-\infty}^{+\infty} f(x)\,\mathrm{d}x = 1, \int_{0}^{+\infty} c\mathrm{e}^{-\lambda x}\,\mathrm{d}x = 1, \ c \cdot \frac{1}{-\lambda} \mathrm{e}^{-\lambda x} \Big|_{0}^{+\infty} = 1, c = \lambda.
$$

所以

$$
f(x) = \begin{cases} \lambda \mathrm{e}^{-\lambda x}, & x > 0, \\ 0, & x \leqslant 0. \end{cases}
$$

$2)$ 当 $x \leqslant 0$ 时,

$$
F(x) = \int_{-\infty}^{x} f(t)\,\mathrm{d}t = 0.
$$

当 $x > 0$ 时,

$$
F(x) = \int_{-\infty}^{x} f(t)\,\mathrm{d}t = \int_{-\infty}^{0} 0\,\mathrm{d}x + \int_{0}^{x} \lambda \mathrm{e}^{-\lambda t}\,\mathrm{d}t = 1 - \mathrm{e}^{-\lambda x}.
$$

于是

$$F(x) = \begin{cases} 0, & x \leqslant 0, \\ 1 - \mathrm{e}^{-\lambda x}, & x > 0. \end{cases}$$

3)$P(\xi \geqslant 1) = 1 - P(\xi < 1) = 1 - F(1) = \mathrm{e}^{-\lambda}$.

五、常见的连续型概率分布

1. 均匀分布

如果随机变量 ξ 的概率密度为

$$f(x) = \begin{cases} \dfrac{1}{b-a}, & a \leqslant x \leqslant b, \\ 0, & 其他, \end{cases}$$

则称 ξ 在 $[a,b]$ 上服从均匀分布,记作 $\xi \sim U[a,b]$.

实际背景 如果实验中所定义的随机变量 ξ 仅在一个有限区间 $[a,b]$ 上取值,且在其内取值具有"等可能"性,则 $\xi \sim U[a,b]$.

若区间 $[c,d] \subset [a,b]$,则落在 $[c,d]$ 的概率

$$P(c < \xi < d) = \int_c^d \frac{1}{b-a}\mathrm{d}x = \frac{d-c}{b-a}.$$

可以看出 ξ 落在 $[c,d]$ 的概率与该小区间的长度成正比,而与该小区间在 $[a,b]$ 中的位置无关.

因为

$$F(x) = \int_{-\infty}^{x} f(x)\mathrm{d}x = \int_{-\infty}^{a} f(x)\mathrm{d}x + \int_a^x f(x)\mathrm{d}x = \int_a^x \frac{1}{b-a}\mathrm{d}x = \frac{x-a}{b-a},$$

所以均匀分布的分布函数

$$F(x) = \begin{cases} 0, & x < a, \\ \dfrac{x-a}{b-a}, & a \leqslant x < b, \\ 1, & x \geqslant b. \end{cases}$$

2. 指数分布

如果随机变量 ξ 的概率密度为

$$f(x) = \begin{cases} \lambda \mathrm{e}^{-\lambda x}, & x \geqslant 0, \\ 0, & x < 0, \end{cases} \quad \lambda > 0,$$

则称 ξ 服从参数为 λ 的指数分布,记作 $\xi \sim E(\lambda)$.

实际背景 在实践中,如果随机变量 ξ 表示某一随机事件发生所需等待的时间,则一般 $\xi \sim E(\lambda)$.

因为

$$F(x) = \int_{-\infty}^{x} f(x)\mathrm{d}x = \int_0^x \lambda \mathrm{e}^{-\lambda x}\mathrm{d}x = 1 - \mathrm{e}^{-\lambda x},$$

所以指数分布的分布函数为

$$F(x) = \begin{cases} 1 - \mathrm{e}^{-\lambda x}, & x \geqslant 0, \\ 0, & x < 0. \end{cases}$$

3. 正态分布

如果随机变量 ξ 的概率密度为

$$f(x) = \frac{1}{\sqrt{2\pi}\sigma}e^{-\frac{(x-\mu)^2}{2\sigma^2}} \quad (-\infty < x < +\infty).$$

其中 μ 及 $\sigma > 0$ 是常数,则称 ξ 服从 μ 与 σ 为参数的正态分布,记作 $\xi \sim N(\mu, \sigma^2)$.

实际背景　在实践中,如果随机变量 X 表示许许多多均匀微小随机因素的总效应,则它通常将近似地服从正态分布,如:测量产生的误差;弹着点的位置;噪声电压;产品的尺寸等等均可认为近似地服从正态分布.

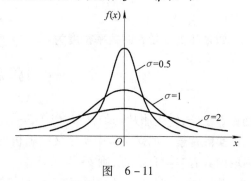

图　6 - 11

分布函数为

$$F(x) = \frac{1}{\sqrt{2\pi}\sigma}\int_{-\infty}^{x} e^{-\frac{(x-\mu)^2}{2\sigma^2}}dx.$$

正态概率密度曲线($\mu = 0$ 时)如图 6 - 11 所示.

概率密度 $f(x)$ 具有以下性质.

1)$f(x) > 0$,且具有各阶导数.

2) $F(x) = \int_{-\infty}^{+\infty} f(x)dx = \int_{-\infty}^{+\infty} \frac{1}{\sqrt{2\pi}\sigma}e^{-\frac{(x-\mu)^2}{2\sigma^2}}dx = 1.$

曲线 $f(x)$ 与 x 轴之间的平面图形面积等于 1,也就是说随机变量 ξ 落在 $(-\infty, +\infty)$ 的概率为 1.

3)$f(x)$ 的图形关于 $x = \mu$ 对称.

在 $x = \mu$ 处,$f(x)$ 有最大值 $\frac{1}{\sqrt{2\pi}\sigma}$,$x = \mu \pm \sigma$ 处是 $f(x)$ 的拐点.

4)当 σ 不变,只改变 μ 值时,则图形的形状不变,仅仅图形的位置随着 μ 值不同而左右移动,称 μ 为位置参数.

若固定 μ 值,σ 值越小,图形越陡峭;σ 值越大,图形越平缓,称 σ 为形状参数.

5)当 $x \to \infty$ 时,$f(x) \to 0$,x 轴为曲线 $y = f(x)$ 的渐近线.

若正态分布中的参数 $\mu = 0, \sigma = 1$ 时,称随机变量 ξ 服从**标准正态分布**,记作 $\xi \sim N(0, 1)$. 概率密度为

$$\varphi(x) = \frac{1}{\sqrt{2\pi}}e^{-\frac{x^2}{2}}(-\infty < x < +\infty).$$

标准正态分布的分布函数

$$\Phi(x) = \frac{1}{\sqrt{2\pi}}\int_{-\infty}^{x} e^{-\frac{t^2}{2}}dt.$$

$\Phi(x)$ 不是初等函数,由于它的重要性,它的函数值 $P(\xi \leq x) = \Phi(x)(x > 0)$ 可以查标准正态分布表(见附表). 显然 $\Phi(0) = \frac{1}{2}$.

$$\Phi(-x) = \int_{-\infty}^{-x} \frac{1}{\sqrt{2\pi}}e^{-\frac{t^2}{2}}dt \xlongequal{\text{令}\ t = -y} \int_{x}^{+\infty} \frac{1}{\sqrt{2\pi}}e^{-\frac{y^2}{2}}dy = 1 - \Phi(x).$$

一般地,正态分布可以通过标准化过程转化成标准正态分布,原理如下.

若 $\xi \sim N(\mu,\sigma^2)$,则

$$F(x) = \int_{-\infty}^{x} \frac{1}{\sqrt{2\pi}\sigma} e^{-\frac{(t-u)^2}{2\sigma^2}} dt \xrightarrow{\text{令 } u = \frac{t-\mu}{\sigma}} \int_{-\infty}^{\frac{x-\mu}{\sigma}} \frac{1}{\sqrt{2\pi}} e^{-\frac{u^2}{2}} du = \Phi\left(\frac{x-\mu}{\sigma}\right).$$

对于 $P(a<\xi<b)$ 可由公式

$$P(a<\xi<b) = F(b) - F(a) = \Phi\left(\frac{b-\mu}{\sigma}\right) - \Phi\left(\frac{a-\mu}{\sigma}\right).$$

例 6 – 25 随机变量 $\xi \sim N(0,1)$,求 $P(1<\xi<2)$,$P(|\xi|<2)$,$P(\xi>2)$.

解 $P(1<\xi<2) = P(1<\xi<2) = \Phi(2) - \Phi(1) = 0.9772 - 0.8413 = 0.1359.$

$$P(|\xi|<2) = P(-2<\xi<2) = \Phi(2) - \Phi(-2) = 2\Phi(2) - 1$$
$$= 2 \times 0.9772 - 1 = 0.9544.$$

$$P(\xi>2) = 1 - \Phi(2) = 1 - 0.9772 = 0.0228.$$

例 6 – 26 设随机变量 ξ 服从正态分布 $N(\mu,\sigma^2)$,求落在 $(\mu-k\sigma,\mu+k\sigma)$ 内的概率. 其中 $k=1,2,3$.

解 $P(\mu-k\sigma<\xi<\mu+k\sigma) = \Phi\left[\frac{(\mu+k\sigma)-\mu}{\sigma}\right] - \Phi\left[\frac{(\mu-k\sigma)-\mu}{\sigma}\right]$

$$= \Phi(k) - \Phi(-k) = 2\Phi(k) - 1.$$

当 $k=1$ 时,$P(\mu-\sigma<\xi<\mu+\sigma) = 2\Phi(1) - 1 = 68.26\%$.

当 $k=2$ 时,$P(\mu-2\sigma<\xi<\mu+2\sigma) = 2\Phi(2) - 1 = 95.44\%$.

当 $k=3$ 时,$P(\mu-3\sigma<\xi<\mu+3\sigma) = 2\Phi(3) - 1 = 99.74\%$.

由此可见,服从正态分布的随机变量 ξ 的值基本落在 $(\mu-3\sigma,\mu+3\sigma)$ 区间内,ξ 落在 $(\mu-3\sigma,\mu+3\sigma)$ 之外的概率小于 0.003,通常认为这一概率是很小的,因此我们常把 $(\mu-3\sigma,\mu+3\sigma)$ 看做随机变量 ξ 的实际可能取值区间. 这一原理叫做"三倍标准差"原理,也称 3σ 规则.

6.5 二维随机变量及其分布函数

设 Ω 为某实验的样本空间,ξ 和 η 是定义在 Ω 上的两个随机变量,则称有序随机变量对 (ξ,η) 为二维随机变量. 比如,研究某地区人口的健康状况可能取身高和体重两个参数作为随机变量.

一、联合分布函数

定义 6 – 14 设 (ξ,η) 为二维随机变量,对任意实数 x,y,称二元函数 $F(x,y) = P\{\xi\leq x, \eta\leq y\}$ 为 (ξ,η) 的分布函数或称为 ξ 与 η 的联合分布函数. 几何上,$F(x,y)$ 表示 (ξ,η) 落在平面直角坐标系中以 (x,y) 为顶点左下方的无穷矩形内的概率(见图 6 – 12).

联合分布函数具有如下性质.

(1)单调递增:$F(x,y)$ 分别对 x 或 y 是单调不减的.

(2)有界性:对任意的 x 和 y,有 $0\leq F(x,y)\leq 1$,且

$$F(-\infty,y) = \lim_{x\to-\infty} F(x,y) = 0,$$

$$F(x, -\infty) = \lim_{y \to -\infty} F(x,y) = 0,$$

$$F(+\infty, +\infty) = \lim_{x,y \to +\infty} F(x,y) = 1.$$

(3)右连续性对每个变量都是右连续的,即

$$F(x+0, y) = F(x,y), F(x, y+0) = F(x,y).$$

(4)概率的四边形法则(如图 6-13):

$$P(x_1 < \xi \leqslant x_2, y_1 < \eta \leqslant y_2) = F(x_2, y_2) - F(x_1, y_2) - F(x_2, y_1) + F(x_1, y_1).$$

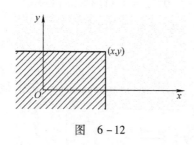

图 6-12

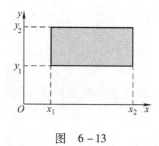

图 6-13

任一二维联合分布函数 $F(x,y)$ 必具有以上四条基本性质;还可证明具有以上性质的二元函数 $F(x,y)$ 一定是某个二维随机变量的分布函数.

二、二维离散型随机变量

定义 6-15 如果二维随机变量 (ξ, η) 只取有限个或可数个数对 (x_i, y_j),则称 (ξ, η) 为二维离散随机变量,称

$$p_{ij} = P(\xi = x_i, \eta = y_j), \quad i, j = 1, 2, \cdots$$

为 (ξ, η) 的联合分布律. 通常用表格表示如下:

ξ \ η	y_1	y_2	$\cdots$	y_j	$\cdots$
x_1	p_{11}	p_{12}	$\cdots$	p_{1j}	$\cdots$
x_2	p_{21}	p_{22}	$\cdots$	p_{2j}	$\cdots$
$\vdots$	$\vdots$	$\vdots$		$\vdots$	
x_i	p_{i1}	p_{i2}	$\cdots$	p_{ij}	$\cdots$
$\vdots$	$\vdots$	$\vdots$		$\vdots$	

联合分布律的基本性质:

1)非负性 $p_{ij} \geqslant 0$;

2)正则性 $\sum_{i=1}^{+\infty} \sum_{j=1}^{+\infty} p_{ij} = 1$.

在二维离散型随机向量 (ξ, η) 中,ξ、η 各作为一维随机变量也有它们各自的分布,现在来写出这些一维分布. 对于 ξ,它只能取 $x_1, x_2, \cdots, x_i, \cdots$ 这些值,事件 $\{\xi = x_i\}$ 是互不相容事件组 $\{(\xi = x_i, \eta = y_j), j = 1, 2, \cdots\}$ 的和事件,故

$$P(\xi = x_i) = \sum_{j=1}^{\infty} P(\xi = x_i, \eta = y_j)$$

$$= \sum_{j=1}^{\infty} p_{ij} = p_{i \cdot}, \quad i = 1, 2, \cdots$$

这里 $p_{i \cdot}$ 表示对第二个角标 j 求和. 同理

$$P(\eta = y_j) = \sum_{i=1}^{\infty} P(\xi = x_i, \eta = y_j)$$

$$= \sum_{i=1}^{\infty} p_{ij} = p_{\cdot j}, \quad j = 1, 2, \cdots$$

这里 $p_{\cdot j}$ 表示对第一个角标 i 求和.

上两式分别表示 ξ 与 η 的分布列, 它们恰好为分布律表格按行相加与按列相加的结果, 把它们分别写在分布律表格的右边和下边, 称为边缘分布.

三、二维连续型随机变量

定义 6-16　如果存在二元非负函数 $\varphi(x, y)$, 使得二维随机变量 (ξ, η) 的分布函数 $F(x, y)$ 可表示为

$$F(x, y) = \int_{-\infty}^{x} \int_{-\infty}^{y} \varphi(u, v) \mathrm{d}v \mathrm{d}u,$$

则称 (ξ, η) 为二维连续随机变量, 称 $\varphi(u, v)$ 为 (ξ, η) 的联合密度函数.

注　在偏导数存在的点上, 有 $\varphi(x, y) = \dfrac{\partial^2}{\partial x \partial y} F(x, y)$.

联合密度函数的基本性质:

1) 非负性　$\varphi(u, v) \geqslant 0$;

2) 正则性　$\displaystyle\int_{-\infty}^{+\infty} \int_{-\infty}^{+\infty} \varphi(u, v) = 1.$

设 (ξ, η) 是连续型随机变量, 它的边缘分布又有什么特性呢? 类似于离散情形, 设 (ξ, η) 的密度函数为 $\varphi(x, y)$, 分布函数为 $F(x, y)$. 则 ξ 的边缘分布函数

$$F_\xi(x) = P(\xi \leqslant x) = P(\xi \leqslant x, \eta < +\infty) = F(x, +\infty) = \int_{-\infty}^{x} \int_{-\infty}^{+\infty} \varphi(u, v) \mathrm{d}u \mathrm{d}v$$

$$= \int_{-\infty}^{x} \left[\int_{-\infty}^{+\infty} \varphi(u, v) \mathrm{d}v \right] \mathrm{d}u.$$

$$= \int_{-\infty}^{x} \left[\int_{-\infty}^{+\infty} \varphi(x, v) \mathrm{d}v \right] \mathrm{d}u.$$

令

$$\varphi_\xi(x) = \int_{-\infty}^{+\infty} \varphi(x, v) \mathrm{d}v,$$

则

$$F_\xi(x) = \int_{-\infty}^{x} \varphi_Z(u) \mathrm{d}u.$$

根据连续型随机变量的定义, 由上式可见, ξ 是连续型随机变量, 它的密度函数就是 $\varphi_\xi(x)$. 同理 η 是连续型随机变量, 其密度函数为

$$\varphi_\eta(y) = \int_{-\infty}^{+\infty} \varphi(u,y)\,\mathrm{d}u.$$

$\varphi_\xi(x)$ 与 $\varphi_\eta(y)$ 称为 (ξ,η) 的边际密度.

例 6 - 27 设随机变量 (X,Y) 的联合分布律为

ξ \ η	-1	0	1
1	0.2	0.15	0.05
2	0.1	0.25	0.25

求 ξ 和 η 的边缘分布律.

解 对表中每行求和,得到 ξ 的边缘分布

ξ	1	2
P	0.4	0.6

对表中每列求和,得到 η 的边缘分布

η	-1	0	1
P	0.3	0.4	0.3

例 6 - 28 设 (X,Y) 的联合密度函数为

$$\varphi(x,y) = \begin{cases} 1, & 0 < x < 1, |y| < x, \\ 0, & \text{其他}. \end{cases}$$

求:(1) X 和 Y 的边缘分布密度;

(2) $P\{X < \dfrac{1}{2}\}$ 及 $P\{Y > \dfrac{1}{2}\}$.

解 (1) 当 $0 < x < 1$ 时,

$$\varphi_X(x) = \int_{-\infty}^{+\infty} \varphi(x,y)\,\mathrm{d}y = \int_{-\infty}^{-x} 0\,\mathrm{d}x + \int_{-x}^{x} 1\,\mathrm{d}x + \int_{x}^{+\infty} 0\,\mathrm{d}x = 2x.$$

当 $|y| < 1$ 时,

$$\varphi_Y(y) = \int_{-\infty}^{+\infty} \varphi(x,y)\,\mathrm{d}x = \int_{|y|}^{1} 1\,\mathrm{d}x = 1 - |y|.$$

所以

$$\varphi_X(x) = \begin{cases} 2x, & 0 < x < 1, \\ 0, & \text{其他}. \end{cases} \qquad \varphi_Y(y) = \begin{cases} 1 - |y|, & |y| < 1, \\ 0, & \text{其他}. \end{cases}$$

2) $P\{X < \dfrac{1}{2}\} = \iint \varphi(x,y)\,\mathrm{d}x\mathrm{d}y = \int_0^{\frac{1}{2}} \mathrm{d}x \int_{-x}^{x} 1\,\mathrm{d}y = \int_0^{1/2} 2x\,\mathrm{d}x = \dfrac{1}{4}.$

同理,$P\{Y > \dfrac{1}{2}\} = \dfrac{1}{8}.$

利用事件之间的独立性概念导出随机变量之间的独立性概念. 设 X 与 Y 是两个随机变量,如果对于任意的实数 x 和 y,事件 $\{X \leqslant x\}$ 和 $\{Y \leqslant y\}$ 均相互独立,即 $P(X \leqslant x, Y \leqslant y) = P(X \leqslant x)P(Y \leqslant y)$,则称随机变量 X 和 Y 相互独立.

6.6 随机变量的数字特征

分布函数可以全面地描述一个随机现象,但在实际问题中,有的随机变量的概率分布难

确定,有的不可能知道,因此要引入某些数字特征以反映随机变量的主要性状. 另一方面,某些随机现象的随机变量服从某类分布,比如正态分布,则只需要知道两个参数 μ 和 σ 即可,根据经验,这些参数可由某些数字特征确定. 对这些随机现象,数字特征有更重要的意义. 主要的数字特征有描述平均水平的数学期望(即均值)和描述相对于均值离散程度的方差.

一、数学期望的概念

用 10 支试管各取 1ml 水样检查大肠杆菌数量,0 个的 2 支,1 个的 3 支,2 个的 4 支,3 个的 1 支,则平均每支试管有多少个大肠杆菌?

列出简单算式

$$\frac{0\times2+1\times3+2\times4+3\times1}{10}=0\times\frac{2}{10}+1\times\frac{3}{10}+2\times\frac{4}{10}+3\times\frac{1}{10}=1.4$$

等式的右方其实就是我们通常讲的加权平均数,用概率的观点看,若试管中大肠杆菌的数量是一个随机变量 ξ,再把权视为概率,则得到一个离散随机变量的分布列:

ξ	0	1	2	3
P	2/10	3/10	4/10	1/10

上面的算式可以看做是对 $x_iP(\xi=x_i)$ 的求和,把这个算式推广到一般的离散型随机变量,就得到数学期望的概念.

定义 6-17　设 ξ 是一个离散型随机变量,其分布律为 $P(\xi=x_i)=p_i$,如果级数 $\sum_i x_ip_i$ 绝对收敛,则此级数为 x 的数学期望(或均值),记作 $E(\xi)$.

$$E(\xi)=x_1P(\xi=x_1)+x_2P(\xi=x_2)+\cdots+x_nP(\xi=x_n)+\cdots=\sum_{i=1}^{\infty}x_ip_i.$$

对于连续型随机变量 ξ,如果 ξ 的分布密度为 $\varphi(x)$,由定积分的微元素法可知,随机变量 ξ 落在无穷小量区间 $(x,x+\Delta x)$ 内的概率近似的等于 $\varphi(x)\Delta x$,借用积分理论,容易将数学期望的概念推广到连续情形.

定义 6-18　设连续型随机变量 ξ 的分布密度为 $\varphi(x)$,如果 $\int_{-\infty}^{+\infty}x\varphi(x)\mathrm{d}x$ 绝对收敛,则称

$$E(\xi)=\int_{-\infty}^{+\infty}x\varphi(x)\mathrm{d}x$$

为连续型随机变量 ξ 的数学期望.

二、数学期望的性质

数学期望有以下性质.

1)若 C 为常数,则 $E(C)=C.$

2)若 C 为常数,则 $E(C\xi)=CE(\xi).$

3)$E(\xi\pm\eta)=E(\xi)\pm E(\eta).$

此性质可以推广到有限个随机变量的情形:

$$E(\xi_1 \pm \xi_2 \pm \cdots \pm \xi_n) = E(\xi_1) \pm E(\xi_2) \pm \cdots \pm E(\xi_n).$$

4）若随机变量 ξ 和 η 互相独立，则

$$E(\xi\eta) = E(\xi)E(\eta).$$

此性质可以推广到有限个随机变量的情形：

$$E(\xi_1 \cdot \xi_2 \cdot \cdots \cdot \xi_n) = E(\xi_1)E(\xi_2)\cdots E(\xi_n).$$

三、方差的概念

甲、乙两名药工包装同一散剂，称量每次所包装的各包散剂的重量（g）分别用 X、Y 表示

	48	49	50	51	52
$P(X=k)$	0.1	0.1	0.6	0.1	0.1
$P(Y=k)$	0.2	0.2	0.2	0.2	0.2

问甲、乙两药工的称量技术孰高孰低？

首先看两人称量的平均克数，此时 $E(X)=E(Y)=50$，从均值来看无法分辨孰优孰劣．然而，从直观感觉上来说，甲的称量以 60% 的概率稳定在 50 g，而乙的称量以 20% 的概率平均分布在 48 g ~ 52 g 之间．乙的波动性强，稳定性较差，故从直观上可以讲甲的技术比乙的好．

上例说明：对一随机变量，除考虑它的平均取值外，还要考虑它取值的离散程度．

称 $\xi - E\xi$ 为随机变量 ξ 对于均值 $E\xi$ 的离差，它是一随机变量．为了给出一个描述离散程度的数值，考虑用 $E(\xi - E\xi)$，但由于 $E(\xi - E\xi) = E\xi - E\xi = 0$ 对一切随机变量均成立，即 ξ 的离差正负相消，因此用 $E(\xi - E\xi)$ 是不恰当的．我们改用 $E(\xi - E\xi)^2$ 描述取值 ξ 的离散程度，这就是方差．

定义 6-19 设 ξ 为一个随机变量，若 $E[\xi - E(\xi)]^2$ 存在，则称它为 ξ 的方差，记作 $D(\xi)$．

若 ξ 为离散型随机变量，概率分布为

ξ	x_1	x_2	$\cdots$	x_n	$\cdots$
$P(\xi=x_i)$	$p(x_1)$	$p(x_2)$	$\cdots$	$p(x_n)$	$\cdots$

方差为

$$D(\xi) = \sum_{i=1}^{\infty} (x_i - E(\xi))^2 p(x_i).$$

若 ξ 为连续型随机变量，方差

$$D(\xi) = \int_{-\infty}^{+\infty} (x - E(\xi))^2 \varphi(x)\mathrm{d}x.$$

四、方差的性质

方差有以下性质．
1）若 C 为常数，$D(C)=0$.
2）若 C 为常数，则 $D(\xi + C) = D(\xi)$.
3）若 C 为常数，则 $D(C\xi) = C^2 D(\xi)$.

若 K,b 为常数,则 $D(K\xi+b)=K^2D(\xi)$.

4)若随机变量 ξ 和 η 相互独立,则

$$D(\xi\pm\eta)=D(\xi)+D(\eta).$$

推广到有限个随机变量 $\xi_1,\xi_2,\cdots,\xi_n$,有

$$D(\xi_1\pm\xi_2\pm\cdots\pm\xi_n)=D(\xi_1)+D(\xi_2)+\cdots+D(\xi_n).$$

5)任意一个随机变量的方差等于这个随机变量平方的数学期望与其数学期望的平方之差.

设 X 为任一随机变量,则

$$D(\xi)=E(\xi^2)-[E(\xi)]^2.$$

证　$D(\xi)=E\{[\xi-E(\xi)]^2\}=E\{\xi^2-2\xi E(\xi)+[E(\xi)]^2\}$

$$=E(\xi^2)-2E(\xi)E(\xi)+[E(\xi)]^2$$

$$=E(\xi^2)-[E(\xi)]^2.$$

这个性质很重要,它不仅证明了一般情况下随机变量平方的数学期望大于其数学期望的平方,即

$$E(\xi^2)>[E(\xi)]^2,$$

而且给出了方差的简化计算公式,在今后的方差计算中,要经常用到它.

例 6-29　已知随机变量 ξ 的概率分布为

ξ	-1	0	1	2
$P(\xi=x_i)$	$\frac{1}{5}$	$\frac{1}{2}$	$\frac{1}{5}$	$\frac{1}{10}$

求 $E(\xi),D(\xi)$.

解　$E(\xi)=-1\times\frac{1}{5}+0\times\frac{1}{2}+1\times\frac{1}{5}+2\times\frac{1}{10}=\frac{1}{5}$,

$$E(\xi^2)=(-1)^2\times\frac{1}{5}+0^2\times\frac{1}{2}+1^2\times\frac{1}{5}+2^2\times\frac{1}{10}=\frac{4}{5},$$

$$E(\xi)^2=\left(\frac{1}{5}\right)^2=\frac{1}{25},$$

$$D(\xi)=E(\xi^2)-[E(\xi)]^2=\frac{4}{5}-\frac{1}{25}=\frac{19}{25}.$$

设 ξ 是离散型随机变量,概率分布如下:

ξ	x_1	x_2	$\cdots$	x_n	$\cdots$
$P(\xi=x_i)$	$p(x_1)$	$p(x_2)$	$\cdots$	$p(x_n)$	$\cdots$

随机变量函数 $\eta=f(\xi)$ 的概率分布如下:

η	$f(x_1)$	$f(x_2)$	$\cdots$	$f(x_n)$	$\cdots$
$P[\eta=f(x_i)]$	$p(x_1)$	$p(x_2)$	$\cdots$	$p(x_n)$	$\cdots$

数学期望

$$E(\eta)=Ef(\xi)=\sum_i f(x_i)p(x_i).$$

若 ξ 是连续型随机变量,概率密度为 $\varphi(x)$,则数学期望

$$E(\eta) = Ef(\xi) = \int_{-\infty}^{+\infty} f(x)\varphi(x)\,\mathrm{d}x.$$

五、常用分布的数学期望和方差

1. 两点分布

若随机变量 ξ 服从两点分布,则 $E(\xi) = p, D(\xi) = pq$.

证 根据两点分布的分布律

ξ	0	1
$P(\xi = x_i)$	q	p

其中 $0 < p < 1, p + q = 1$,求得

$$E(\xi) = 0 \times q + 1 \times p = p.$$
$$E(\xi^2) = 0^2 \times q + 1^2 \times p = p.$$
$$D(\xi) = E(\xi^2) - [E(\xi)]^2 = p - p^2 = pq.$$

2. 二项分布

若随机变量 $\xi \sim B(n,p)$,则 $E(\xi) = np, D(\xi) = npq$.

证
$$E(\xi) = \sum_{m=0}^{n} m \cdot C_n^m p^m q^{n-m} = \sum_{m=1}^{n} m \cdot C_n^m p^m q^{n-m} = \sum_{m=1}^{n} \frac{n(n-1)!p}{(m-1)!(n-m)!} p^{m-1} q^{n-m}$$

$$= np \sum_{m=1}^{n} C_{n-1}^{m-1} p^{m-1} q^{(n-1)-(m-1)} = np(p+q)^{n-1} = np.$$

$$E(\xi^2) = E[\xi(\xi-1)+\xi] = E[\xi(\xi-1)] + E(\xi) = E[\xi(\xi-1)] + np.$$

$$E[\xi(\xi-1)] = \sum_{m=0}^{n} m(m-1) C_n^m p^m q^{n-m}$$

$$= \sum_{m=2}^{n} \frac{n(n-1)(n-2)!}{(m-2)!(n-m)!} p^2 \cdot p^{m-2} q^{n-m}$$

$$= n(n-1)p^2 \sum_{m=2}^{n} C_{n-2}^{m-2} p^{m-2} q^{(n-2)-(m-2)}$$

$$= n(n-1)p^2 \cdot (p+q)^{n-2}$$

$$= n(n-1)p^2.$$

$$D(\xi) = E(\xi^2) - [E(\xi)^2] = n(n-1)p^2 + np - (np)^2 = npq.$$

3. 泊松分布

若随机变量 $\xi \sim P(\lambda)$,则 $E(\xi) = \lambda, D(\xi) = \lambda$.

证
$$E(\xi) = \sum_{m=0}^{\infty} m \cdot \frac{\lambda^m}{m!} \mathrm{e}^{-\lambda} = \lambda \mathrm{e}^{-\lambda} \sum_{m=1}^{\infty} \frac{\lambda^{m-1}}{(m-1)!} = \lambda \mathrm{e}^{-\lambda} \mathrm{e}^{\lambda} = \lambda.$$

$$E(\xi^2) = \sum_{m=0}^{\infty} m^2 \cdot \frac{\lambda^m}{m!} \mathrm{e}^{-\lambda} = \sum_{m=1}^{\infty} [(m-1)+1] \frac{\lambda^m}{(m-1)!} \mathrm{e}^{-\lambda}$$

$$= \lambda^2 e^{-\lambda} \sum_{m=2}^{\infty} \frac{\lambda^{m-2}}{(m-2)!} + \lambda \sum_{m=1}^{\infty} \frac{\lambda^{m-1}}{(m-1)!} = \lambda^2 + \lambda.$$

$$D(\xi) = E(\xi^2) - [E(\xi)]^2 = \lambda^2 + \lambda - \lambda^2 = \lambda.$$

4. 均匀分布

若随机变量 $\xi \sim U[a,b]$，则 $E(\xi) = \frac{1}{2}(b+a)\lambda, D(\xi) = \frac{1}{12}(b-a)^2$.

证 $E(\xi) = \int_{-\infty}^{+\infty} xf(x)\,\mathrm{d}x = \int_a^b x \cdot \frac{1}{b-a}\mathrm{d}x = \frac{1}{2}(b+a).$

$$E(\xi^2) = \int_{-\infty}^{+\infty} x^2 f(x)\,\mathrm{d}x = \int_a^b x^2 \cdot \frac{1}{b-a}\mathrm{d}x = \frac{1}{3}(a^2 + ab + b^2).$$

$$D(\xi) = E(\xi^2) - [E(\xi)]^2 = \frac{1}{3}(a^2 + ab + b^2) - \left[\frac{1}{2}(b+a)\right]^2 = \frac{1}{12}(b-a)^2.$$

5. 指数分布

若随机变量 $\xi \sim E(\lambda)$，则 $E(\xi) = \frac{1}{\lambda}, D(\xi) = \frac{1}{\lambda^2}$.

证 $E(\xi) = \int_{-\infty}^{+\infty} xf(x)\,\mathrm{d}x = \int_0^{+\infty} x\lambda e^{-\lambda x}\,\mathrm{d}x = \frac{1}{\lambda}.$

$$E(\xi^2) = \int_{-\infty}^{+\infty} x^2 \varphi(x)\,\mathrm{d}x = \int_0^{+\infty} x^2 \lambda e^{-\lambda x}\,\mathrm{d}x = \frac{2}{\lambda^2}.$$

$$D(\xi) = E(\xi^2) - [E(\xi)]^2 = \frac{2}{\lambda^2} - \frac{1}{\lambda^2} = \frac{1}{\lambda^2}.$$

6. 正态分布

随机变量 $\xi \sim N(\mu, \sigma^2)$，则 $E(\xi) = \mu, D(\xi) = \sigma^2$.

证 $E(x) = \frac{1}{\sqrt{2\pi}\sigma} \int_{-\infty}^{+\infty} x e^{-\frac{(x-\mu)^2}{2\sigma^2}}\,\mathrm{d}x$

$$\xrightarrow{\diamondsuit t = \frac{x-\mu}{\sigma}} \frac{1}{\sqrt{2\pi}} \int_{-\infty}^{+\infty} (\mu + \sigma t) e^{-\frac{t^2}{2}}\,\mathrm{d}t$$

$$= \frac{\mu}{\sqrt{2\pi}} \int_{-\infty}^{+\infty} e^{-\frac{t^2}{2}}\,\mathrm{d}t + \frac{\sigma}{\sqrt{2\pi}} \int_{-\infty}^{+\infty} t e^{-\frac{t^2}{2}}\,\mathrm{d}t.$$

因为

$$\int_{-\infty}^{+\infty} e^{-\frac{t^2}{2}}\,\mathrm{d}t = \sqrt{2\pi}, \int_{-\infty}^{+\infty} t e^{-\frac{t^2}{2}}\,\mathrm{d}t = 0,$$

所以

$$E(\xi) = \mu.$$

$$D(\xi) = \frac{1}{\sqrt{2\pi}\sigma} \int_{-\infty}^{+\infty} (x-\mu)^2 \, e^{-\frac{(x-\mu)^2}{2\sigma^2}} dx \xrightarrow{\displaystyle \overset{\displaystyle \diamondsuit\, t = \frac{x-\mu}{\sigma}}{}} \frac{\sigma^2}{\sqrt{2\pi}} \int_{-\infty}^{+\infty} t^2 e^{-\frac{t^2}{2}} dt$$

$$= -\frac{\sigma^2}{\sqrt{2\pi}} \int_{-\infty}^{+\infty} t\, d(e^{-\frac{t^2}{2}}) = -\frac{\sigma^2}{\sqrt{2\pi}} t e^{-\frac{t^2}{2}} \Big|_{-\infty}^{+\infty} + \frac{\sigma^2}{\sqrt{2\pi}} \int_{-\infty}^{+\infty} e^{-\frac{t^2}{2}} dt$$

$$= \frac{\sigma^2}{\sqrt{2\pi}} \int_{-\infty}^{+\infty} e^{-\frac{t^2}{2}} dt = \frac{\sigma^2}{\sqrt{2\pi}} \sqrt{2\pi} = \sigma^2.$$

常见分布的数字特征总结如下:

名称	分布律或密度函数	期望	方差
两点分布	$p_k = \begin{cases} q, & k=0 \\ p, & k=1 \end{cases}$	p	pq
二项分布	$b(k,n,p) = C_n^k p^k q^{n-k}$	np	npq
泊松分布	$p(k,\lambda) = \dfrac{\lambda^k}{k!} e^{-\lambda}, \lambda > 0$	λ	λ
正态分布	$f(x) = \dfrac{1}{\sqrt{2\pi}\sigma} e^{-\frac{(x-\mu)^2}{2\sigma^2}}$	μ	σ^2
均匀分布	$f(x) = \begin{cases} \dfrac{1}{b-a}, & a \leqslant x \leqslant b \\ 0, & \text{其他} \end{cases}$	$\dfrac{a+b}{2}$	$\dfrac{(b-a)^2}{12}$
指数分布	$f(x) = \begin{cases} \lambda e^{-\lambda x}, & x \geqslant 0 \\ 0, & x < 0 \end{cases}$	$\dfrac{1}{\lambda}$	$\dfrac{1}{\lambda^2}$

例 6-30 若在一个人数很多的团体中普查一种疾病,需抽检 N 个人的血. 可以用两种方法进行. ①将每个人的血都分别进行化验,这需要化验 N 次. ②将 N 个人分成 K 个人一组,共分 $\dfrac{N}{K}$ 组,进行分组化验,把 K 个人的血混合起来进行化验. 如果混合血液呈阴性反应,说明这 K 个人的血液呈阴性反应,这样 K 个人只化验一次即可. 如果混合血液呈阳性反应,再对 K 个人的血液分别化验,这样一来,K 个人最多化验 $K+1$ 次. 假定对所有人来说试验呈阳性的概率为 p,且这些人的反应是相互独立的. 试说明按第二种方法可以减少化验次数,并说明 K 取什么值最适当.

解 由假设,每个人的血液是阴性反应的概率为 $q = 1-p$,因而 K 个人混合血液呈阴性反应的概率为 q^K,K 个人混合的血呈阳性反应的概率为 $1-q^K$.

以 K 个人为一组时,组内每个人化验次数为 ξ,则 ξ 为一个随机变量. 概率分布为

$$P(\xi=1) = q^K, \quad P(\xi=K+1) = 1-q^K (q=1-p),$$
$$M(\xi) = 1 \times q^K + (K+1)(1-q^K) = K+1-Kq^K.$$

N 个人平均验血次数

$$L(K) = \frac{N}{K}(K+1-Kq^K) = N\left(1+\frac{1}{K}-q^K\right).$$

选择适当的 K 使 $L(K)$ 达到最小值,从而使平均验血次数最少,下表列出对不同的 p

值,使 $L(K)$ 最小的 K 值.

p	K	p	K	p	K
0.10	4	0.03	6	0.005	15
0.09	4	0.02	8	0.004	16
0.08	4	0.01	11	0.003	19
0.07	4	0.009	11	0.002	23
0.06	5	0.008	12	0.001	32
0.05	5	0.007	12		
0.04	6	0.006	13		

上述方法减少验血次数是原验血次数 N 次的 $\left(q^K - \dfrac{1}{K}\right) \times 100\%$. 如 $P = 0.1\%$,$K = 4$,则

$0.9^4 - \dfrac{1}{4} = 0.40 = 40\%$,即减少工作量 40%.

六、变异系数

定义 6-20 设随机变量 X 的期望为 $E(X)$,方差为 $D(X)$,则 $\dfrac{\sqrt{D(X)}}{E(X)}$ 称为 X 的变异系

数,记作 $CV(X) = \dfrac{\sqrt{D(X)}}{E(X)}$,其中 $\sqrt{D(X)}$ 称为 X 的标准差.

变异系数又称"标准差率",是衡量资料中各观测值变异程度的另一个统计量. 当进行两个或多个资料变异程度的比较时,如果度量单位与平均数相同,可以直接利用标准差来比较. 如果单位和(或)平均数不同时,比较其变异程度就不能采用标准差,而需采用标准差与平均数的比值(相对值)来比较. 变异系数可以消除单位和(或)平均数不同对两个或多个资料变异程度比较的影响.

例 6-31 调查某地健康妇女,获得红细胞的均数为 4.178($\times 1012/L$),标准差为 0.291($\times 1012/L$);血红蛋白的均数为 117.6(g/L),标准差为 10.2(g/L). 试问该地健康妇女的红细胞数和血红蛋白这两种血像指标的变异是否可以认为相同?

解 红细胞的变异系数

$$CV(X) = \frac{\sqrt{D(X)}}{E(X)} = \frac{0.291}{4.178} \times 100\% = 7\%.$$

血红蛋白的变异系数

$$CV(Y) = \frac{\sqrt{D(Y)}}{E(Y)} = \frac{10.2}{117.6} \times 100\% = 8.7\%.$$

所以血红蛋白的变异系数大.

习 题 6

1. 设对于事件 A、B、C 有 $P(A) = P(B) = P(C) = 1/4$,$P(AB) = P(BC) = 0$,$P(AC) = \dfrac{1}{8}$,求 A、B、C 至少出现一个的概率.

2. 设 50 支针剂中有 3 支不合格品,今从中任取 4 支,求其中有不合格品的概率.

3. 一批产品共有 10 个正品 2 个次品,从中任取两次,每次取一个(有放回). 求:

（1）第二次取出的是次品的概率；

（2）两次都取到正品的概率；

（3）第一次取到正品，第二次取到次品的概率．

4. 一批产品共有 10 个正品 2 个次品，从中任取两次，每次取一个（不放回）．求：

（1）至少取到一个正品的概率；

（2）第二次取到次品的概率；

（3）恰有一次取到次品的概率．

5. 甲乙两市位于长江下游，根据一百多年的记录知道，一年中雨天的比例，甲为 20%，乙为 18%，两市同时下雨的天数占 12%．求：

（1）乙市下雨时甲市也下雨的概率；（2）甲乙两市至少一市下雨的概率．

6. 为了提高抗菌素生产的产量和质量，需要对生产菌种进行诱变处理，然后从一大批经过处理的变异菌株中抽取一小部分来培养、测定，从中找出优良的菌株．如果某菌种的优良变异率为 0.03，试问从一大批经诱变处理的菌株中，采取多少只来培养、测定，才能以 95% 的把握从中至少可以选到一只优良菌株？

7. 在某城市中发行三种报纸 A、B、C，经调查，订阅 A 报的有 50%，订阅 B 报的有 30%，订阅 C 报的有 20%，同时订阅 A 及 B 报的有 10%，同时订阅 A 及 C 报的有 8%，同时订阅 B 及 C 报的有 5%，同时订阅 A、B、C 报的有 3%，试求下列事件的概率：

（1）只订阅 A 及 B 报；（2）恰好订阅两种报纸．

8. 用小白鼠惊厥法进行胰岛素的检定，以小白鼠出现死亡或惊厥作为阳性反应指标．用某一剂量胰岛素能使小白鼠 40% 死亡，30% 惊厥但不死亡．求该剂量使小白鼠产生阳性反应的概率与阴性反应的概率．

9. 某种眼病可致盲，若第一次患病，致盲率为 0.2；第一次未致盲第二次患病致盲的概率为 0.15；前两次未致盲第三次再患病，致盲率为 0.8，试求：

（1）某人两次患病致盲的概率；

（2）某人三次患病致盲的概率．

10. 某地成年人中肥胖者占 10%，中等者占 82%，瘦小者占 8%，又肥胖者、中等者、瘦小者患高血压的概率分别为 20%，10%，5%．求：

（1）该地成年人患高血压病的概率；

（2）若知某人患高血压病，他最可能属于哪种体型？

11. 设药房的某种药品是由 3 个不同的药厂生产的．其中一厂、二厂、三厂生产的药品分别占 1/2，1/4，1/4，且 3 个厂的次品率依次为 2%，2%，4%．

（1）现从中任取一份药品，问取得次品的概率是多少？

（2）已知取得的药品为次品，求该次品是由二厂生产的概率．

12. 患结核病的人胸透被诊断为结核病的概率为 0.95，而未患病的人误诊的概率为 0.002，又知某城镇居民的结核病患病率为 0.001，现有一人经胸透被诊断为结核病，问确实患有结核病的概率是多少？

13. 有朋友远方来访，他乘火车、轮船、汽车、飞机的概率分别为 3/10、1/5、1/10、2/5，而乘火车、轮船、汽车、飞机迟到的概率分别为 1/4、1/3、1/12、1/8．求：

（1）此人来迟的概率；

(2)若已知来迟了,此人乘火车来的概率.

14. 据以往资料表明,某一 3 口之家,患某种传染病的概率有以下规律. 设 $A = \{$孩子得病$\}$,$B = \{$父亲得病$\}$,$C = \{$母亲得病$\}$,$P(A) = 0.6$,$P(C|A) = 0.5$,$P(B|AC) = 0.4$. 求母亲及孩子得病但父亲未得病的概率.

15. 张女士的乳腺瘤被怀疑是恶性的,所以刚做了一次病理学检查,过几天就会出结果. 由于担心自己的情绪会影响周末的家庭聚会,她要求她的医生按如下方式通知她检查结果:医生自己扔一次硬币,如果正面向上,有好消息就打电话,否则不打电话;如果反面向上,则无论消息好坏,都不打电话,这样一来,即便医生没有给她打电话,也不一定只有坏消息. 设 $\alpha = P($张女士的乳腺瘤是恶性的$)$,$\beta = P($张女士的乳腺瘤是恶性的$|$医生没有给她打电话$)$.

(1)比较 α 和 β 的大小;(2)用 α 表示 β,并证明(1)的结论.

16. 设 X 的概率分布为

X	0	1	2
P	1/3	1/6	1/2

求:(1)X 的分布函数;

(2)$P\{X < \frac{1}{2}\}$、$P\{1 \leqslant X < \frac{3}{2}\}$、$P\{1 \leqslant X \leqslant \frac{3}{2}\}$.

17. 据报道,有 10% 的人对某药有肠胃反应. 为考察某厂的产品质量,现任选 5 人服用此药. 试求:(1)k 个人有反应的概率($k = 0,1,2,\cdots,5$);(2)不多于 2 个人有反应的概率;(3)有人有反应的概率.

18. 从学校乘汽车到火车站的途中有三个交通岗,假定在各个交通岗遇到红绿信号灯的事件是相互独立的,且概率都是 2/5. 设 X 表示途中遇到红灯的次数,求 X 的分布律、分布函数.

19. 一台设备由三大部件构成,在设备运转过程中各部件需要调整的概率分别为 0.10,0.20,0.30,假设各部件的状态相互独立,以 X 表示同时需要调整的部件数,试求 X 的概率分布.

20. 已知某种型号的雷管在一定刺激下发火率为 4/5,今独立重复地作刺激试验,直到发火为止,则消耗的雷管数 X 是一离散型随机变量,求 X 的概率分布.

21. 设随机变量 X 的概率密度为 $f(x) = \begin{cases} A\cos x, & |x| \leqslant \frac{\pi}{2}, \\ 0, & \text{其他}. \end{cases}$

求:(1)系数 A;(2)X 的分布函数;(3)X 落在区间 $(-\frac{\pi}{4},\frac{\pi}{4})$ 内的概率.

22. 设随机变量 X 的分布函数为

$$F(x) = a + \frac{1}{\pi}\arctan x \quad (-\infty < x < +\infty)$$

求:(1)系数 a;

(2)X 落在区间 $(-1,1)$ 中的概率;

(3)随机变量 X 的概率密度.

23. 设随机变量 X 的概率密度为 $f(x) = \begin{cases} Ax, & 0 < x < 1, \\ 0, & \text{其他}, \end{cases}$ 以 Y 表示对 X 的三次独立重复观察中事件 $\left\{X \leqslant \dfrac{1}{2}\right\}$ 出现的次数,试确定常数 A,并求概率 $P\{Y = 2\}$.

24. 在某公共汽车站甲、乙、丙三人分别独立地等 1,2,3 路汽车,设每个人等车时间(单位:min)均服从 $[0,5]$ 上的均匀分布,求三人中至少有两个人等车时间不超过 2 min 的概率.

25. 某地区 18 岁的女青年的血压(收缩压,单位:kPa)服从 $N(100, 10^2)$. 在该地区任选一 18 岁的女青年,测量她的血压 X,(1)求 $P(X \leqslant 95)$,$P(90 < X \leqslant 110)$;(2)确定最小的 x,使 $P(X > x) \leqslant 0.05$.

26. 一个盒子中有三只乒乓球,分别标有数字 1,2,2. 现从袋中任意取球二次,每次取一只(有放回),以 X、Y 分别表示第一次、第二次取得球上标有的数字. 求:

(1)X 和 Y 的联合概率分布;

(2)关于 X 和 Y 边缘分布;

(3)X 和 Y 是否相互独立? 为什么?

27. 一袋中装有 3 个球,分别标有号码 1、2、3,从这袋中任取一球,不放回袋中,再任取一球. 用 X、Y 分别表示第一次、第二次取得的球上的号码,试求:

(1)随机向量 (X, Y) 的概率分布;

(2)(X, Y) 关于 X 和关于 Y 的边缘概率分布;

(3)X 和 Y 是否相互独立? 为什么?

28. 一口袋中装有四只球,分别标有数字 1,1,2,3. 现从袋中任取一球后不放回,再从袋中任取一球,以 X、Y 分别表示第一次、第二次取得球上标有的数字. 求:

(1)X 和 Y 的联合概率分布及关于 X 和关于 Y 边缘分布;

(2)X 与 Y 是否独立? 为什么?

29. 设 G 为由抛物线 $y = x^2$ 和 $y = x$ 所围成区域,(X, Y) 在区域 G 上服从均匀分布.

试求:(1)X、Y 的联合概率密度及边缘概率密度;

(2)判定随机变量 X 与 Y 是否相互独立.

30. 设二维随机变量 (X, Y) 的概率密度为

$$f(x, y) = \begin{cases} e^{-y}, & 0 < x < y, \\ 0, & \text{其他}. \end{cases}$$

求:随机变量 X 的密度函数 $f_X(x)$.

31. 设随机向量 (X, Y) 的概率密度为

$$f(x, y) = \begin{cases} A, & 0 < x < 1, 0 < y < x, \\ 0, & \text{其他}. \end{cases}$$

试求:(1)常数 A;(2)关于 X、Y 的边缘概率密度.

32. 设随机变量 (X, Y) 具有概率密度

$$f(x, y) = \begin{cases} Ce^{-(x+y)}, & x \geqslant 0, y \geqslant 0, \\ 0, & \text{其他}. \end{cases}$$

求:(1)常数 C;(2)边缘分布密度.

33. 设 X 和 Y 相互独立,下表列出了二维随机变量 (X,Y) 联合分布律及关于 X 和关于 Y 的边缘分布律的部分值,试将其余数值填入表中的空白处.

Y ＼ X	y_1	y_2	y_3	$P\{X=x_i\}=p_i.$
x_1		1/8		
x_2	1/12			
$P\{Y=y_j\}=p_{.j}$	1/6			1

34. 设随机变量

$$X \sim f(x) = \begin{cases} 1+x, & -1 \leqslant x \leqslant 0 \\ A-x, & 0 < x \leqslant 1, \\ 0, & 其他, \end{cases}$$

求:(1) 常数 A;$(2)E(X)$;$(3)D(X)$.

35. 设 X 的分布密度为

$$f(x) = \begin{cases} x, & 0 < x \leqslant 1, \\ 2-x, & 1 < x \leqslant 2, \\ 0, & 其他. \end{cases}$$

求:数学期望 $E(X)$ 和方差 $D(X)$.

36. 已知随机变量 X 的分布列如下:

X	0	1	2
P_k	0.3	0.2	0.5

试求:$(1)E(X)$、$D(X)$;$(2)E(X-1)^2$;$(3)X$ 的分布函数.

第7章 临床决策分析

临床决策分析是指由医务人员针对疾病的诊断和防治过程中风险与获益的不确定性，在充分调查已有证据，特别是最新最佳证据的基础上，结合自己临床经验和患者的实际情况，分析比较两个或两个以上可能的备选方案，从中选择最优者进行临床实践的决策过程.

7.1 决策树模型

决策树一般都是自上而下生成的. 每个决策或事件（即自然状态）都可能引出两个或多个事件，导致不同的结果，把这种决策分支画成图形很像一棵树的枝干，故称决策树. 决策树就是将决策过程各个阶段之间的结构绘制成一张箭线图，如图7-1所示.

决策点：一般用方形框表示，决策者在这里对各行动方案进行选择.

方案枝：由决策点引出的代表行动方案的线段.

机会点：方案枝末端的圆.

状态枝：由机会点引出的代表可能发生的状态的线段.

后果点：状态枝末端的三角形.

使用决策树构建临床决策问题使得分析者能够关注于从决策者的角度了解不明确的事件，以此为基础再进一步将概率值赋予这些事件，决策者就能够判断出采用哪种策略更加可能导致有利的结果.

在决策树中，随机事件是用从小圆圈引出的线段或分支来表示的，而小圆圈则代表

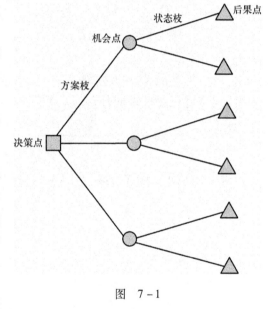

图 7-1

了机会点，每个分支代表一个可能的事件. 把相应事件的概率加到各个对应分支的标记旁. 由加法原理可知，一个机会点处全部可能事件的概率之和为1.

例7-1 高血压和肥胖关系问题. 设在某10 000名男性的人群中高血压和肥胖的分布如表7-1所示.

表7-1 10 000个男性高血压人群中高血压和肥胖的人数

男性人群	高血压	无高血压	合计
肥胖	1 500	1 500	3 000
不肥胖	500	6 500	7 000
合计	2 000	8 000	10 000

根据古典概型，可以算出：$P(高血压)=0.2$，$P(肥胖|高血压)=0.75$，$P(肥胖|非高血$

压) = 0. 1875. 据此画出一棵树,在每条细枝上标明客观状态的内容和出现概率(如图7 - 2).

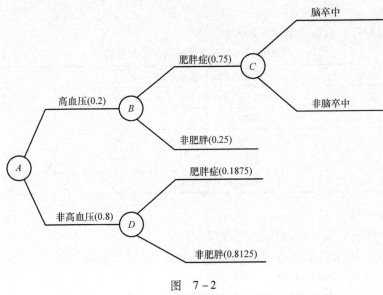

图　7 - 2

图 7 - 2 表示的并非一个决策树,因为它没有决策点,称这种图形为概率树.

机会点 A 处的概率是简单明了的,但是在机会点 B,其概率是已知病人患有高血压时再有肥胖的条件概率. 通常,在序列任一阶段某一事件的概率应当是该事件关于此序列中所有其先前事件的条件概率. 在本例中,在机遇点 A 上侧分支右方的机会点的概率必然是关于病人患有高血压的条件概率. 机会点 B 右面的机会点 C 则代表脑卒中和非脑卒中的可能性,机会点 B 右侧分支的概率应该是关于高血压和肥胖的脑卒中的条件概率. 以这种方式,概率树记录了某个特定不确定性被消除点处的全部已知信息,并且所有的概率均取决于全部先验信息.

在此例中,病人同时具有高血压和肥胖的联合概率可以使用图7 - 2 中的概率树进行计算,这只需要将沿着高血压和肥胖分支路径的全部概率简单相乘即可,即 p(高血压且肥胖) = P(高血压) × P(肥胖|高血压) = 0. 2 × 0. 75. 称这种联合概率为路径概率.

通过以上的分析,我们可以结合概率来重新表述决策树:决策树一般由方块节点、圆形节点、方案枝、概率枝等组成,方块节点称为决策节点,由节点引出若干条细支,每条细支代表一个方案,称为方案枝;圆形节点称为状态节点,由状态节点引出若干条细支,表示不同的自然状态,称为概率枝. 每条概率枝代表一种自然状态. 在概率枝的最末稍标明该方案在该自然状态下所达到的结果(收益值或损失值). 这样树形图由左向右,由简到繁展开,组成一个树状网络图.

下面我们以一个临床案例完整地说明决策树分析方法.

例 7 - 2 【临床案例】主诉:近一年来负重时髋关节疼痛,进行性加重.

现病史:某女,63 岁,家庭妇女,近 8 个月心绞痛持续存在,体力活动受限. 近一年来负重时髋关节疼痛,进行性加重,骨科医师检查诊断为人工关节股部松动,很可能是无菌性炎症所致.

既往史:有 10 年心绞痛历史,8 年前因原发性骨关节炎进行髋关节矫形术,术后曾发生肺血栓,已康复,矫形手术的效果比较满意.8个月前曾患心肌梗死,经治疗有所恢复,但心绞痛持续存在.

临床方案的有关资料如表7-2所示.

表7-2 临床方案的有关文献资料

治疗方案	手术治疗(3种手术方案的构成)		
	术后自由行走可能性	仍靠轮椅行走可能性	围手术期死亡可能性
更换髋臼25%	80%	20%	5%
更换股骨65%	60%	40%	10%
更换髋臼+股骨10%	45%	55%	15%
保守治疗:病情未变可能性20%,加重并依靠轮椅可能性80%.			

决策树分析过程

第一步 明确决策问题,确定备选方案.

在以上案例中,我们的问题是:对这个具体病人,手术治疗是否优于保守治疗? 有两个决策备选方案:手术或保守治疗.

第二步 列出所有可能的直接结局和最终结局.

本例中两种备选方案的直接结局如表7-3.

表7-3 两种备选方案的直接结局

备选方案		结局
保守治疗		未变
		加重
手术治疗	更换髋臼	围手术期死亡
		效果差
		效果好
	更换股骨	围手术期死亡
		效果差
		效果好
	更换髋臼与股骨	围手术期死亡
		效果差
		效果好

不管选用何种备选方案,病人的最终结局取决于一系列的随机事件.在决策树上随机事件用机会点表示.机会点是决策树上的一种节点,用来表示可能发生的随机事件,以圆圈符号表示.每一个作为结局的随机事件应用与圆圈连接的臂表示.受机遇控制的事件包括检验结果、诊断和治疗结局等.不管机会点有多少个结局,从每个机会结引出的结局必须是互相择斥的、明确的状态,在各种状态之间不能互相包容、涵盖或交叉.

决策树的画法是自左至右,最初的决策点在左端,从左至右机会结的顺序应该依照事件的时间先后关系而定,最终结局应用结局点,一般用小三角形表示,放在决策树最右端,如图7-3.

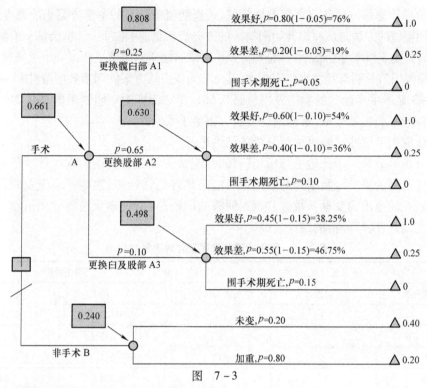

图 7-3

第三步明确各种结局可能出现的概率.

可以从文献中类似的病人去查找相关的概率,也可以从临床经验凭直觉进行推测. 在本例中,如果保守治疗,则可能迅速治愈,也可能迁延,假如加重的可能性是80%,则未变的可能性是20%.

如果手术治疗,3 种手术方案只能选择其一. 如更换髋臼的概率25%,此时,围手术期死亡、效果差和效果好的概率分别为5%、20%和80%,则该组中效果差的概率 =(1-5%)×20% =19%,效果好的概率 =(1-5%)×80% =76%. 同理,可求其他各结局臂的概率. 将这些概率标记在图 7-3 相应的位置上.

在为每一个机会点发出的直接结局臂标记发生概率时,必须注意各概率相加之和必须为1. 如果对某一个事件不能确定其概率时,可应用其最高或最低的可能概率,并注明概率变动的范围.

第四步 对最终临床结局用适宜的效用值赋值.

在进行决策分析时,应该为每一个最终结局确定合理的效用值,本例用预期生存时间(期望寿命年)表示结局(表 7-4),将这些效用值标记在图 7-3 后果点的位置上.

表 7-4 疾病不同最终结局的效用值

最终结局	效用值
围手术期死亡	0.00
病情加重	0.20
效果差	0.25
未变	0.40
效果好	1.00

第五步　计算每一种备选方案的期望值,选择期望值最高的备选方案为决策方案.

计算期望值的方法是从树根开始向树叶的方向进行计算;将每一个机会结所有的不同状态效用值与其发生概率分别相乘,其总和为该机会结的期望效用值.在每一个决策臂中,各机会结的期望效用值分别与其发生概率相乘,其总和为该决策方案的期望效用值(图7-3).

图7-3显示手术治疗的期望效用值是0.661,保守治疗的期望效用值是0.240,根据优选最大效益方案的决策原则,本例最佳备选方案为手术治疗.

第六步应用敏感性试验对决策分析的结论进行测试.

决策分析的最后一步是敏感分析,其目的是测试决策分析结论的真实性.尽管每个机会结的直接结局的概率以及结局的效用值可能是较好的估计值,这些概率值及效用值常常可在一个较宽的范围内变动.敏感分析要回答的问题是:当概率及结局效用值在一个合理的范围内变动时,决策分析的结论会改变吗?

表7-5　围手术期死亡率变化对决策的影响

手术死亡率(%)			期望效用值	
更换髋臼部	更换股骨	更换髋臼与股骨	手术治疗	保守治疗
0	0	0	0.727	0.240
0	5	10	0.698	0.240
5	10	15	0.661	0.240
10	15	20	0.624	0.240
15	20	25	0.598	0.240
20	25	30	0.552	0.240
30	40	50	0.451	0.240
50	60	70	0.306	0.240

从表7-5可以看出,即使围手术期病死率较高,手术治疗的期望效用值仍然高于保守治疗的期望效用值.

表7-6　效用值变化对决策的影响

取不同效用值			期望效用值	
病情加重	效果差	未变	手术治疗	保守治疗
0.10	0.15	0.20	0.63	0.12
0.15	0.20	0.30	0.64	0.18
0.20	0.25	0.40	0.66	0.24
0.30	0.40	0.50	0.71	0.34
0.40	0.50	0.60	0.74	0.34

从表7-6可以看出,病情加重、手术治疗效果差、病情未改变的效用值均在较大范围内变动时,手术治疗的期望效用值始终高于保守治疗的期望效用值.

治疗组经过上述决策分析取得了一致意见,患者最终也同意了手术方案,接受手术治疗,半年后复查,髋关节活动自如,效果良好,患者非常满意.

由此可以看出,决策树法的决策过程就是利用了概率论的原理,以树作为分析工具,用决策点代表决策问题,用方案分枝代表可供选择的方案,用概率分枝代表方案可能出现的各种结果,经过对各种方案在各种结果条件下损益值的计算比较,为决策者提供决策依据.

综上所述,决策树法的决策程序如下:

(1)绘制树状图,根据已知条件排列出各个方案和每一方案的各种自然状态.

(2)将各状态概率及损益值标于概率枝上.

(3)计算各个方案期望值并将其标于该方案对应的状态节点上.

(4)进行剪枝,比较各个方案的期望值,并标于方案枝上,将期望值小的(即劣等方案剪掉)所剩的最后方案为最佳方案.

7.2　诊断试验评价模型

临床诊断试验是指临床上用于某种疾病诊断的诊断方法. 随着科学技术的进步与发展,用于疾病诊断的临床诊断试验层出不穷,但是,并不是所有的新的临床诊断试验均比常规方法或旧的方法好. 新的临床诊断试验的性能如何,必须用合理的评价方法进行评价确定.

诊断试验分定性试验和定量试验. 定性试验的结果分为阳性和阴性结果,定量试验的结果为一系列连续的计量数据,这些数据可被分界值将其分为两个部分,也可判断为阳性和阴性结果. 一般情况下,由于"正常人"与"病人"的诊断试验的结果的分布有部分重叠,因此,诊断试验的结果和患某病的情况之间可能出现四种关系:①真阳性(True positive,TP)指经试验而被正确分类的患者的数目;②假阳性(False positive,FP)指经试验而被错误分类的非患者的数目;③真阴性(True negative,TN)指经试验而被正确分类的非患者的数目;④假阴性(False negative,FN)指经试验而被错误分类的患者的数目.

虽然诊断试验在对疾病的诊断中起着重要的作用,但它的任务仅仅是为临床医师对疾病的诊断提供证据. 无论诊断试验的结果如何,它都不等于诊断,而只是提供受检查者患某病的证据和可能性. 例如,病理学检查结果通常作为诊断金标准,是临床医师对肿瘤作出诊断的最好证据. 有时虽然某项诊断试验的结果为阳性,但不一定就被诊断为患某病.

诊断试验的数据资料通常表示如下(表7-7).

表 7-7　诊断资料 2×2 四格表

诊断结果(T)	金标准(D)		合计
	病例(D+)	对照(D-)	
阳性(T+)	TP(真阳性)	FP(假阳性)	TP + FP
阴性(T-)	FN(假阴性)	TN(真阴性)	FN + TN
合计	TP + FN	FP + TN	N

我们通常关心这样的问题:当诊断结果显示为阳性时实际患病的概率是多大? 根据条件概率的定义,这个问题的回答要用到贝叶斯公式:

$$P(D_+|T_+) = \frac{P(T_+|D_+)P(D_+)}{P(T_+|D_+)P(D_+) + P(T_+|D_-)P(D_-)}.$$

例 7-3　以往调查得知,某人群 2 000 名成年男子中有 1 人患有冠心病. 采用心电图(electrocardiogram,ECG)作为诊断工具,金标准确诊的冠心病病例组中 98% 为 ECG 阳性,未患该病的对照组中 1% 为 ECG 阳性,问 ECG 诊断为阳性时成年男子实际患冠心病的概率是多少?

解 已知 $P(D_+) = 1/2\,000 = 0.000\,5$,$P(T_+ \mid D_+) = 98\% = 0.98$,

$P(T_+ \mid D_-) = 1\% = 0.01$,$P(D_-) = 1 - P(D_+) = 1 - 0.000\,5 = 0.999\,5$.

根据贝叶斯公式有

$$P(D_+ \mid T_+) = \frac{P(T_+ \mid D_+)P(D_+)}{P(T_+ \mid D_+)P(D_+) + P(T_+ \mid D_-)P(D_-)}$$

$$= \frac{0.98 \times 0.000\,5}{0.98 \times 0.000\,5 + 0.01 \times 0.999\,5} = 0.046\,7.$$

但在临床上,ECG 仅用于怀疑患有冠心病者,$P(D_+) = 10\%$ 时,得到 $P(D_+ \mid T_+) = 91.59\%$. 因此 ECG 用于人群效果较差,但用于临床诊断价值较高.

理想的诊断试验应有较好的可靠性,但真实性与可靠性不是必定相关,因此,在评价诊断试验时需要一些定量指标来刻画这两种特性.

一、常用诊断试验评价指标

下面以心肌梗塞的 ECG 诊断试验为例来描述常用诊断试验评价指标.

例 7-4 心肌梗塞的 ECG 诊断试验数据如表 7-8 所示.

表 7-8 ECG 诊断试验的结果

ECG 诊断结果	心肌梗塞		合 计
	出现	不出现	
阳性	416(TP)	9(FP)	425
阴性	104(FN)	171(TN)	275
合计	520	180	700(N)

(1)正确百分率 $= \dfrac{TP + TN}{N} \times 100\%$,$SE_{正确百分率} = \sqrt{(TP + TN)(FP + FN)/N^3}$.

本例的正确百分率 $= \dfrac{416 + 171}{700} \times 100\% = 0.838\,6 = 83.86\%$,

$$SE_{正确百分率} = \sqrt{(416 + 171)(9 + 104)/700^3} = 0.0139 = 1.39\%.$$

该指标的局限性:①依赖于患病率;②没有揭示假阴性和假阳性错误诊断的频率;③受诊断阈值的限制.

(2)灵敏度(Sensitivity)$Sen = P(T_+ \mid D_+) = TP/(TP + FN) = TPR$.

$$SE_{sen} = \sqrt{TP \times FN/(TP + FN)^3} = \sqrt{Sen(1 - Sen)/(TP + FN)}.$$

本例 $TPR = Sen = 416/520 = 0.8$,

标准误 $SE_{sen} = \sqrt{0.8(1 - 0.8)/520} = 0.017\,5 = 1.75\%$.

该指标只与病例组有关,反映了诊断试验检出病例的能力.

(3)特异度(Specificity)$Spe = P(T_- \mid D_-) = TN/(FP + TN)$.

$$SE_{spe} = \sqrt{FP \times TN/(FP + TN)^3} = \sqrt{Spe(1 - Spe)/(FP + TN)}.$$

本例 $Spe = 171/180 = 0.95$,$SE_{spe} = \sqrt{0.95(1 - 0.95)/180} = 0.016\,2 = 1.62\%$

该指标只与对照组有关,反映了诊断试验排除非病例的能力.

漏诊率 $\beta = 1 - Sen = FN/(TP + FN)$;误诊率 $\alpha = 1 - Spe = FP/(FP + TN)$,误诊率也叫假阳性率(falsepositiverate,FPR).

本例漏诊率 $\beta = 1 - Sen = 1 - 0.8 = 0.2$;误诊率 $\alpha = 1 - Spe = 1 - 0.95 = 0.05$.

图 7-4 中间的垂线与横轴的交点称为诊断界点(cut-off point)或诊断阈值.

这两个指标的优点:灵敏度与特异度不受患病率的影响,其取值范围均在(0,1)之间,其值越接近于1,说明其诊断准确性越好.

局限性:当比较两个诊断试验时,单独使用灵敏度或特异度,可能出现矛盾. 为克服这类缺点,又引入将两指标结合的一系列指标.

(4)Youden 指数(Youden's index), $J = Sen + Spe - 1 = TPR - FPR$.

$$SE_J = \sqrt{TP \times FN/(TP + FN)^3 + FP \times TN/(FP + TN)^3}$$
$$= \sqrt{Sen(1 - Sen)/(TP + FN) + Spe(1 - Spe)/(FP + TN)}.$$

本例 $J = 0.8 - 0.05 = 0.75$,即 Youden 指数为 0.75;其标准误为

$$SE_J = \sqrt{0.8(1 - 0.8)/520 + 0.95(1 - 0.95)/180} = 0.0239.$$

Youden 指数的取值范围在(0,1)之间,其值越接近于1,诊断准确性越好.

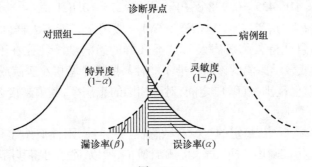

图 7-4

(5)阳性似然比(positive likelihood ratio)

$LR_+ = TPR/FPR = Sen/(1 - Spe)$.

本例 $LR_+ = 0.8/0.05 = 16$,即阳性似然比为 16.

LR_+ 的取值范围为 $(0, +\infty)$,其值越大,检测方法证实疾病的能力越强.

(6)阴性似然比(negative likelihood ratio)

$$LR_- = (1 - TPR)/(1 - FPR) = (1 - Sen)/Spe.$$

本例 $LR_- = (1 - 0.8)/0.95 = 0.2105$.

LR_- 的取值范围为 $(0, +\infty)$,其值越小,检测方法排除疾病的能力越好.

(7)阳性预报值(positive predictive value)

$$PV_+ = P(D_+|T_+) = \frac{P(T_+|D_+)P(D_+)}{P(T_+|D_+)P(D_+) + P(T_+|D_-)P(D_-)}$$
$$= \frac{SenP_0}{SenP_0 + (1 - Spe)(1 - P_0)} = 1/\left(1 + \frac{(1 - Spe)(1 - P_0)}{SenP_0}\right).$$

其中 $P_0 = P(D_+)$.

当灵敏度与特异度为常数时,增加患病率将增加阳性预报值.

本例 $Sen = 0.8$，$Spe = 0.95$，假如人群患病率 $P_0 = 0.0005$，得

$$PV_+ = 1 \Big/ \Big(1 + \frac{(1-0.95)(1-0.0005)}{0.8 \times 0.0005}\Big) = 0.0079 \approx 1/126.$$

如果患病率扩大为 $P_0 = 0.2$，可获得 $PV_+ = 0.9412 = 94.12\%$.

（8）阴性预报值（negative predictive value，PV_-）

$$PV_- = P(D_- \mid T_-) = \frac{P(T_- \mid D_-)P(D_-)}{P(T_- \mid D_-)P(D_-) + P(T_- \mid D_+)P(D_+)}$$

$$= \frac{Spe(1-P_0)}{Spe(1-P_0) + (1-Sen)P_0} = 1 \Big/ \Big(1 + \frac{(1-Sen)P_0}{Spe(1-P_0)}\Big).$$

当灵敏度与特异度为常数时，增加患病率将降低阴性预报值.

将 $P_0 = 0.0005$，$Sen = 0.8$，$Spe = 0.95$，代入上式得

$$PV_- = 1 \Big/ \Big(1 + \frac{(1-0.8) \times 0.0005}{0.95 \times (1-0.0005)}\Big) = 0.9999 = 9999/10000.$$

如果 $P_0 = 0.2$，$PV_- = 0.95 = 95\%$，此时阴性预报价值降低不明显.

样本患病率 $P_1 = (TP+FN)/N$ 等于总体人群患病率 $P_0 = P(D_+)$ 时，有

$$PV_+ = TP/(TP+FP)，PV_- = TN/(FN+TN).$$

本例得到 $PV_+ = 416/425 = 0.9788$；$PV_- = 171/275 = 0.6218$.

$PV_+ = TP/(TP+FP)$，$PV_- = TN/(FN+TN)$ 一般用于某特定人群，如本例限定研究对象为"进入某医院的急性持久胸痛病人"，这类人群的患病情况往往在不同级别医院不一样，因此适合大医院或教学医院的诊断标准不能轻易照搬于基层小医院或流行病学现场.

PV_+ 和 PV_- 的取值范围在 $(0,1)$ 之间；对于相同的患病率，其值越接近1，检测方法的诊断价值越高.

诊断试验的评价指标中，稳定的指标有敏感性、特异性、阳性似然比和阴性似然比. 由于它们都是以诊断金标准确诊的病人来测定和计算的，所以，除了可将其用于对临床医师的诊断提供量化指标外，还可将敏感性、特异性等指标用于对诊断试验的方法学研究进行评价. 因阳性预测值和阴性预测值随流行率而变化，它们在指导临床医师作诊断时很有帮助，但不能作为评价诊断试验本身价值的指标.

二、ROC 曲线

受试者工作特征曲线（receiver operator characteristic curve，ROC 曲线），最初用于评价雷达性能，又称为接收者操作特性曲线. ROC 曲线是根据一系列不同的二分类方式（分界值或决定阈），以真阳性率（灵敏度）为纵坐标，假阳性率（1—特异度）为横坐标绘制的曲线（如图7-5）.

ROC 在诊断试验评价中的作用：

1）ROC 曲线能很容易地查出任意界限值时的对疾病的识别能力，ROC 曲线图上

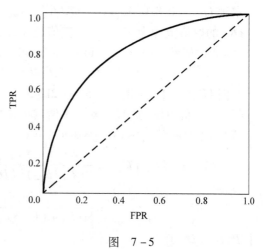

图 7-5

的每一点代表某一分界值的一对敏感性和特异性,ROC 曲线包含着选择任意界限值时的敏感度和特异性. 它能反映图 7-5ROC 曲线? 不同界限值时两者的变化.

2)选择最佳的诊断界限值。ROC 曲线是表示灵敏度与特异度之间互相关系的一种方法,所得的曲线可以决定最佳分界值. 一般多选择曲线转弯处,即敏感度与特异度均为较高的点为分界值.

3)两种或两种以上不同诊断试验对疾病识别能力的比较. 根据诊断试验的 ROC 曲线,可以比较两种或两种以上不同诊断试验对诊断同种疾病的可靠性,ROC 曲线可以帮助医师作出最佳选择.

一个完美的试验(病与非病两个分布没有重叠)的 ROC 图通过左上角,其真阳性率为 1.0 或 100%,即所有病人均显阳性;假阳性率是 0 或特异性为 100%,即正常人均为阴性. 如两个分布一致,不能鉴别病与非病的试验的 ROC 图是 45°的对角线. 大多数试验的 ROC 图是介于上述两种极端之间.

ROC 曲线越靠近左上角,试验的准确性就越高. 最靠近左上角的 ROC 曲线的点是错误最少的最好阈值,其假阳性和假阴性的总数最少.

在对同一种疾病的两种或两种以上诊断方法进行比较时,可将各试验的 ROC 曲线绘制到同一坐标中,以直观地鉴别优劣,靠近左上角的 ROC 曲线所代表的受试者工作最准确. 亦可通过分别计算各个试验的 ROC 曲线下的面积(AUC)进行比较,哪一种试验的 AUC 最大,则哪一种试验的诊断价值最佳.

应用 ROC 曲线图的优点. ROC 曲线的基本思路源于统计学决策理论,运用 ROC 曲线图进行评价具有许多优点:

1)该方法简单、直观,通过图示可观察分析方法的临床准确性,并可用肉眼作出判断;

2)ROC 曲线将灵敏度与特异性以图示方法结合在一起,可准确反映某分析方法特异性和敏感性的关系,是试验准确性的综合代表;

3)与阳性预测值不同的是 ROC 曲线评价方法与群体患病率无关. 但实际工作中取患者与非患者的数目相等最好;

4)ROC 曲线不固定分类界值,允许中间状态存在,利于使用者结合专业知识,权衡漏诊与误诊的影响,选择一更佳截断点作为诊断参考值;

5)提供不同试验之间在共同标尺下的直观的比较,ROC 曲线越凸越近左上角表明其诊断价值越大,利于不同指标间的比较. 曲线下面积可评价诊断准确性.

应用 ROC 曲线图的缺点:

1)ROC 曲线图上显示的不是真正的判断值,实际的分界值通常没有在图上表示出来;

2)研究分析对象的数目也没有在图上表示出来;

3)当样品数减少,图形呈锯状和崎岖不平,即使样品数目大,也可能是崎岖不平;

4)画图和计算均比较繁琐.

习 题 7

1. 肾血管疾病的诠断检验

针对高血压病人的两种诊断肾血管疾病的检验为静脉肾盂造影(IVP)和肾探测图(RG). IVP 是用于探测肾动脉阻塞的 X 线技术,RG 则使用放射性核素来确定肾血管疾病.

当 IVP 用于已知有高血压肾病的病人时,结果为 78% 异常(阳性结果),而 RG 的结果则为 85% 阳性. 但是,只有 69% 的这类病人对 IVP 和 RG 的结果均为阳性. 问:

(1)对于高血压肾病病人,IVP 和 RG 均为阳性的联合概率是多少?

(2)对于高血压肾病病人,当 RG 结果已知为阳性时,. IVP 检验为阳性的条件慨率是多少?

(3)已对于高血压肾病病人,当 IVP 结果已知为阳性时,RG 检验为阳性的条件概率是多少?

2. 肺囊虫病的开放性肺活检

肺囊虫是在人体中非常罕见的原生微生物,但它对于免疫抑制的病人是明显致命的,包括白血病或淋巴瘤的放疗和化疗病人. 可是,在可疑病人中,肺囊虫病可以导致严重的高热肺炎、肺积水和血氧不足. 可是在这些可疑病人中这些症状可以有很多病因,在 Referrall 肿瘤医院中,这种症状的病人只有 1/5 是由肺囊虫病引起.

假设开放性肺活检是诊断肺囊虫病唯一有效的方法,它可以提供准确信息. 活检本身有死亡风险,该风险为 4%.

假设如果不加治疗,则 90% 的病例将死亡. 即使在并非肺囊虫病的严重病人中,6 个月的生存率也只有 65%,尽管近年来一种相当安全的药物已被用于治疗该症状,但过去的优先治疗方案也是这里唯一考虑的方案是药物戊烷脒. 如果对肺囊虫病人使用戊烷脒可以使得 6 个月生存率达到 50%,但它本身也是一种毒性极大的药物,如果对非肺囊虫病人使用,会将 6 个月生存率从 65% 降到 63%.

对可疑肺囊虫病病人绘制决策树,将 6 个月生存期作为所关心的结局,并回答以下问题:

(1)当未进行活检时,是否要对此症状的病人使用戊烷脒?

(2)是否应对病人进行开放性肺活检,或者不做活检只是单纯使用戊烷脒?从活检获得完全信息期望值是多少?净期望收益是多少?

(3)当肺活检的死亡率达到什么程度时,将使得你不再关心是进行活检还是不活检直接进行治疗?

3. "活动"MRI 观察胸主动脉的准确评价研究中,45 人"有病",69 人"无病". 阅片者按 5 分类尺度判断:1 = "肯定无病",2 = "可能无病",3 = "有病可疑",4 = "可能有病",5 = "肯定有病",结果如下表. 计算各种可能决策界值的 SE 与 FPR,并绘制 ROC 曲线.

疾病情况	1	2	3	4	5
有病	7	7	3	5	23
无病	39	19	9	1	1